黄山学院2024年度校级人才启动项目"伦理学视域下中医话语体系翻译研究"（编号：2024xskq013）

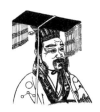

伦理学视域下《黄帝内经·素问》英译译者伦理倾向研究

梅阳春◎著

光明日报出版社

图书在版编目（CIP）数据

伦理学视域下《黄帝内经·素问》英译译者伦理倾向
研究／梅阳春著. -- 北京：光明日报出版社，2025.

2. -- ISBN 978 - 7 - 5194 - 8556 - 6

Ⅰ. R221.1；H315.9

中国国家版本馆 CIP 数据核字第 2025BQ6628 号

伦理学视域下《黄帝内经·素问》英译译者伦理倾向研究

LUNLIXUE SHIYU XIA《HUANGDI NEIJING·SUWEN》YINGYI YIZHE LUNLI
QINGXIANG YANJIU

著　　者：梅阳春

责任编辑：李　晶　　　　　　　责任校对：郭玫君　乔宇佳

封面设计：中联华文　　　　　　责任印制：曹　净

出版发行：光明日报出版社

地　　址：北京市西城区永安路 106 号，100050

电　　话：010-63169890（咨询），010-63131930（邮购）

传　　真：010-63131930

网　　址：http://book.gmw.cn

E - mail：gmrbcbs@gmw.cn

法律顾问：北京市兰台律师事务所龚柳方律师

印　　刷：三河市华东印刷有限公司

装　　订：三河市华东印刷有限公司

本书如有破损、缺页、装订错误，请与本社联系调换，电话：010-63131930

开　　本：170mm×240mm

字　　数：287 千字　　　　　　印　　张：16

版　　次：2025 年 2 月第 1 版　　印　　次：2025 年 2 月第 1 次印刷

书　　号：ISBN 978 - 7 - 5194 - 8556 - 6

定　　价：95.00 元

序　言

中医不仅在古代造福于中国及周边民众的健康，也为现代社会抗击公共卫生灾难做出了卓越的贡献。西方世界尽管已经颇多受惠于中医，但对中医本质元素的了解依然不是很深入。如果我们要推动中医药走向世界，就必须要让他国民众更多地了解中医本质元素。中医典籍英译，尤其是《黄帝内经·素问》（下文统一简称《素问》），是中医文化走出国门的重要途径之一。从1949年到2015年，《素问》一共诞生了六个体量较大的译本，即威译本、倪译本、吴译本、李译本、文译本和杨译本。数十年来国内外很多学者都以《素问》英译本为语料，探究译者的英译方法，为中医典籍英译事业提供了不少启示。然而，长期以来国内外《素问》英译研究大多聚焦于字词、句式，鲜有学者系统开展《素问》中医本质元素英译研究。《素问》英译是一项受多方面因素影响的行为，数十年来学者们探讨了语言、文化、意识形态等影响因素，却忽视了译者伦理倾向对《素问》英译的影响。《素问》英译是一项由译者实施的伦理行为，《素问》译者的伦理倾向对其《素问》英译策略有着不可忽略的影响，应该被翻译研究界关注。有鉴于此，本研究借鉴中西方伦理学界研究成果及国内外《素问》中医本质元素研究成果，写成了《伦理学视域下〈黄帝内经·素问〉英译译者伦理倾向研究》这部著作。

全书分伦理学视域下《素问》英译译者伦理倾向研究框架的建构和《素问》译者伦理倾向两个部分进行论述。

第一部分是伦理学视域下《素问》英译译者伦理倾向研究框架的建构。建构分为三个步骤：（1）从伦理对社会经济基础的从属性，伦理的民族性、阶级性和历史性四个层面阐释了我们缘何可以从伦理学视域研究《素问》英译；（2）从个体伦理倾向和社会伦理倾向两个层面论述《素问》译者伦理倾向的构建元素，同探究个体伦理倾向和社会伦理倾向如何经由译者成长社会伦理环境、译者人生际遇，以及译者《素问》英译活动社会伦理环境三个阶段的融合，进而提炼出《素问》译者伦理倾向并阐释其层级性；（3）从生命体构成观、病理病因观、诊治方略观和中医文体观四个方面提炼《素问》传载的中医本质元素，进而建构出伦理学视域下《素问》英译译者伦理倾向研究框架。

第二部分是《素问》译者伦理倾向。该部分由《素问》西方译者伦理倾向、《素问》华裔译者伦理倾向以及《素问》国内译者伦理倾向三个部分组成。作者运用建构好的研究框架首先从译者成长社会伦理环境、译者人生际遇，以及译者《素问》英译活动社会伦理环境三个方面整合《素问》译者的个体伦理倾向和社会伦理倾向，确定每位译者的伦理倾向，随后明晰每位译者的伦理倾向对其《素问》英译的影响，尤其是对《素问》传载的中医本质元素英译的影响。

本研究在理论层面拓宽了《黄帝内经》英译研究领域，丰富了《黄帝内经》英译研究范式，为中医典籍英译研究提供了一个新的理论视角，还为中国翻译伦理学建设提供了案例支持，一定程度上促进了中医翻译伦理学的学科建设。本研究在实践层面为中医典籍的英译提供了策略借鉴，为国家"中医药走出去"战略的进一步实施提供了助力。中医译者、研究中医翻译的科研人员、中医院校及其他高校翻译专业师生以及对中医翻译有兴趣的其他社会人员都可以从本研究中获得一定的启示。

苏州大学外国语学院博士生导师王宏教授通读了本研究全稿，提出了不少宝贵意见，在此谨向王宏老师表示诚挚的谢意！

目　录
CONTENTS

第一章

绪论

中医药学是中国古代科学的瑰宝，也是打开中华文明宝库的钥匙。①

——习近平

一、选题背景

中医是中国古代民众在与疾病斗争的过程中形成的医学理论和医学经验的总结与升华，有着五千多年的历史。中医学浩瀚如海，包括经脉、病理、针灸、药物、推拿等多个领域，覆盖内科、外科、妇科、儿科、骨科等多个门类。著名医史学家李经纬教授在《中外医学交流史医学》②中自豪地指出，在中医学、希腊—阿拉伯医学、印度医学以及藏医学四大传统医药体系中，中医学的理论、技术最完备。中医科技不仅造福中国人民，也给其他国家人民带去了福祉。早在隋唐时期，中医科技就传入朝鲜、日本、越南等中国周边国家。元明之际，中医科技远传至非洲各国。明清之际，中医科技传入欧美国家。从古至今，中医都在抗击人类公共卫生灾难中发挥着巨大作用。即便是在西医大行其道的近现代社会，中医依旧发挥着不可替代的作用。2003 年 1 月，非典开始在全球范围内肆虐。中国抗击非典的结果显示，采用中西医结合治疗方法的疗效胜过单纯采用西医治疗方法的疗效。然而西方世界时常漠视、质疑甚至否认中医的科学性以及疗效。可见中医只有更多、更深入地走进西方民众的生活，才能给世界人民带去更多的福祉。2016 年，国家出台了《中华人民共和国中医药法》，并发布了《中国的中医药》白皮书，将中医药发展和中医药走出国门上升为国家战略。"中医药走出去"战略的实施令更多欧美民众享受到了中医药带来的福利，这一点在欧美世界抗击自 2020 年 1 月以来的新冠疫情中表现得非常明显。

---

① 习近平. 习近平致中国中医科学院成立 60 周年贺信 [N]. 人民日报，2015 - 12 - 23 (1).

② 李经纬. 中外医学交流史医学 [M]. 长沙：湖南教育出版社，1998：34.

2020 年 3 月 17 日，搜狐网援引路透社报道称，自 2020 年 3 月 1 日纽约宣布首例新冠肺炎确诊病例以来，美国医药市场对传统中药的需求量迅速增加。2020 年 10 月 15 日，乌克兰前总理季莫申科在乌克兰《共青团真理报》以及乌克兰网等媒体上高度评价了中医药治疗新冠肺炎的疗效。即便如此，质疑、否认中医药贡献的声音在西方世界一直没有停歇过。有些西方媒体（以美国有线电视新闻网 CNN 为代表）甚至反对在西方国家报道中医药对新冠肺炎的治疗效果。可见中医药距离真正走向世界还有很长一段路。中医典籍翻译①界应当潜心研究中医"典籍对外传播中的原理和规律、中译英翻译策略的转变以彰显对人类发展的意义"②。

　　事实上国内学界很早就开始探索中医英译以及中医典籍英译的原理和规律。1987 年，《医学与哲学》上刊载的论文——《关于增设中医外语专业，培养专门翻译人才的建议和设想》就是国内学界探究中医翻译原理和规律的初步尝试。截至 2022 年，国内中医及中医典籍英译研究已历经三十余载。研究虽然取得了丰硕的成果，但成绩主要集中在术语翻译、方剂翻译等微观领域，这一点从中国知网的统计数据（1988—2022 年）中可以看出。我们以"中医英译""中医典籍英译"为篇名或关键词，可以检索出 1200 余篇论文（890 余篇期刊论文，190 余篇学位论文）。期刊论文中以"中医文化""中医药""中医典籍英译"等为题的带有宏观研究属性的仅 40 余篇，其余基本为术语翻译、句式翻译、方剂翻译之类的微观研究。学位论文虽然带有一定的宏观研究属性，但也存在以下缺憾。其一，就研究层面而论，大多数研究都是借鉴某个语言学或者文化学理论解读不同译者对中医术语、方剂等元素的英译策略，未能从宏观层面系统论述中医本质元素的英译，即中医生命体构成观、病理病因观、诊治方略观、中医文体等方面的英译。其二，就研究理论工具而论，大多数研究都是简单沿用所借鉴理论的原有框架解读某个中医议题的英译，未能深入探究相关理论与中医及中医典籍英译之间的关联，所以无法建构出具有中医典籍英译指向性的理论框架。故此，本研究拟以伦理学理论为指引，以《黄帝内经·素问》（下文统一简称《素问》）为中医典籍的代表语料，通过探究伦理学与《素问》英译研究的耦合原理、《素问》译者伦理倾向构成元素、译者伦理倾向的层级性以及《素问》中医本质元素，建构伦理学视域下《素问》英译译者伦理倾向研究框

---

① 本文中的翻译有两个意思，一是指一般意义上的翻译，即汉译外；二是在论及中医典籍以及《黄帝内经·素问》翻译时，翻译指的是英译。

② 王宏. 中国典籍英译：成绩、问题与对策［J］. 外语教学理论与实践，2012（3）：12.

架。此外，本研究还依据该框架探析《素问》西方译者、华裔译者、国内译者的伦理倾向，以及译者伦理倾向对《素问》英译的影响，对《素问》中医本质元素（生命体构成观、病理病因观、诊治方略观、中医文体）英译的影响。希冀本研究能为中医典籍英译事业提供启示，为国家"中医药走出去"战略的实施提供助力。

二、选题缘由

（一）研究《黄帝内经·素问》英译的缘由

首先，《黄帝内经》在中医发展史上的地位远远超过其他中医典籍。《黄帝内经》是中医发展史上的奠基著作。它"创立了祖国医学的理论体系，奠定了中医学发展的基础"[①]。"中医不少主要学术流派的形成，往往是该派代表人物深入钻研《内经》，深受启发，大胆实践，因而取得成就。"[②] 这些学术流派代表人物的医学著述无论是在医学理论建构层面还是医学文本建构层面都或多或少地借鉴了《黄帝内经》。例如，被后人尊为"药王"的唐代名医孙思邈"以脏腑寒热虚实概括杂病的症候作为运用方药的总则，就与《内经》关于脏腑及其病症的记载关系密切"[③]。孙思邈的《千金方》在药学理论、文本框架设计以及文本行文等多个维度上借鉴了《黄帝内经》，尤其是《黄帝内经·素问》。

其次，在所有中医典籍当中，《黄帝内经》最全面地反映了中医学本质属性。这一点我们将《黄帝内经》同《中国科学技术典籍通汇》收录的其他 5 部中医典籍《难经》《神农本草经》《伤寒杂病论》《千金方》《本草纲目》做一比较即可明了。

通过比较我们可以发现《黄帝内经》论述的中医学领域比其他中医典籍都要广泛。《中医大辞典》将传统中医研究领域划分为中医基础理论、中药、方剂、针灸、按摩、养生等领域，内科、外科、骨伤科、五官科、妇科、儿科等门类。[④]《黄帝内经》覆盖了上述所有领域，其他典籍大多聚焦于单个领域。例

① 施蕴中，马冀明，徐征.《黄帝内经》首部英译本述评［J］.上海科技翻译，2002（2）：46.

② 高德.略论《黄帝内经》的学术地位和研究价值［J］.湖南中医学院学报，1980（3）：2.

③ 高德.略论《黄帝内经》的学术地位和研究价值［J］.湖南中医学院学报，1980（3）：2.

④ 中国中医研究院，广州中医药大学.中医大辞典：第 2 版［M］.北京：人民卫生出版社，2005.

如,《本草纲目》专论药性及各科药方,《伤寒杂病论》专攻伤寒病的病理及应对攻略。另外,《黄帝内经》对中医基础理论的阐述无论是广度还是深度都胜过其他中医典籍。《黄帝内经》论述的内容涵盖了中医生命体构成观、病理病因观、诊治方略观等呈现中医本质属性的元素。其他中医典籍由于多属专论,所阐释的中医理论往往聚焦于单个领域,覆盖面有限。例如,《难经》主要探究经脉,《伤寒杂病论》聚焦伤寒,《神农本草经》专论中草药,《千金方》覆盖面稍广,包括妇科病、儿科病、内科病等,但这些实为《黄帝内经》理论的实践应用。此外,中医典籍的文体规范源于《黄帝内经》,而非其他中医典籍。《黄帝内经》,尤其是《黄帝内经·素问》开创的中医文体,特别是它的韵文语篇一直为后来的中医典籍所沿袭。

最后,在所有被英译的中医典籍中,《黄帝内经》在英语世界的影响力也远胜其他中医典籍。这一点从中医典籍的英语译本数量就可以看出。据许明武、王烟朦统计[①],截至 2017 年,共有 28 部中医著作被翻译成英文。其中译本数量为 4 个以上(包括 4 个)的仅有 5 部:《难经》《金匮要略》《本草纲目》《伤寒杂病论》以及《黄帝内经》。前三部典籍的英译本(包括全译和摘译)都是 4 个,《伤寒杂病论》是 7 个,《黄帝内经》(包括《黄帝内经·素问》和《黄帝内经·灵枢》)则多达 20 多个。

另外,在所有被英译的中医典籍中,《黄帝内经》的译者类型较为复杂。中医典籍译者共有三个类型。第一类是西方译者,如德国人保罗·乌利齐·文树德(Paul Ulrich Unschuld),美国德裔人伊扎尔·威斯(Ilza Veith)等。第二类是国内译者,如李照国、杨明山等。第三类是西方世界的华裔译者,如吴连胜、吴奇父子、倪懋兴等。在许明武、王烟朦统计的中医典籍英译本中,大部分典籍只有一个译本,且基本是由西方译者翻译,译者类型单一。《洗冤集录》有两个译本,译者都是西方译者。《濒湖脉学》也有两个译本,一个由澳大利亚籍华裔人士黄焕松(Hoc Ku Huynh)翻译,另一个为西方译者所译,存在西方译者和华裔译者两种类型。《金匮要略》《本草纲目》《难经》《伤寒杂病论》和《黄帝内经》译本数量都是 4 个以上,其中《金匮要略》《本草纲目》拥有国内译者和西方译者两种类型,《难经》《伤寒杂病论》和《黄帝内经》拥有三种类型的译者。就影响力而言,《黄帝内经》无疑胜过前两部典籍,这构成了本研究聚焦《黄帝内经》英译的又一个重要缘由。

---

① 许明武,王烟朦. 中国科技典籍英译研究(1997—2016):成绩、问题与建议 [J]. 中国外语,2017,14(2):98.

《黄帝内经》由《黄帝内经·素问》和《黄帝内经·灵枢》（以下简称《素问》《灵枢》）两部分构成。《素问》勾勒了中医学的研究领域，奠定了中医学的理论基础，全面呈现了中医的本质属性，《灵枢》专注于针灸技术的论述。就在英语世界的影响力而论，《素问》无疑要胜过《灵枢》许多，因此本研究选择研究《素问》英译。

（二）从伦理学视域研究《黄帝内经·素问》英译的缘由

著名伦理学家王海明①在《伦理学方法》中指出，伦理学认为只要有了人的活动与生活，有了人与人之间的关系，伦理就会存在并发生作用。《素问》英译作为一种由人开展的，面向多个主体的实践活动，与伦理之间有着与生俱来的关联。可以说《素问》英译本质上是一种伦理行为，从伦理学视域探究它合理有据。

《素问》英译是一种伦理行为的第一点在于它是一项由人发起、执行和完成的活动。一个人的行为总是要和他者发生联系。这个他者可以是人，也可以是自然界。无论这个他者是何种身份，只要这个他者存在，人和这个他者之间就存在交往，伦理就会调控这个交往，保证它的顺利进行。即便一个人远离尘世，独居深山幽谷，他也会同他周围的自然环境发生交往，伦理就调控他与周围环境的交往。《素问》英译是一项由人执行的活动，是译者为实现他所追求的"善"②，而执行的他本人认为是"善事物"的活动。它显而易见是一种伦理行为，可从伦理学视域予以阐释。

《素问》英译是一种伦理行为的第二点在于它具有主体间性。主体间性存在于两个以上主体之间，"它超出了主体与客体关系的模式，进入了主体与主体关系的模式"③。在当下，"翻译从来就不是可以任意而为的私人事务"④。《素问》英译是由译者、原文作者、译文读者、翻译委托人（赞助人）等主体合作完成的一项事务。这些主体在合作过程中必然会或直接或间接地交流，使得《素问》英译具备了明显的主体间性。主体间性决定了《素问》英译的各个主体要想使得彼此之间的交流取得成功，就必须遵循彼此都能接受的行为准则。这个行为准则自然由伦理决定。这决定了《素问》英译需要从伦理学视域进行解读。

---

① 王海明. 伦理学方法［M］. 北京：商务印书馆，2003：2.
② 本研究中的"善"指的是亚里士多德在《尼各马可伦理学》中勾勒的"善"，即万事之目的。这里的"善"是一种描述性的"善"，而不是价值评判层面的"善"，它只是在作一种事实的陈述，向我们呈现显得是"善"的事物。
③ 郭湛. 论主体间性或交互主体性［J］. 中国人民大学学报，2001（3）：32.
④ 吕俊，侯向群. 英汉翻译教程［M］. 上海：上海外语教育出版社，2001：207.

　　《素问》英译是一种伦理行为第三点在于它具有文化间性。文化间性指的是"多元文化传统的交际性"①。这种交际性是两种文化相遇时彼此之间相互影响、相互作用形成的内在关联。它以承认且尊重文化差异为前提条件，以促进文化之间的对话与沟通为根本目标。《素问》英译涉及中医学和西医学两种医学文化。中医学对西医学的异质性使得《素问》英译成为必要。英译的目的是促进两种医学文化之间的沟通和交流。这种交流的成功必须以尊重两种医学文化之间的差异性为前提。最终的译文文本是两种文化在交流过程中所达成的共识在文本层面的体现。如何尊重两种医学文化之间的异质性？如何开展两种医学文化之间的交流？这也需要从伦理学视域予以阐释。

　　选择从伦理学视域研究《素问》英译的又一个动因是 20 世纪 90 年代以来发生在中西方翻译研究领域的文化转向为该研究提供了契机和方法参照。在翻译研究文化转向大潮中，中西方学界不再把翻译视为两种语言符号之间的机械转换，而是将其视为一种重要的文化现象。翻译研究也不再局限于语言层面，而是开始关注影响、制约甚至操控翻译的诸多文化元素。在这种转向的驱使下，中西方翻译学界众多学者纷纷借鉴文化学理论开展翻译研究。伦理学是一个重要的借鉴领域。

　　最先从伦理学视域研究翻译的是法国学者安托瓦纳·贝尔曼（Antoine Berman），他于 1984 年正式提出"翻译伦理"这一术语。贝尔曼指出，翻译的"正当伦理目标是'以异为异'，尊重和突出原作"②。贝尔曼的翻译伦理思想在西方学界引起了强烈的反响。在他之后，美国学者劳伦斯·韦努蒂（Lawrence Venuti）、西班牙学者安东尼·皮姆（Anthony Pym）、芬兰学者安德鲁·切斯特曼（Andrew Chesterman）等都曾从伦理学视域研究翻译。这些学者在翻译的伦理属性研究、"归化"和"异化"的伦理内涵研究、翻译伦理模式研究等领域取得了丰硕的成果。2001 年，著名的国际翻译学期刊《译者》（ The Translator）特开辟"回归伦理"（The Return to Ethics）研究专刊。专刊序言郑重宣布"翻译研究已经回归到对各种伦理问题的讨论"③。国内从伦理学视域探究翻译的研究虽然晚于西方，但也在"翻译伦理"概念研究、翻译伦理学学科建设等领域取得了丰硕的成果。中西方学界的研究成果为我们从伦理学视域研究《素问》英译提供了理论滋养和方法借鉴。

---

① 万俊人．寻求普世伦理［M］．北京：商务印书馆，2001：82.

② BERMAN A. Translation and the Trials of the Foreign ［M］//VENUTI L. The Translation Studies Reader. London & New York：Routledge，2000：285-286.

③ PYM A. The Return to Ethics in Translation Studies ［J］. Translator，2001，7（2）：129.

（三）研究《黄帝内经·素问》英译译者伦理倾向的缘由

选择从伦理学视域研究《素问》英译译者伦理倾向主要基于两点考量。

第一个考量是《素问》英译研究领域以及中医典籍英译研究领域长期以来偏重字词、句式等微观研究，宏观层面研究不足。我们以"素问英译""素问翻译""中医英译""中医典籍英译"等为篇名或关键词检索中国知网（1988—2023 年），可以检索出 1200 余篇论文，85% 以上是术语翻译、句式翻译、方剂翻译之类的微观研究。微观研究诚然具有重要意义，但是其发展到了一定阶段后就需要相应的宏观研究来统领，如此微观研究的发展才能更有针对性。《素问》英译的宏观研究能够发现微观研究的不足，为其进一步发展提供启示和方向指引，也能够为微观研究提供研究方向和研究范围层面的启示。经过数十年的发展，《素问》英译研究领域和中医典籍英译研究领域内的微观研究已经发展得非常丰富，需要相应的宏观研究来进行统领和规划，以取得进一步的发展。伦理学视域下，《素问》英译译者伦理倾向研究正是《素问》英译研究领域和中医典籍英译研究领域需要的宏观研究课题。

《素问》英译是译者与相关翻译主体之间开展的一种由伦理支配的交际活动，它与伦理学之间有着与生俱来的关联。"使伦理学真正成为一个固定成型的学科"① 的亚里士多德②指出，伦理即善，即人们在交际中所追求的善事物。这种追求使得一个人的行为表现出特定的倾向，即伦理倾向。这种倾向决定着这个人在人际交往中的诸多选择。就《素问》英译而论，《素问》英译者的伦理倾向在原文文本、英译内容以及英译策略等方面影响其对《素问》的翻译，影响《素问》英译本对原著传载的中医本质元素的翻译效果。英译策略包括术语英译策略、句式英译策略、方剂英译策略等多个微观领域，具有浓郁的翻译内部研究属性。原文文本和英译内容是高于英译策略的上一级研究，不仅具有翻译内部研究属性，还具有一定的翻译外部研究属性。《素问》中医本质元素亦是从宏观层面折射着中医学和西医学的区别。可以看出《素问》英译译者伦理倾向研究既包括翻译内部研究内容，也包括翻译外部研究内容，是将《素问》英译研究领域内诸多微观研究聚合在一起的宏观研究，有着重要的研究价值。这些构成了本研究从伦理学视域研究《素问》英译译者伦理倾向的第二个考量。

《素问》英译的人类主体性、主体间性以及文化间性使得它与伦理学之间存

---

① 何怀宏. 伦理学是什么 ［M］. 北京：北京大学出版社，2015：38.

② ARISTOTLE. The Nicomachean Ethics of Aristotle ［M］. PETERS F H, trans. London：Butler & Tanner Ltd, 1893：1.

在一种与生俱来的关联。中西方学界翻译研究文化转向中的伦理思潮为我们从伦理学视域研究《素问》英译提供了契机和方法论指引。《素问》英译译者伦理倾向研究能在一定程度上弥补《素问》英译研究领域宏观研究的不足，且对《素问》英译研究领域内的微观研究有着巨大的整合作用，对提升《素问》英译以及中医典籍英译的效果也有着重要的启示。鉴于此，本研究从伦理学视域探究《素问》英译译者伦理倾向。

三、研究目的与意义

（一）研究目的

本研究以当下西方世界对中医本质属性认知不足，否认中医科学性为背景，立足国内外中医典籍英译宏观层面研究的不足、中医本质属性英译研究的不足、中医典籍英译理论框架建构研究的不足、伦理学视域下中医典籍英译译者伦理倾向研究的不足以及《黄帝内经》英译研究的不足，以伦理学理论为工具，通过探究伦理学与《素问》英译研究的耦合原理、《素问》译者伦理倾向构成元素、译者伦理倾向的层级性以及《素问》中医本质元素，建构伦理学视域下《素问》英译译者伦理倾向研究框架，并依据该框架探析《素问》西方译者、华裔译者以及国内译者的伦理倾向以及译者伦理倾向对《素问》英译的影响，对《素问》中医本质元素（生命体构成观、病理病因观、诊治方略观、中医文体）英译的影响。这个目的将通过以下几个步骤来实现：

首先，整合伦理学、翻译学相关理论，从伦理的社会经济基础从属性与《素问》英译、伦理的民族性与《素问》英译、伦理的阶级性与《素问》英译、伦理的历史性与《素问》英译四个维度探析伦理学与《素问》英译研究之间的耦合原理。

其次，立足伦理学与《素问》英译研究之间的耦合原理，从译者伦理倾向构成元素、译者伦理倾向的层级性、《素问》中医本质元素三个维度建构伦理学视域下《素问》英译译者伦理倾向研究框架。

再次，从译者的成长社会伦理环境、人生际遇、《素问》英译活动社会伦理环境三个维度挖掘出《素问》西方译者、华裔译者、国内译者伦理倾向，解析译者伦理倾向的属性。

最后，从译者伦理倾向与《素问》原文文本、英译内容、英译策略三个维度解析译者伦理倾向对《素问》英译的影响。在探究译者伦理倾向对《素问》英译策略的影响时，重点探究译者伦理倾向对《素问》中医本质元素，即中医生命体构成观、病理病因观、诊治方略观以及中医文体英译策略的影响。

（二）研究意义

1. 理论意义

首先，本研究能为《黄帝内经》英译研究、中医典籍英译研究提供一个新的理论视角。现有的《黄帝内经》以及中医典籍英译研究立足的理论有等值论、关联论、顺应论、功能语言学、接受美学、生态翻译学等，鲜有学者注意到作为伦理行为的中医典籍英译。从伦理学视域审视西方译者、华裔译者以及国内译者的《素问》英译，探究三类译者的伦理倾向及其对各自《素问》英译的影响，一方面可为《黄帝内经》英译研究提供一个新的视角，另一方面也能在一定程度上促使学界更加深入全面地认识作为伦理行为的中医典籍英译，为中医典籍英译研究提供一个新的视角。

其次，本研究能为中国典籍英译理论建设提供助益。本研究明晰了一个问题：在西方社会对中医本质属性认识不深入，质疑中医科学性，漠视甚至否认中医疗效的语境下，《素问》英译的核心是向西方社会系统呈现折射中医本质属性的中医生命体构成观、病理病因观、诊治方略观以及中医文体等元素，可以为中医典籍英译理论建设提供启示。

最后，本研究能为中国翻译伦理学学科建设提供案例支持。目前，中国翻译伦理学学科建设主要聚焦于理论框架的建构，应用研究比较薄弱，从伦理学视域探究《素问》英译译者伦理倾向可以丰富中国翻译伦理学的应用研究。

2. 实践意义

首先，本研究能弥补中医典籍英译研究宏观层面研究的不足，丰富中医典籍英译研究的成果。中医与西医的区别主要体现在中医生命体构成观、病理病因观、诊治方略观等维度。学界中医典籍英译研究甚多，但是大多为术语、句式以及修辞格等微观层面的研究，系统探究中医本质元素英译的宏观研究有待提升。本研究从伦理学视域探究《素问》六个英译本的译者在各自伦理倾向的指引下，对《素问》原文文本、英译内容以及英译策略做出的选择，对中医生命体构成观、病理病因观、诊治方略观以及中医文体采取的英译策略，一定程度上可以丰富《黄帝内经》及中医典籍英译宏观层面研究。

其次，本研究能拓宽《黄帝内经》英译研究领域，丰富《黄帝内经》英译研究范式。已有的《黄帝内经》英译研究曾借鉴关联顺应论、翻译目的论、翻译适应选择论、多元系统论、生态学、社会接受美学等理论，但较少借鉴伦理学理论。本研究整合伦理学、翻译学相关理论，为《黄帝内经》英译研究提供专门的伦理学分析视角，对丰富《黄帝内经》研究范式等有着一定的价值。

最后，为中医典籍英译实践提供策略借鉴。"中国译者主持的中国典籍英译作品在海外的发行和影响却似乎不尽如人意。"① 学者们②对《黄帝内经》英译本接受状况的调研显示国内学者译本在西方世界的接受状况远比不上西方学者的译本，也比不上由西方出版机构发行的华裔译者的译本。本研究从伦理学视域比读《素问》西方学者、华裔学者以及国内学者在各自伦理倾向指引下对《素问》传载的中医本质元素所采取的英译策略，探究译者翻译策略的异同及其原因。因为《素问》是最为权威、最为系统的中医学理论著作，所以本研究能够为中医典籍英译提供策略借鉴，能为国家"中医药走出去"战略的进一步实施提供助力。

四、研究内容

本研究以伦理学理论为工具，通过探究伦理学与《素问》英译研究的耦合原理、《素问》译者伦理倾向构成元素、译者伦理倾向的层级性以及《素问》中医本质元素，建构伦理学视域下《素问》英译译者伦理倾向研究框架，并依据该框架探析《素问》西方译者、华裔译者以及国内译者的伦理倾向以及译者伦理倾向对《素问》英译的影响，对《素问》中医本质元素（生命体构成观、病理病因观、诊治方略观、中医文体）英译的影响。本研究涵盖以下研究内容：

1. 既往研究梳理。梳理和总结中医典籍英译研究以及《黄帝内经》英译研究的脉络，总结成绩，反思不足，进而提出新的研究议题和研究视角。该部分研究内容在本研究的第二章展开。

2. 理论框架建构。本研究首先梳理中西学界对伦理及伦理学的定义与阐释，从中提取出应用于本研究中的伦理概念。研究随后从伦理对社会经济基础的从属性与《素问》英译、伦理的民族性与《素问》英译、伦理的阶级性与《素问》英译、伦理的历史性与《素问》英译四个维度论述伦理学与《素问》英译研究的耦合原理。研究接下来从译者伦理倾向构成元素、译者伦理倾向的层级性以及《素问》中医本质元素三个维度建构伦理学视域下《素问》英译译者伦理倾向研究框架。该部分研究内容在本研究的第三章展开。

3. 伦理学视域下《素问》译者伦理倾向。立足建构的研究框架，从译者成长社会伦理环境、人生际遇、《素问》英译活动社会伦理环境三个维度提炼《素

---

① 王宏. 中国典籍英译：成绩、问题与对策［J］. 外语教学理论与实践，2012（3）：11.

② 殷丽. 中医药典籍国内英译本海外接受状况调查及启示：以大中华文库《黄帝内经》英译本为例［J］. 外国语（上海外国语大学学报），2017，40（5）：33-43.

问》西方译者、华裔译者以及国内译者的伦理倾向，随后解析三类译者的伦理倾向对《素问》原文文本选择、英译内容选择、英译策略选择的影响。在比读译者伦理倾向对《素问》英译策略选择的影响时，重点比读译者伦理倾向对《素问》中医本质元素，即中医生命体构成观、病理病因观、诊治方略观以及中医文体英译策略选择的影响。

五、研究方法

1. 定性研究法。就是将《素问》英译研究聚焦于呈现中医区别西医之本质元素的英译，即中医生命体构成观、病理病因观、诊治方略观以及中医文体的英译。本研究采用了两种类型的定性研究法，即文本分析法和个案研究法。就文本分析法而言，本研究一方面通过平行比较《素问》译文和原文的中医本质元素，以发现译文和原文的异同，另一方面平行比较《素问》六个英译本中医本质元素翻译状况，归纳六个译本的异同。就个案研究法而言，本研究把《素问》六个英译本的英译作为研究对象，从伦理学视域分析《素问》中医生命体构成观、病理病因观、诊治方略观以及中医文体的英译方法，把握伦理学视域下的中医本质元素英译策略。

2. 演绎法。首先，借鉴伦理学、翻译学研究成果，通过理论推演呈现《素问》英译具有伦理性的理据，即通过推演伦理学与《素问》英译研究之间的耦合原理建构伦理学视域下《素问》英译译者伦理倾向研究框架。然后运用该框架推演《素问》译者伦理倾向构成元素、伦理倾向类型、译者伦理倾向对其《素问》英译的影响，从而论证该框架的适用性。

3. 比较法。本研究既采用了横向比较法（共时比较法），也采用了纵向比较法（历时比较法）。本研究在比较同一时期《素问》译者英译伦理倾向时，主要运用横向比较法，在比较不同时期《素问》译者英译伦理倾向时，综合运用两种比较方法。

4. 描述法。规范性研究方法和描述性研究方法是翻译研究中常常采用的两种方法，前者侧重从翻译活动内在逻辑关系推导出结论，后者侧重呈现翻译活动的具体情形，能为前者的科学性提供保障。因为只有通过描述性研究累积足够的真实素材，规范性研究才能合理有据。国内外《黄帝内经》英译研究长期拘囿于规范性研究。本研究尝试摆脱此桎梏，采用描述法透视《素问》西方译者、华裔译者以及国内译者《素问》英译伦理倾向，如对译者伦理倾向构成元素的描述，译者伦理倾向对《素问》原文文本选择、《素问》英译内容选择以及英译策略选择的影响的描述，译者伦理倾向对《素问》中医本质元素（生命体构成观、病理病因观、诊治方略观、中医文体）英译策略的影响的描述等。

六、本研究章节

本研究从伦理学视域探究《素问》西方译者、国内译者、西方华裔译者的伦理倾向，以及译者伦理倾向对其《素问》英译的影响，研究分七个章节。

第一章为绪论。本章旨在明晰本研究的选题背景及缘由、研究目的与意义、研究方法以及论文结构，重点论述本研究缘何从伦理学视域开展中医典籍英译研究，缘何选择《素问》为本研究的研究对象。

第二章为文献综述。本章首先简要梳理中医典籍英译研究的脉络，重点从所涉译本、研究主题、研究理论视角三个维度梳理、评述国内外《素问》英译研究，客观归纳与评价以往研究的成绩与不足。本章随后梳理中西方伦理视域下翻译研究的脉络，归纳成绩、反思不足，然后立足两个研究领域内的成绩和不足引入本研究的理论视角、研究对象和研究内容。

第三章为本研究理论框架建构。本章首先梳理中西学界对伦理及伦理学的定义与阐释，从中提取出应用于本研究中的伦理概念。随后从伦理对社会经济基础的从属性与《素问》英译、伦理的民族性与《素问》英译、伦理的阶级性与《素问》英译、伦理的历史性与《素问》英译四个维度论述伦理学与《素问》英译研究之间的关联。接下来从译者伦理倾向构成元素、译者伦理倾向的层级性以及《素问》中医本质元素三个维度建构本研究的研究框架，为第四、第五、第六章研究提供理论基础。

第四章从伦理学视域研究威斯和文树德两位西方译者的伦理倾向以及译者伦理倾向对其《素问》英译的影响。本章首先从成长社会伦理环境、人生际遇、《素问》英译活动社会伦理环境三个维度解析三位译者的伦理倾向，然后结合译文解析译者伦理倾向对其《素问》原文文本选择、英译内容选择、英译策略选择的影响。

第五章从伦理学视域论述吴氏父子（吴连胜、吴奇）和倪懋兴三位华裔译者的伦理倾向以及译者伦理倾向对其《素问》英译的影响。本章首先从成长社会伦理环境、人生际遇、《素问》英译活动社会伦理环境三个维度解析三位译者的伦理倾向，然后结合译文解析译者伦理倾向对其《素问》原文文本选择、英译内容选择、英译策略选择的影响。

第六章从伦理学视域论述李照国、杨明山两位国内译者的伦理倾向以及译者伦理倾向对其《素问》英译的影响。本章首先从成长社会伦理环境、人生际遇、《素问》英译活动社会伦理环境三个维度解析两位译者的伦理倾向，然后结合译文解析译者伦理倾向对其《素问》原文文本选择、英译内容选择、英译策略选择的影响。

第七章为结论。本章旨在归纳本研究的发现，并结合当下国家"中医药走出去"战略语境为中医典籍英译事业提出建议。本章还归纳了本研究的创新点，并对本研究存在的问题与不足进行反思，对未来研究做出展望。

第二章

文献综述

本章依次对中医典籍英译研究、《素问》英译研究以及伦理视域下的翻译研究进行梳理，以归纳出三个研究领域取得的成绩和存在的不足，进而明晰本研究的研究视角和研究对象。

一、中医典籍英译研究

国外学界中医典籍英译研究很少，基本是译本介评。国内学界是中医典籍英译研究的主力军，研究范式多样。因此本研究对中医典籍英译研究以及《素问》英译研究的梳理以国内研究为主。笔者掌握的资料显示，学界迄今为止诞生了四部研究中医典籍英译的专著，分别是《中医对外翻译传播研究》（李照国著）、《中医翻译研究教程》（李照国编）、《中医翻译能力研究》（周恩著）、《中医翻译研究》（高晓薇，赵玉闪著）。李照国先生的《中医对外翻译传播研究》是其中较有代表性的著作，这本著作对中医在不同时期、不同地域的翻译和传播状况进行了系统、客观的总结和分析，探索了中医对外翻译传播历程中值得借鉴的方法和手段，总结了中医对外翻译传播的历史规律和经验教训，并对今后中医对外传播进行展望和设想。

中国知网的统计数据①显示，从 1988 年首篇探究中医典籍英译论文发表到 2023 年，国内研究中医典籍英译的论文主要围绕以下典籍展开，见表1。

---

① 本研究以任继愈等编撰的《中国科学技术典籍通汇》中列出的 26 部医学典籍的篇名，以及许明武、王烟朦在《中国科技典籍英译研究（1997—2016）：成绩、问题与建议》中列举的被翻译成英文的 31 部医学典籍的篇名为检索词检索中国知网，并对检索结果进行筛选，剔除了与主题不符的研究，最后得出相关数据。除了以上述中医典籍翻译为主题的研究，还有少量研究以"中医典籍翻译""医学典籍翻译""中医翻译"等为主题，但这些研究无一例外地从表中所列的典籍中选取案例来论述观点，且研究议题、研究方法都与表中所列的研究基本重合，故此本研究未将这些研究纳入统计数据。

表1 国内中医典籍英译研究涉及的典籍（1988—2023）

典籍名称	研究数量（个）	研究起始年份
《黄帝内经》	421	1988
《伤寒论》	57	2010
《本草纲目》	43	2003
《金匮要略》	29	2006
《洗冤集录》	10	2011
《难经》	9	2004
《千金方》	4	2013

从表1可以看出《黄帝内经》英译研究开启得最早，数量比其他典籍英译研究加在一起的总和还要多。事实上，作为最早、最大规模被翻译成英文的中医典籍，《黄帝内经》英译研究一直为其他中医典籍英译研究提供参照。就研究议题而论，《黄帝内经》英译研究的议题包括译本评介、术语（包括医学理论术语、病名、药名、方剂名、篇名等）翻译、文化词翻译、句式（包括修辞格）翻译、史学研究等，每个议题都有单个译本研究和译本对比研究。其他中医典籍英译研究所涉及的议题都在上述范围之内，且相关议题也分单译本研究和译本对比研究。如《伤寒论》英译研究涉及译本评介、术语翻译、文化词翻译三个议题。《本草纲目》英译研究集中在史学研究和术语翻译两个议题。《金匮要略》英译研究主要包括术语翻译、文化词翻译以及史学研究三类。《洗冤集录》英译研究涵盖译本介评和文化词翻译两个领域。《难经》英译研究的类型主要为译本介评和术语翻译。《千金方》英译研究的类型主要为史学研究。就研究理论工具而论，《黄帝内经》英译研究采用的理论工具包括生态翻译学理论、关联翻译论、翻译目的论、顺应论、文本类型理论、文本功能理论、接受理论、格式塔理论、功能对等理论、框架理论、互文性理论、模因论、等值等效论、解构主义、阐释学、翻译美学等。其他中医典籍英译研究的理论工具加在一起也没有超出上述范围。《伤寒论》英译研究借鉴的理论工具包括等值/等效论、多元系统论、关联论、功能语言学、阐释学、归化/异化论、翻译目的论、生态翻译学。《金匮要略》英译研究理论工具主要为阐释学、多元系统论、功能语言学、生态翻译学。《难经》英译研究只运用了生态翻译学一种理论工具。《本草纲

目》和《洗冤集录》英译研究没有借鉴典型意义上的理论工具。

可以说《黄帝内经》英译研究全面呈现了中医典籍英译研究的议题范围、理论视角以及方法论工具，呈现了中医典籍英译研究的总体脉络，其他中医典籍英译研究基本是沿袭《黄帝内经》英译研究的路径，只是援引的案例有所区别。《黄帝内经》英译研究折射了中医典籍英译研究的总体面貌，《黄帝内经》英译研究领域存在的不足在其他中医典籍英译研究领域内也存在。鉴于学界《黄帝内经》英译研究领域内的绝大多数研究都以《素问》为研究对象，所以本章重点梳理《素问》英译研究。

二、《黄帝内经·素问》英译研究

德国人珀西·米拉德·道森（Percy Millard Dawson）1925年在医学杂志《医学史年报》（*Annals of Medical History*）发表的论文——《素问：中医学之基础》（*Su-Wen：the Basis of Chinese Medicine*）是我们迄今为止所能检索到的最早的、较为完整的《素问》英译文。1925—2023年间，《素问》一共有15个英译本问世，其中全译本6个，选译本9个（见表2）。

表2　《素问》英译本（1925—2023）

译本类型		译本标题	译者	出版方	年份
《黄帝内经》	全译	A Complete Translation of Yellow Emperor's Classic of Internal Medicine and the Difficult Classic	吕聪明（Henry C. Lv）	Vancouver：The Academy of Oriental Heritage	1978
		The Yellow Emperor's Classic of Medicine：A New Translation of the Neijing Suwen with Commentary	倪懋兴（Maoshing Ni）	Boston：Shambahala	1995
		Yellow Emperor's Canon of Internal Medicine	吴连胜，吴奇	北京：中国科学技术出版社	1997
		Yellow Emperor's Canon of Medicine：Plain Conversation	李照国	北京/西安：世界图书出版公司	2005
		Annotated Translation of Huang Di's Inner Classic-Basic Questions	文树德（Paul Unschuld）	Los Angeles：University of California Press	2011
		New English Version of Essential Questions in Yellow Emperor's Inner Canon	杨明山	上海：复旦大学出版社	2015

续表

译本类型		译本标题	译者	出版方	年份
《黄帝内经》	选译	The Yellow Emperor's Classic of Internal Medicine	威斯（Ilza Veith）	Baltimore：Williams & Wilkins	1949
		The Medical Classic of the Yellow Emperor	朱明	北京：外文出版社	2001
		Introductory Study of Huang Di Nei Jing	罗希文	北京：中国中医药出版社	2009
		Chinese Medical Classics：Selected Readings（pp. 1–178）	陈铭等	北京：人民卫生出版社	2014
		Su-Wen：The Basis of Chinese Medicine	Percy Millard Dawson	Annals of Medical History，VII，pp. 59–64	1925
		Nei Ching, the Chinese Canon of Medicine	Wanrong Man	Chinese Medical Journal，Vol. 68，No. 1–2ppp. 1–33	1950
		The Yellow Emperor's Medicine Classic：Treatise on Health and Long Life	Zhou Chuncai Wang Xuewen, Sui Yun	Singapore：Asiapac Books	1996
		The Illustrated Yellow Emperor's Canon of Medicine	不详	北京：海豚出版社	1997
		The Rhythm at the Heart of the World：Neijing Suwen Chapter 5	Elisabeth Rochat de la Vallee	UK：Monkey Press	2012

　　本研究拟研究全译本中的倪译、吴译、李译、文译、杨译以及选译本中的威译。如此选择主要基于以下几点考量：首先，全译本选取了《素问》的所有章节，我们从中可以全面挖掘译者对《素问》以及中医的整体认知。选译本只选择原著部分章节甚至只是一个章节，我们只能窥知译者对《素问》部分章节或一个章节的认知，而不是对整部著作的认知。其次，全译本向译文读者呈现了译者对原著的所有认知，我们从中可以系统挖掘译者对《素问》所传载的中医科技的伦理倾向以及翻译策略。选译本没有呈现原著全貌，我们若依据有限的内容评论译者对《素问》所传载的中医科技的伦理倾向、翻译策略则不免有管中窥豹之嫌。再次，选择选译本中的威译首先是因为它是英语世界第一个大规模翻译《素问》的译本。威译翻译了《素问》前34章内容，令西方世界第一次较强烈地感受到了《素问》的魅力，在西方世界影响甚大。其次，威译列有

一篇长达 76 页的"前言"。该"前言"详细论述了《素问》以及中医的哲学基础、阴阳论、五行论、生理论、病理论、诊疗论等，全面呈现了威斯对《素问》及中医的基本认识和伦理倾向。最后，威斯明确表示她之所以只翻译《素问》前 34 章而非全部 81 章内容，是因为她认为"前 34 章已经涵盖了《素问》的所有核心理念"①。也就是说我们从中可基本确定威斯对《素问》的基本认知，以及她对《素问》的伦理倾向、翻译策略等。本研究之所以没有选择全译本中的吕译，主要是因为吕译"专为中医针灸医药学校的学生所译"②。这所中医针灸医药学校（Chinese College of Acupuncture and Herbology）是吕聪明在加拿大温哥华创立的一个主要面向加拿大华裔学生的小型学校。因为吕译本读者范围小，发行量极为有限，在学界影响力微弱，故本研究不将其纳入研究范围。

（一）研究类型

目前学界尚无探究《素问》英译的专著，相关探讨都载于学术期刊。相关研究显示《素问》英译研究始于 1950 年。这一年美国生物学杂志《生物学评论季刊》（*The Quarterly Review of Biology*）刊发书评推介威译本，介绍了威译本的翻译体量、译作结构以及译者的翻译理念。经过 70 余年的发展，国内外《素问》英译研究在译本介评、术语翻译、文化词翻译、句式翻译以及史学研究等领域均取得了不俗成就。

1. 译本介评

本研究中的译本介评必须具备三个属性。首先，它是对《素问》单译本所作的专项介评，将多个《素问》译本糅合在一起的介评不纳入此类研究。其次，此类研究的核心是介绍和评述。那些先对《素问》译本做简要介评，随后借鉴翻译学或其他学科理论探究相关译本翻译策略的研究不纳入此类研究。最后，《素问》译者本人的翻译感想也不纳入介评研究之列。按照这个划分标准，目前国内外学界仅对威译、文译做过专项介评。介评基本包括以下几个部分：①《素问》或《黄帝内经》原著介绍，包括成书年代、主体内容、历史地位、文体特征等；②译本出版信息，包括出版时间、出版机构、出版过程、译本重要意义等；③译本典型特征以及存在的问题。

（1）威译介评

最先介评威译的是美国医史学家阿克莱切特（Erwin H. Ackerknecht）。他于

---

① VEITH I. Huang Ti Nei Ching Su Wen：The Yellow Emperor's Classic of Internal Medicine ［M］. Los Angeles：University of California Press，2002：xx-xxi.

② LV H C. A Complete Translation of the Yellow Emperor's Classic of Internal Medicine and the Difficult Classic ［M］. Vancouver：Academy of Oriental Heritage，1978：1.

1950 年在《生物学评论季刊》（*The Quarterly Review of Biology*）第 25 卷第 2 期上发表书评《伊尔扎威斯译黄帝内经素问 1—34 章》（*Huang Ti Nei Ching Su Wen：The Yellow Emperor's Classic of Internal Medicine. Chapters 1–34. Translated from the Chinese with an Introductory Study By Ilza Veith*）[①]。书评首先介绍了《黄帝内经》的成书年代以及主体结构，随后介绍了威译的选译内容以及译本框架，最后评析了威斯基督徒式翻译理念。1951 年，哈特勒（Willy Hartner）、爱德华·休姆（Edward Hume）以及海特沃（James Robert Hightower）三位西方学者也对威译做了介评。前两位主要探讨威斯面临的翻译困难——文言文、特殊句式以及中医术语。海特沃则重点批判威译本存在的四个问题[②]：（1）没有向读者明示它所依托的原文文本，对接触过不同版本《素问》的读者造成了困惑；（2）对原文断句不准确，甚至到了几乎每个句子都需要纠正的程度；（3）文献引用不严谨，文献出处存在疑问；（4）对针灸、推拿技术临床应用效果的评价有些不负责任。

威译本曾于 1966 年、1975 年、2002 年以及 2016 年再版。桑德斯（M. Saunders）、古德里奇（Chauncey S. Goodrich）、克洛伊则（Ralph C. Croizier）、席文（Nathan Sivin）、罗斯（Ken Rose）、巴恩斯（Linda Barns）等西方学者或对再版威译本作介评，或为其作序，但推介篇幅短小，对威译一味夸赞，评析得不够辩证。

施蕴中、马冀明和徐征三位国内学者也于 2002 年向国内推介威译。研究首先介绍威译的翻译过程、翻译难点，然后介绍威译的主体结构，包括前言、简介、译文、索引、附录以及参考文献，接着援引实例剖析威译本夹注和脚注两种策略。研究最后评析威译本存在的两个问题：一是对原文很多地方的理解不准确，造成翻译错误；二是一味套用西医术语翻译中医术语，译词不够准确。三位学者既承认威译的重要价值，也不忽视其缺陷，态度辩证。

（2）文译介评

文译由美国加州大学出版社 2011 年首版，英籍华裔学者罗薇茜（Vivienne

---

① ACKERKNECHT E H. Book Review on Huang Ti Nei Ching Su Wen：The Yellow Emperor's Classic of Veith Ilza Internal Medicine. Chapters 1–34. Translated from the Chinese with an Introductory Study [J]. Harvard Journal of Asiatic Studies，1950，25（2）：204–205.

② HIGHTOWER J R. Book Review on Huang Ti Nei Ching Su Wen，the Yellow Emperor's Classic of Internal Medicine By Ilza Veith [J]. Harvard Journal of Asiatic Studies，1951，14（2）：306–312.

Lo)，国内的张国利、蒋剑锋、柴可夫学术团队对该部译作做过介评。罗薇茜①重点评述了文译纪实主义翻译策略。她认为这种策略一方面确实向读者最大限度地呈现了《素问》的本来面貌，但也不可避免地增加了译作的体量以及读者的阅读负担。张国利三人聚焦于文译的厚重翻译策略。他们指出译者的厚重翻译策略包括两个部分②：一是在译文中融入批判性导论和学术性序言，二是采用阐释性注释生成显化性译文。三位学者认为文译通过厚重翻译策略全面呈现了中医文化和中医发展背景，使得译文读者有机会感受深厚的中医文化背景，能更好地理解中医独特的医学思维。

2. 术语翻译

学界"通常把术语定义成专业领域内指称概念的词或词组"③。这些词或词组折射了特定专业经过长期发展、积淀形成的专业认知。术语翻译研究一直都是《素问》英译研究的热点，主要包括术语分类、术语翻译的影响因素以及术语翻译策略三个部分，彼此之间存在一定的交集。《素问》术语繁多。有学者将其分为基础理论类术语、临床治疗类术语、重要方剂类术语三个类别④，也有学者将《素问》术语更细致地划分为生理学术语、诊断学术语、治疗学术语、针灸学术语、药物学术语以及医学理论术语等类别⑤。此外篇名、颜色词、模糊数词等也被纳入《素问》术语之列。现有研究⑥显示影响《素问》术语翻译的因素包括译者主观性识解、翻译目的、翻译生态环境、翻译辅助资料等。可采取的策略⑦包括音译、音译加注、直译、直译加注、意译、增译、释义、借译等。

① LO V. Book Review on Huang Di Nei Jing Su Wen：An Annotated Translation of Huang Di's In-ner Classic-Basic Questions [J]. Bulletin of the School of Oriental and African Studies，2013，76（1）：159-161.

② 张国利，蒋剑锋，柴可夫.《黄帝内经》文树德英译本评析 [J]. 中医药管理杂志，2018，26（13）：31-33.

③ 郑树谱. 术语翻译及其对策 [J]. 外语学刊，2012（5）：102-105.

④ 李照国. 论中医名词术语英译国际标准化的概念、原则与方法 [J]. 中国翻译，2008，29（4）：63-70，96.

⑤ 张恒源.《黄帝内经》两译本中医名词术语英译国际标准对比研究 [D]. 郑州：河南中医药大学，2017.

⑥ 孙凤兰. 识解理论视角下的《黄帝内经》医学术语翻译 [J]. 外语学刊，2016（3）：107-111.

⑦ 苏建超. 两个《黄帝内经·素问》英译本中病名的对比研究 [D]. 南宁：广西中医药大学，2016.

3. 文化词翻译

"文化负载词是标志某种文化中特有事物的词、词组和习语"①，它在另一种文化中往往没有对应语。《素问》文化词包含中医文化词（中医术语）和中医外文化词两部分。前者折射中医科技的特征，后者折射中国古代物质文化、社会文化以及生态文化的特征。鉴于术语翻译前文已经做过综述，本节梳理中医外文化词翻译研究。该领域研究也是由类别、翻译影响因素以及翻译策略三部分组成。相关研究②显示《素问》文化词包括生态文化词（折射自然环境、动植物、气候变化等方面的词汇）、物质文化词（指示衣食住行、生活用具及生产工具的语汇）以及社会文化词（政治制度、社会习俗、礼仪方式及称谓习惯等词汇）三个类别。影响文化词翻译主要因素包括语言差异、文化差异、目标读者特征、国家文化战略、翻译目的等。例如，张淼③在探究影响《素问》文化词翻译的因素时提出，在翻译《素问》文化词时必须先预设译文读者的群体类别，然后依据目标群体的认知语境特征推测出他们的阅读期待，再基于阅读期待推演出最佳关联假设，最后选择最佳的目标语表达方式构建译文，从而取得良好的翻译效果。学者们探讨的策略包括音译（加注）、直译（加注）、意译、增译、省译、解释性翻译、硬译、变译、不译等。例如，张璇④在比读李译和威译时发现两译本共计采用了七种翻译方法：音译、直译、意译、增译、省译、变译及不译。李译奉行"译古如古，文不加释"的原则，使用最多的是音译及音译加注，译文再现了原文大多数文化词的内涵。威译则以意译为主，没有刻意保留文化词的内涵，同一性差。很多时候，同一文化词即便是在相同的语境中译文也不统一。

4. 句式翻译

《素问》不仅是一部医学著作，也是一部文学著作。它运用了大量的特殊句式，使得整部著作呈现出了浓郁的文学韵味。由于这些特殊句式在译文中的呈现效果很大程度上决定了译文对原著文体风貌的翻译效果，因此学界不少学者都曾开展过《素问》句式翻译研究，范围覆盖《素问》中的对偶句、排比句、

① 廖七一. 当代西方翻译理论探索 [M]. 南京：译林出版社，2000：232.
② 吉哲.《黄帝内经·素问》四字词组英译研究：基于语料库的研究 [D]. 南京：南京中医药大学，2007.
③ 张淼，白合慧子，潘玥宏. 关联论视阈下《黄帝内经》文化负载词的翻译研究 [J]. 西部中医药，2017，30（10）：142-145.
④ 张璇.《黄帝内经》文化负载词英译研究 [D]. 南京：南京中医药大学，2009.

比喻句、顶真句、省略句等。戚兰兰、王银泉①将《素问》对偶句归纳为句内对偶、双句对偶和多句对偶三类，将译者对偶句翻译策略归纳为模拟、重构、以偶译偶、以散译偶、句法调整等。姚欣、王婷婷②将《素问》排比句划分为单句排比、复句排比以及段落排比三类，通过梳理威、文、吴等译本总结了直译、意译、增译、省译、解释性翻译等翻译策略。对于排比句中的重复部分，译者主要采用省略法，对于排比句中省略的逻辑主语，译者主要采用增译，间或采用直译、意译和解释性翻译。研究顶真句翻译的学者将《素问》顶真句归纳为紧顶式、间顶式和混合式三类。通过梳理威、李、吴等译本将译者翻译策略归纳为归化、异化、省译和变译等。例如，王娜③对李译的研究显示李照国在翻译《素问》顶真格时综合运用归化、异化策略。在翻译解释类顶真句，关联类顶真句和次第因果关系类顶真句时，李照国往往采取定语从句、"and"类句式等归化策略。异化是李照国翻译紧顶式顶真句的主要策略，这种策略主要为再现原文紧顶式顶真句句式结构。探究《素问》省略句翻译的学者指出《素问》中的省略包括句子成分（主语、谓语、定语、状语、连词）省略、整句省略以及段落省略三个类别，增译、省译、转译、混译、不译是译者常用的翻译策略。例如，王治梅④研究显示《素问》前 34 章共有 997 处省略。威译和李译主要采用了增译、转译、混译以及不译四种策略。威译四种策略的使用频次依次为 53.52%、8.39%、35.98%、3.11%，李译为 74.21%、20.54%、4.19%、1.06%。

5. 史学研究

该领域研究由《素问》英译史研究和《素问》英译研究综述两部分组成。邱玏⑤于 2011 年在其博士论文《中医古籍英译历史的初步研究》中的第六章第二节"《黄帝内经》英译本"中介绍了《素问》英译本出版状况，但真正以《素问》英译历史为专题的研究到了 2012 年之后才出现。申飞宇的《〈黄帝内

---

① 戚兰兰，王银泉. 翻译美学视角下的《黄帝内经》对偶句英译研究 [J]. 文学教育（上），2018（1）：170-174.

② 姚欣，王婷婷.《黄帝内经·素问》排比句英译法探析 [J]. 时珍国医国药，2013，24（2）：470-472.

③ 王娜. 浅谈《黄帝内经》中顶真修辞格英译的归化与异化 [J]. 浙江中医药大学学报，2015，39（10）：767-770.

④ 王治梅. 阐释学视角下《黄帝内经》省略辞格的英译研究 [D]. 南京：南京中医药大学，2011.

⑤ 邱玏. 中医古籍英译历史的初步研究 [D]. 北京：中国中医科学院，2011.

经·素问〉英译史初探》①是较有代表性的研究。该文将《素问》英译历史划分为"边缘发展阶段（1925—1950）""逐渐发展阶段（1978—1997）"以及"迅速发展阶段（2001—2015）"三个阶段，归纳了每个阶段问世的《素问》译本，同时分析了每个阶段译本的主要特征。谢舒婷的《〈黄帝内经〉英译事业及其研究综述》②以及杨丽雯的《〈黄帝内经〉英译研究在中国（2000—2014）》③是《素问》英译研究综述领域内较具代表性的研究。前者从研究者类型、理论视角、研究方法等维度探究《素问》英译研究，后者则从译本研究、特定字词句篇及修辞的英译研究、英译传播历史研究以及译校感言等维度探究《素问》英译。

（二）研究理论视角

学界《素问》英译研究采用的理论视角包括生态翻译学理论、关联翻译论、翻译目的论、顺应论、文本类型理论、文本功能理论、接受理论、格式塔理论、功能对等理论、框架理论、互文性理论、模因论、等值等效论、解构主义、阐释学、翻译美学等。研究者习惯从相关理论中抽取一个或几个核心概念或原则用于解读《素问》单译本或多译本的翻译策略。中国知网的检索数据显示，生态翻译学理论、关联翻译论、翻译目的论是三个被运用得最多的理论工具。

生态翻译学的创建者胡庚申"借用达尔文生物进化论中'适应/选择'学说的基本原理和思想"④，将翻译定性为"译者适应翻译生态环境的选择活动"⑤。翻译生态环境由两个模块组成，第一个模块是以原文为中心的翻译生态环境，第二个模块是以译者为中心的翻译生态环境。译者既参与构建第一个翻译生态环境，也参与构建第二个翻译生态环境。以原文为中心的翻译生态环境选择译者，译者适应这个生态环境，以译者为中心的翻译生态环境选择译文。最终的译文以及围绕该译文产生的诸多反馈构建新一轮的翻译生态环境，新的翻译生态环境对译者开启又一轮选择。总之生态翻译学主张"确立译者在翻译过程中的'中心地位'和'主导作用'"⑥，强调译者要真正做到译有所为。

① 申飞宇.《黄帝内经·素问》英译史初探［J］.湖南工业大学学报（社会科学版），2015，20（2）：117-120.
② 谢舒婷.《黄帝内经》英译事业及其研究综述［J］.云南中医学院学报，2012，35（5）：67-70.
③ 杨丽雯，王银泉.《黄帝内经》英译研究在中国（2000—2014）［J］.中医药导报，2015，21（12）：105-109.
④ 胡庚申.翻译适应选择论的哲学理据［J］.上海科技翻译，2004（4）：4.
⑤ 胡庚申.从术语看译论：翻译适应选择论概观［J］.上海翻译，2008（2）：1-5.
⑥ 胡庚申.从"译者主体"到"译者中心"［J］.中国翻译，2004（3）：11-16.

从生态翻译学视角探究《素问》英译的研究大多援引生态翻译学理论中的三维（语言维、文化维、交际维）译本选择原则。这三个原则实际上是译者在适应了以原文为中心的翻译生态环境之后，依据翻译生态环境对译文所做的三维选择。根据胡庚申在论文《从术语看译论：翻译适应选择论概观》中的阐述，我们可以看出以原文为中心的第一个翻译生态环境包括译者。译者在对译文的三维选择建立在译者适应以原文为中心的翻译生态环境基础之上。因此我们不仅需要谈论译者的三维选择，还必须谈论译者对以原文为中心的翻译生态环境的适应或以原文为中心的翻译生态环境对译者的选择。在这个层面，邓珍珍①的研究具有代表性，她融合生态翻译学"译者适应"和"译者三维选择"理念探究《素问》李译本和吴译本对原著养生用语的翻译。她首先依据生态翻译学理论中的两个翻译生态环境理论从译者中医理解程度、译者双语能力、译者翻译《素问》的内在需求和外在需求三个维度解析以原文为中心的翻译生态环境如何选择译者。接着她从语言维度、文化维度和交际维度三个层面解析李译、吴译如何依据《素问》翻译生态环境做出选择，最终完成译文。邓珍珍发现在语言维度吴译主要采用意译策略翻译原文养生用语，不太注重原文形式。译文虽然流畅，但不能与原文养生用语很好地对应。李译主要采用直译以及音译加注两种策略，偶尔采用意译。译文虽然比不上吴译流畅，但最大限度地保留了原著养生用语的语言及文化风格。在文化维度，吴译主要采用归化策略翻译原著养生用语蕴含的中医文化。译文具有很强的可读性，但回译性很差，对养生用语文化转换不够完美。李译主要采用异化策略，译文竭力将原著养生用语的文化内涵传播至英语世界。相比较吴译，李译回译性较好，也更为成功地实现了原著养生用语的文化转换。在交际维度，吴译最主要的交际目的是向英语世界传播中医养生知识，不注重呈现原著养生用语的语言形式。李译不仅注重中医养生知识的传播，也注重《素问》中医文体的传播，竭力在译文中呈现中医养生用语的语言、特征。

关联论认为语言交际是一种有目的、有意图的活动，包含"明示"和"推理"两个过程。在交际活动中，说话人通过恰当的语言方式"将隐于明示后面的意图明确起来"②。"认知原则"和"交际原则"是关联论两个主要原则。"认知原则"认为"人类的认知往往力求以最小的心理投入获取最大的认知效果。

---

① 邓珍珍.生态翻译学视角下《黄帝内经》养生用语英译研究［D］.北京：北京中医药大学，2018.

② SPERBER D，WILSON D. Relevance：Communication and Cognition［M］. New Jersey：Blackwell Publishers Inc，1986：50.

要达到这一效果，人们只会关注那些对他们最具关联性的话语内容"①。交际原则认为每一个明示的交际行为都应该设想它本身具有的最佳关联。关联程度取决于话语所具有的语境效果和处理话语时所付出的努力。在《翻译与关联：认知与语境》（*Translation and Relevance：Cognition and Context*）② 一书中，古特（Ernst August Gutt）将翻译视为一种对话语进行推理和阐释的交际行为。译者在这个过程中要尽量做到两点：一是使译文具备最佳的语境效果，二是在译文与读者之间创设最佳关联。关联论的这些论述为研究者《素问》英译研究提供了很多启示。

学界从关联论视角研究《素问》英译的学者大多借鉴古特而非斯波伯和威尔森的理论（虽然他们会提及斯波伯和威尔森关联论的核心概念）。朱英英的研究较具代表性，该研究展现了学界从关联论视角探究《素问》英译研究的基本路径。朱英英③立足关联翻译理论中的"最佳语境""最大关联与最佳关联""译文是与原文释义相似的文本"三个理念比读李译和吴译对原著比喻句的翻译策略。她发现李译和吴译都强调译文与原文释义的相似性。就最佳语境而言，李译立足原文与原文读者的认知语境进行翻译，吴译立足译文与译文读者的认知语境进行翻译。就最大关联与最佳关联而言，李译以译文与原文之间的最大关联为目标，吴译以译文读者和译文之间的最佳关联为目标。在比读完两个译本比喻句翻译策略及效果之后，朱英英指出后续译者在翻译《素问》比喻句时，应当首先明晰原语文化所处的认知语境，然后在目标语文化中寻找与之最相似的认知语境，最后以译文读者为中心，联系目标语文化认知语境和原语语境，协助译文读者获取最佳的认知效果。

翻译目的论把翻译看作一种由人执行的，有目的的、部分通过语言媒介实现的、人际间的跨文化交际行为。翻译目的论不再将原文视为不可做任何修改的圣物，只是将其看作向译者提供信息的众多信息源之一。诺德④（Christiane Nord）指出在翻译目的论视域下，译者不是原文或原文作者的奴仆，而是翻译活动的专家，负责翻译的整个过程和最后的译作。译者在翻译中需要遵守目的

① SPERBER D，WILSON D. Relevance：Communication and Cognition ［M］. New Jersey：Blackwell Publishers Inc，1986：30.

② GUTT E A. Translation and Relevance：Cognition and Context ［M］. Shanghai：Shanghai Foreign Language Education Press，2010.

③ 朱英英. 关联翻译理论下《黄帝内经》中比喻修辞格的英译 ［D］. 西安：西安理工大学，2016.

④ NORD C. Translating as a Purposeful Activity：Functionalist Approaches Explained ［M］. Shanghai：Shanghai Foreign Language Education Press，2001.

法则、连贯法则、忠实法则以及功能加忠诚原则。诺德认为以上四则当中，目的法则居首，其余三个附属于目的法则，只有在目的法则已经遵守的情况下才被遵守。如果遵守目的法则和遵守其他三个法则或原则存在冲突，译者必须首先选择遵守目的法则。

从翻译目的论视角研究《素问》英译的学者主要借鉴目的法则探究《素问》英译。他们先挖掘出不同译本的目标读者，随后剖析目标读者的阅读期待，将之确立为译者的翻译目的，然后再依据翻译目的解读译者的翻译策略。以伍伊娜①的研究为例，她从翻译目的论视角比读《素问》吴译和倪译对中医术语、句式以及语篇的翻译策略。伍伊娜首先比读了两个译本目标读者的类型以及目标读者的阅读期待，发现吴译的目标读者是西方世界汉学家以及研究中医的学者。这类读者期望从译文中尽可能多地获取关于中医以及中医典籍的知识。倪译的目标读者是西方世界的中医从业人员以及希望通过学习中医以谋求一份工作的求职者。这类读者期待尽可能多地获取中医临床实用技术。不同的阅读期待催生了吴、倪二译本不同的翻译目的，进而催生出不同的翻译策略。在术语层面，吴译倾向使用汉语拼音，倪译则倾向采用西医术语，实在找不到可套用的西医术语时才使用拼音。在句法层面，吴译多采用"and"句式以保留原著句式，倪译重新整合原文，使用符合目标读者阅读期待的医学英语句式。在篇章层面，吴译力争保留原著篇章特征，原著内容重复的地方译文也会重复，同时采用括号加注的方式对目标读者不易理解的内容进行阐释；倪译重组原文，舍弃原著中在他看来是重复累赘的内容以构建流畅的译文。伍伊娜认为两位译者根据各自目标读者的特征及阅读期待确立各自的翻译目的，采取了有针对性翻译策略，有效完成了各自的翻译使命。

（三）研究不足

国内外《素问》英译研究在译本评介、术语翻译、文化词翻译、句式翻译以及史学研究等领域均取得了不俗的成绩。研究路径由最初的翻译内部研究逐渐拓展到内部研究与外部研究相结合，翻译的语言学层面研究与文化学层面研究相结合，翻译学与其他学科相结合等。但在取得成绩的同时，该领域研究在所涉译本、研究主题和研究视角三个层面也存在一些有待提升的地方。

1. 所涉译本

笔者掌握的资料显示（见表3）从1988年国内首篇研究《素问》英译的论文诞生到2022年，学界尚未出现研究《素问》英译的专著，只有420余篇相关

---

① 伍伊娜. 从目的论比较两个版本的《黄帝内经》英译 [D]. 上海：复旦大学，2012.

论文。这些论文基本围绕着威译、李译、文译、吴译以及倪译。对于杨译，学界尚未开展系统的研究。

表3 《素问》英译研究所涉译本（1988—2023）

《素问》英译研究所涉译本							
国外研究				国内研究			
译者类别	译本名	论文数	专著数	译者类别	译本名	论文数	专著数
西方译者	威译	10	0	西方译者	威译	134	0
	文译	9	0		文译	109	0
国内译者	李译	0	0	国内译者	李译	72	0
	杨译	0	0		杨译	0	0
华裔译者	吴译	0	0	华裔译者	倪译	47	0
	倪译	0	0		吴译	56	0

注：由于译本对比类研究涉及两个以上的译本，所以6个译本论文数量之和大于420。

另外在译本对比研究中，以双译本对比研究为主，三个译本以上的多译本对比研究有待进一步丰富，鲜见涵盖六个译本的比读研究。在双译本比读研究中，以威译和李译对比研究为主，研究类型较为单一。此外学界没有对《素问》译者进行类型划分，没有以西方译者、国内译者、华裔译者为轴开展同类型译者对比研究，以及不同类型译者的对比研究。

2. 研究主题

尽管国内外《素问》英译研究涵盖了译本介评、术语翻译、文化词翻译、句式翻译、史学研究等主题，但发展不均衡。就译本介评而论，目前被学界真正介评的只有威译和文译，其他译本尚未出现真正意义上的介评研究。"翻译文本能够进入异域阅读层面，赢得异域行家的承认和异域读者的反响才有译介效果。"① 获得这种反响离不开学界尤其是目标语学界对相关译本的介评。殷丽② 的研究显示李、杨两位国内学者的《素问》译本在西方世界传播效果远不及威、文两位西方学者的译本。一个重要原因就是两位国内学者的译本在西方学界缺少介评。就研究层面而论，除了史学研究，其他《素问》英译研究基本聚焦于

---

① 吕敏宏. 中国现当代小说在英语世界传播的背景、现状及译介模式 ［J］. 小说评论，2011（5）：11.

② 殷丽. 中医药典籍国内英译本海外接受状况调查及启示：以大中华文库《黄帝内经》英译本为例 ［J］. 外国语（上海外国语大学学报），2017，40（5）：33-43.

翻译的微观层面，宏观层面的研究亟待进一步发展。微观研究诚然是《素问》英译研究不可或缺的部分，但《素问》英译研究如欲获得进一步的发展，就必须开展将这些微观研究统领、整合在一起的宏观研究，但学界目前尚未出现此类宏观研究。

3. 研究视角

1988—2022 年间，学界从特定理论视角研究《素问》英译的文章有 110 余篇。这些研究要么借鉴语言学理论，要么借鉴文化学理论，种类多达十几种，见下表：

表 4 　《素问》英译研究视角

《素问》英译研究视角					
视角序号	语言学视角	论文数	视角序号	文化学视角	论文数
1	关联/顺应论	16	10	生态翻译学理论	21
2	文本类型	5	11	翻译目的论	18
3	文本功能	3	12	翻译美学	4
4	概念整合	4	13	接受理论	11
5	模因论	5	14	解构主义	1
6	互文性理论	2	15	阐释学	7
7	功能对等	5			
8	格式塔理论	5			
9	话语理论	6			
论文总数		51			62

从表 4 可以看出虽然借鉴文化学理论研究《素问》英译的论文在数量上与借鉴语言学理论研究《素问》英译的论文相差不大，但是被借鉴的语言学理论的类别要比文化学理论多。我们亟待将新的文化学理论应用于《素问》英译研究。翻译在很大程度上是一种伦理行为，与伦理之间有着与生俱来的关联，然而学界鲜有从伦理学视域探究《素问》英译的研究。

另外尽管《素问》英译研究借鉴的理论多达十几种，但绝大多数借鉴的都是前人创建好的次级理论，而非先借鉴初始理论创建次级理论，然后再运用自己创建的次级理论解读《素问》英译，故创新性有待进一步提升。我们以生态翻译学视角下的翻译研究为例解释何谓初始理论，何谓次级理论。在这个视角下的研究中，生态学和翻译学是两个初始理论视域，生态翻译学是在这两个初始理论视域基础上建构的次一级理论视域。生态翻译学这个次一级理论视域的建构至少包含以下五个步骤：（1）论证生态学和翻译学之间存在何种关联；（2）明确生态学中可应用于翻译研究的具体理论或理念；（3）基于这些生态学理论或理念构建生态翻译学的理论或理念；（4）确立生态翻译学基本框架；（5）为生态翻译学理论框架提供案例支撑。从表4中可以看出，学界大部分从特定理论视角探究《素问》英译的研究所做的都不是建构次一级翻译理论这种原创性较大的研究，而是从已经完成建构的次级翻译理论中汲取部分理论或理念解读《素问》英译本的翻译策略。研究者甚至没有针对《素问》翻译研究的特征调整所借鉴的理论，而是简单沿袭相关次级理论规划好的实证研究路线开展《素问》英译研究。故相关研究虽然在一定程度上丰富了《素问》英译研究的手段，但是原创性亟待提升。

有鉴于此，本研究将立足国内外《素问》英译研究成果，针对该领域研究在所涉译本、研究主题以及研究理论视角等方面的不足，从伦理学视域开展《素问》英译研究。本研究力求在以下三个层面有所创新。首先，本研究将对杨译《素问》开展系统研究，以弥补现有《素问》英译研究所涉译本不够全面的缺憾。其次，本研究从折射中医本质属性的生命体构成观、病因病理观、诊治方略观、中医文体等方面整合现有研究的主题，以期尽可能全面地展示《素问》英译的核心属性。研究不仅涵盖微观层面研究，更涵盖宏观层面，可在一定程度上弥补现有的《素问》英译研究偏重微观主题，宏观主题研究不足的缺憾。最后，本研究从伦理学视域开展《素问》英译研究，但不简单沿袭前人研究设定好的研究框架，而是从伦理学、翻译学以及《素问》翻译研究中汲取营养建构次级理论，以弥补《素问》英译研究领域次级理论研究不足的缺憾。在开展这个次级理论研究之前，我们需要先梳理现有的伦理学视域下翻译研究。

三、伦理学视域下翻译研究

探究翻译中的伦理元素古来有之。中国东晋时期名僧道安对"五失本，三不易"① 的论述已经折射出了相当数量的伦理元素。19 世纪德国哲学家和神学

---

① 马祖毅．中国翻译史：上卷［M］．武汉：湖北教育出版社，1999：115.

家施莱尔马赫（Friedrich Schleiermacher）在《论翻译的不同方法》（*On the Different Method of Translating*）一文中对两种不同翻译方法的探讨显示翻译中的伦理问题已经引发了西方学界的关切。只不过上述探讨都是零散式的，没有系统地从伦理视域透视翻译。中西方真正意义上的伦理视域下翻译研究肇始于 20 世纪 80 年代。

（一）西方伦理学视域下翻译研究

法国学者贝尔曼是西方学界从伦理视域研究翻译的先驱。1984 年，贝尔曼在巴黎举行的国际翻译研讨会上强调学界在研究翻译理论，开展翻译实践时必须明确翻译的伦理目的。贝尔曼①认为西方长期以来占主导地位的翻译理论和翻译实践的本质是基于"我族中心主义"实施的语言转换研究及行为。在《翻译评论：约翰·邓恩》（*Toward a Translation Criticism*：*John Donne*）中，贝尔曼②推进了他的翻译伦理研究。贝尔曼强调接受一项翻译任务的译者在伦理层面必须履行使命，追求某种目标。在贝尔曼③看来"以异为异"是译者在翻译过程中追求的伦理目标。这个目标要求译者尊重原作凸显的语言和文化差异，通过向目标语引介原作的语言、文化特征来丰富目标语自身。

贝尔曼提出的从伦理视域研究翻译的倡议在西方学界引起了强烈反响。在他之后，韦努蒂、皮姆以及切斯特曼等都先后从伦理学视域研究翻译。

韦努蒂从伦理视域解析翻译中的"归化""异化"现象。韦努蒂在《翻译再思话语·主观性·意识形态》（*Rethinking Translation*：*Discourse*，*Subjectivity*，*Ideology*）④ 及《译者的隐身：一部翻译史》（*The Translator's Invisibility*：*A History of Translation*）⑤ 两部著作中提出对翻译中的"归化"和"异化"的探讨不应该局限于翻译技巧层面，还应该从翻译涉及的两种文化语境、两种价值体系等维度进行探讨。在《翻译的丑闻：存异伦理之思》（*The Scandals of Translation*：

---

① BERMAN A. The Experience of the Foreign：Culture and Translation in Romantic Germany ［M］. New York：State University of New York Press，1992.

② BERMAN A. Toward a Translation Criticism：John Donne ［M］. Paris：Gallimard，1995：93.

③ BERMAN A. Translation and the Trials of the Foreign ［M］// VENUTI L. The Translation Studies Reader. London & New York：Routledge，2000.

④ VENUTI L. Rethinking Translation：Discourse，Subjectivity，Ideology ［M］. London：Routledge，1992.

⑤ VENUTI L. The Translator's Invisibility：A History of Translation ［M］. London：Routledge，1995.

Towards an Ethics of Difference）①一书中，韦努蒂强调翻译涉及原语和目标语两种不同的语言和文化，二者的关系时常不平等，时常存在着某种权力关系。这种权力关系在翻译中引发了诸多严峻的伦理问题。这样韦努蒂就将"归化""异化"之间的对立"由《译者的隐身：一部翻译史》规定的谋略和政治层面上升到伦理道德层面"②。

皮姆聚焦于译者伦理研究。《翻译与转换：论跨文化交流原则》（*Translation and Transfer：An Essay on the Principles of Intercultural Communication*）和《论译者伦理：文化之间的调停原则》（*On Translator Ethics：Principles for Mediation between Cultures*）是他的两部代表作。在第一部著作中，皮姆③从"伦理是以翻译职业的译者的必备考量""译者常常被外界质疑""译者最需要的是不偏不倚地对待翻译相关方""独立于翻译相关方之外是职业翻译的必备条件""没有语言中立的伦理""翻译即提升"等维度论述翻译的伦理属性和译者伦理。皮姆在书中指出从原文作者以及原语文化角度而言，译者应该在翻译中追求译文与原文的对等。从译文读者和译入语文化角度而言，译者应该使其译文符合他们的期待。从译者角度而言，翻译应该提升原文。译者在翻译中应该保持中立，然而作为行为主体的译者不可避免会持有特定的伦理倾向。这种伦理倾向会使他们主动评价所翻译的文本。在第二部著作中，皮姆④指出译者对翻译活动的认知存在差异，这种差异会导致他们的翻译伦理存在差异。因此学界不应将翻译定性为对伟大作品的语言转换，应将其定性为一种交际行为，一项译者为客户提供的针对特定译文接受者的专业服务。从事这项服务的译者不属于翻译所涉及的诸种文化当中的任何一种文化，而是处于这些文化的交汇区域。译者必须不偏不倚地对待翻译涉及的相关文化，最大限度地促进它们之间的交流合作。

切斯特曼⑤伦理视域下翻译研究成果主要体现为翻译伦理模式理论。他将西方伦理视域下翻译研究的诸多理念梳理归纳为四种模式：再现伦理（Ethics of representation）、服务伦理（Ethics of service）、交际伦理（Ethics of communica-

① VENUTI L. The Scandals of Translation：Towards an Ethics of Difference ［M］. London：Routledge，1998.

② 刘亚猛. 韦努蒂的"翻译伦理"及其自我解构［J］. 中国翻译，2005（5）：40-45.

③ PYM A. Translation and Text Transfer：An Essay on the Principles of Intercultural Communication ［M］. Frankfurt am Main：Peter Lang，1992.

④ PYM A. On Translator Ethics：Principles for Mediation between Cultures ［M］. Amsterdam & Philadelphia：John Benjamins Publishing Company，2012：165.

⑤ CHESTERMAN A. Proposal for a Hieronymic Oath ［J］. Translator，2014，7（2）：139-153.

tion）以及规范伦理（Norm-based Ethics）。再现伦理的核心要义是译者必须竭力忠实于原文或原文作者。译者或者译文必须不折不扣地呈现原文或原文作者的意图，不可对原文作任何形式的增添、省略或更改。服务伦理将翻译视为一种译者向客户提供的商业服务。只要译者能遵照客户提出的翻译要求，实现客户希冀的，或者客户与译者协商制定的翻译目标，那么译者的行为便是合乎伦理的行为。"交际伦理将他者视为他者"①。该伦理要求译者与他者文化进行真正的交流，要求译者不偏不倚地对待翻译涉及的每一种文化，最大限度地推动相关文化之间的交流。规范伦理要求译者按照目标读者对译文的阅读期待进行翻译，按照译入语"规范"② 实施翻译操作。如果翻译情境令译者不得不逾越译入语中与翻译相关的规范，他必须以适当的形式告知目标读者或客户，否则其翻译会被视为不符合伦理。

　　四种模式基于不同的伦理理念阐释翻译，"彼此之间互不兼容，矛盾冲突时有发生"③，为了调和四种模式之间的冲突，切斯特曼以《圣哲罗姆誓约》（A Hieronymic Oath）的形式提出了承诺伦理（Ethics of communication），誓约内容如下④：

　　（一）本约所立，吾愿竭心尽力，誓死捍卫。

　　（二）事译事以诚，重译史之实，译事心得，愿尽与同仁分享，或有译事新人，愿倾情授之。不义之财不可求，凡事竭尽所能，力求卓越。

　　（三）愿倾毕生所学，逾语言藩篱，以求交流之通畅，误解之不存。

　　（四）凡我所译，务求委本求信，不背原文。

　　（五）译文视任务而异，务求易懂，以飨读者。

　　（六）译事以顾客为本，严守行业机密，不滥用顾客资料谋利，所接译项，务须守时高效，遵客户意旨完成。

　　（七）译力有高下，有不足而坦言之，不事无力之托。

　　（八）译事有难易，难而不克，告之宜先，译事有争议，当请他人仲裁，欣然受之。

---

① CHESTERMAN A. Proposal for a Hieronymic Oath［J］. Translator, 2014, 7（2）：141.

② TOURY G. Descriptive Translation Studies and beyond［M］. Shanghai：Shanghai Foreign Language Education Press, 2004：55.

③ 梅阳春. 翻译的承诺伦理之透视［J］. 江苏科技大学学报（社会科学版），2010, 10（2）：74.

④ "圣哲罗姆誓约"的中文采用的是祝朝伟教授在其论文《译者职责的翻译伦理解读》中对该誓约的中文翻译，见祝朝伟. 译者职责的翻译伦理解读［J］. 外国语文，2010, 26（6）：80.

（九）译力下而力善之，恐辞令之不达，译笔之不利，知识见闻之不及。

（祝朝伟译）

尽管西方伦理视域下翻译研究在翻译的伦理属性、译者伦理以及翻译伦理模式等领域取得了许多成果，但纵观代表性学者的论述，我们发现西方学界没有对何谓"翻译伦理"做出过明确的、定义性的表述。虽然古安维奇（J. M. Gouanvic）2001 年在文章《道德观、伦理与翻译：一条通向命运共同体的道路》（*Ethos*，*Ethics and Translation*：*Toward a Community of Destinies*）的开头就指出"定义翻译伦理学及其表达的条件是翻译社会学的基本目标之一"①，遗憾的是他也没有完成这一重要使命。好在这一遗憾在国内学者的研究中得到了弥补。

（二）国内伦理学视域下翻译研究

国内最先发起伦理学视域下翻译研究倡议的是翻译理论家吕俊。吕俊②在其著作《跨越文化障碍：巴比塔的重建》中就国内伦理视域研究翻译的必要性做了三方面表述。首先，翻译是一项人际活动，它必定受到伦理（包括道德、义务、规范、准则）的制约和调控。其次，翻译是一种语言交际行为。语言是交际意图的载体，承载着以该语言为母语的人们的伦理关系。这些沉淀在语言中的伦理关系在翻译中必须得到足够的重视。最后，翻译还是一项文化间的交际活动，如何应对文化差异造成的交流障碍？如何应对文化地位的差异？这些都需要伦理来指导。

吕俊之后的国内学者如王大智、刘卫东等对"翻译伦理"概念进行了阐释。王大智建议从翻译主体和翻译行为、翻译的规范与翻译行为事实的规范两个维度整合"翻译"和"伦理"两个概念，以确定"翻译伦理"的概念以及"翻译伦理"的研究范围。他强调"翻译伦理就是翻译行为事实该如何规律以及翻译行为该如何规范，它既面向翻译行为也面向翻译行为的主体。翻译伦理研究不仅包括翻译的规范性研究，而且还包括对翻译规律或者翻译现象的描述性研究"③。不难看出这个定义覆盖了翻译事实、翻译行为以及翻译主体，但是没有覆盖，至少没有明确阐明翻译所涉及的内容，即语言和文化。只要谈论翻译，语言和文化是无法绕过的话题，因此"翻译伦理"概念必须考量语言和文化两个

①　GOUANVIC J M. Ethos, Ethics and Translation：Toward a Community of Destinies ［J］. The Translator，2001，7（2）：203.

②　吕俊. 跨越文化障碍：巴比塔的重建 ［M］. 南京：东南大学出版社，2001：270.

③　王大智."翻译伦理"概念试析 ［J］. 外语与外语教学，2009（12）：63.

元素。这一点在刘卫东拟定的"翻译伦理"概念中得到了体现。

刘卫东①指出翻译伦理呈现的是翻译中的伦理议题，是翻译和伦理的融合。翻译既可以指翻译涵盖的领域，也可以指翻译过程，还可以指翻译结果。翻译伦理涉及的主要是翻译过程，而不是翻译结果（译文）或翻译研究。因此翻译伦理主要应对翻译过程中引发的伦理议题。翻译过程的参与者包括原文作者、译文读者、翻译活动的发起人、其他相关主体以及作为翻译活动中枢的译者。由是观之，翻译伦理就是调控翻译过程中以译者为中心的翻译活动参与者之间的人际关系的行为准则。由于翻译涉及不同的文化，是一种跨文化社交行为，因此翻译伦理不仅需要调控相关翻译主体之间的人际关系，还需要调控原语文化和译入语文化之间的文化关系。在融入文化间关系元素之后，翻译伦理就是在翻译过程中调控以译者为中心的各翻译主体之间的人际关系，调控原语文化和译入语文化之间关系的行为准则。除此之外，翻译还是一种语言转换行为。语言映照着文化，故语言和文化也必须融入翻译伦理的概念之中。综合以上要素，刘卫东最终将翻译伦理的概念厘定为"调控以译者为核心的翻译过程中涌现的人际关系、文化关系以及语言关系的道德准则或标准"。

除了明确了翻译伦理的定义，中国学者还尝试建构翻译伦理学学科理论框架。吕俊教授 2001 年就在其著作《跨越文化障碍：巴比塔的重建》中发起了建构翻译伦理学的倡议②。2006 年，吕俊、侯向群二位教授在《翻译学：一个建构主义视角》第五章"翻译伦理学"中陈述了建构翻译伦理学的总体设想。二位教授指出"翻译伦理学的宗旨是建立跨文化交往活动的行为准则。它是一种以承认文化差异性并尊重异文化为基础，以平等对话为交往原则，以建立良性的文化间互动关系为目的的构想"③。他们建议以哈贝马斯的交往伦理学为指引，建构以底线翻译伦理为标准的翻译伦理学。可惜二位教授只是提出了倡议，没有提出具体的理论框架。

王克明④指出翻译伦理学的首要任务是研究关于翻译实践和翻译研究的优良道德的制定方法，其次是研究这些优良道德的具体构成元素，最后是研究翻译实践者和翻译研究者实现翻译优良道德的具体途径。然而王克明没有提出制定翻译实践和翻译研究过程中的优良道德的具体方法，没有论述通过哪些途径可

---

① 刘卫东. 翻译伦理重构之路 [D]. 上海：上海外国语大学，2011：33-34.

② 吕俊. 跨越文化障碍：巴比塔的重建 [M]. 南京：东南大学出版社，2001：270-280.

③ 吕俊，侯向群. 翻译学：一个建构主义的视角 [M]. 上海：上海外语教育出版社，2006：271.

④ 王克明. 翻译与伦理学 [J]. 外语与外语教学，2009（5）：45-48.

以实现翻译优良道德，也没勾勒翻译伦理学的具体研究领域。

　　翻译牵涉原文作者、译者、译文读者、委托人、评论者等多个行为主体。这些主体都应该是翻译伦理学的研究对象。杨洁、曾利沙①尝试以翻译行为主体为轴划定翻译伦理学的研究范围。他们在《论翻译伦理学研究范畴的拓展》一文中将翻译伦理学的研究范畴划分为翻译管理伦理、翻译操作伦理、翻译批评伦理以及翻译伦理的理论研究四个模块。翻译管理伦理包括赞助人伦理、行业管理伦理、出版机构伦理。翻译操作伦理包括内向型伦理和外向型伦理。其中外向型伦理以译者为中心，包括译者—作者伦理、译者—读者伦理、译者—文化伦理、译者—赞助人伦理、译者—管理机构伦理以及译者—出版机构伦理。翻译批评伦理涵盖理论批评型伦理和实践批评型伦理两个领域。翻译伦理的理论研究主要由翻译元伦理研究，翻译伦理方法论研究以及译学学风伦理研究组成。

　　彭萍在综合了上述学者的研究之后指出"翻译伦理学就是关于翻译活动、翻译理论研究、翻译批评、翻译教学等方面的道德或伦理规范研究，即从伦理的视角来审视翻译的方方面面"②。它"将翻译学的视线拓展到伦理道德领域，从伦理角度对翻译进行关注和研究"③。彭萍还将翻译伦理学研究对象明晰为伦理与翻译理论、伦理与翻译活动、伦理与翻译批评以及伦理与翻译教学四个模块，并系统论述了伦理与翻译理论研究、翻译操作、翻译批评以及翻译教学之间的关联。

　　（三）研究不足

　　尽管国内外学者在翻译的伦理属性、翻译伦理的概念、译者伦理、翻译伦理模式以及翻译伦理学理论框架建构等领域取得了巨大成就，但学界在伦理视域下的翻译研究仍然存在以下不足。

　　1. 理论视角较为单一

　　现有研究基本是从规范伦理学视角研究翻译，描述伦理学视角下的翻译研究亟待开展。规范伦理学"主要研究伦理规范的来源、内容和根据，并且旨在影响人们的生活和行为"④。它侧重于伦理规范的论证、制定和实施，依据伦理

　　① 杨洁，曾利沙. 论翻译伦理学研究范畴的拓展 ［J］. 外国语（上海外国语大学学报），2010，33（5）：73-79.

　　② 彭萍. 翻译伦理学 ［M］. 北京：中央编译出版社，2013：90.

　　③ 彭萍. 伦理视角下的中国传统翻译活动研究 ［M］. 北京：外语教学与研究出版社，2008：281.

　　④ 何怀宏. 伦理学是什么 ［M］. 北京：北京大学出版社，2015：48.

规范评判人们的行为是善还是恶，是正确还是错误，从而规约人们的行为。伦理学不仅包括规范伦理学，也包括描述伦理学。描述伦理学"旨在如实地呈现人们现实的或历史的、内在的或外在的，或者说综合的道德状况是什么样子"①。规范伦理学注重对伦理的价值——规范研究，描述伦理学注重对伦理的经验实证研究。伦理的经验实证研究是伦理的价值——规范研究的先决条件和基础。只有获取大量的描述伦理及伦理规律的元素，规范伦理学方可获取足够的用于伦理抽象和逻辑分析的素材。如果我们要从伦理层面对《素问》英译做出规约，那么我们必须从伦理视域对《素问》英译进行足够的描述性分析，如此方可提炼出合理有据的规约。

2. 伦理的多重属性在翻译中的折射度不足

国内著名的伦理学研究专家，南京大学教授郭广银②指出伦理从属于其所立足的社会经济基础，具有民族性、阶级性以及历史性。伦理的这些属性都会影响译者的翻译活动。学界目前从伦理视域阐释翻译的研究主要围绕伦理的民族性（基本是狭义层面的伦理的民族性），对伦理的其他属性在翻译中的体现关注度不足，导致伦理学视域下的翻译研究不够充分、全面。

3. 缺乏译者伦理倾向构成元素的思考

以皮姆为代表的学者聚焦于译者伦理研究。他们从规范伦理学视角开展定性研究，强调译者应当做什么，不应当做什么。他们忽略了一个事实，即我们需要从伦理层面描述译者正在做什么，以什么样的方式在做，如此才有可能从中提炼、抽象出一些合理的、规律性的规范理念，用于指导翻译实践活动。也就是说我们需要从伦理学视域对译者行为做足量的描述，探究哪些元素参与构建指引译者实施翻译活动的伦理倾向，如此方可对译者伦理倾向作规范性界定，以指导翻译实践。但迄今为止尚未有学者系统开启译者伦理倾向构成元素研究。

4. 实证研究发展不完善

目前大部分伦理学视域下的翻译研究致力于伦理与翻译关系的阐释，以期融合伦理学和翻译学理论，创建翻译伦理学理论框架。理论的最终建构与完善离不开足量的实证研究。目前相关实证研究不足，一个重要的原因是大多数实证研究不是先融合伦理学和翻译学相关理论建构理论框架，然后再运用该理论框架阐释相关翻译实践，而是直接沿用甚至套用前人创建的翻译伦理研究理论框架来解读某个翻译实践。也就是说学界大部分实证研究都属于次级理论框架

---

① 何怀宏. 伦理学是什么 [M]. 北京：北京大学出版社，2015：48.

② 郭广银. 伦理学原理 [M]. 南京：南京大学出版社，2007：92-134.

下的三级研究，而非建构次级理论的研究。这样的实证研究最多只能为单个翻译伦理理论提供实证支持，很难在宏观层面为伦理视域下的翻译研究提供案例支持。

四、本章小结

本章对中医典籍英译研究、《素问》英译研究以及伦理视域下的翻译研究进行了梳理与反思。研究发现中医典籍英译研究围绕着被翻译成英文的中医典籍开展，其他中医典籍英译研究在广度上和深度上均不及《素问》英译研究，且沿袭了《素问》英译研究的路径。《素问》英译研究体现了国内外中医典籍英译研究的基本脉络，在译本介评、术语翻译、文化词翻译、句式翻译以及史学研究等领域都取得了不俗的成绩。学界现有研究偏重《素问》英译研究的微观层面，对宏观层面研究的关注不足，尚未系统开展《素问》杨译本研究以及《素问》译者对比研究。不仅如此，既往研究忽略了《素问》英译的伦理属性。学界亟待开启伦理视域下的《素问》英译研究。就伦理视域下翻译研究而论，目前学界偏重从规范伦理学视角展开研究，忽视了描述伦理学视角下的翻译研究，所以未能在翻译研究中充分折射伦理的多重属性。现有研究缺乏对译者伦理倾向构成元素的思考，缺乏在次级理论层面为伦理学和翻译学的耦合提供支持的实证研究。有鉴于此，本研究接下来拟耦合伦理学、翻译学相关理论，建构伦理学视域下《素问》英译译者伦理倾向研究框架，并基于该理论框架开展《素问》英译译者伦理倾向研究。本研究能拓宽《素问》及中医典籍英译研究领域，丰富研究范式，弥补《素问》英译宏观层面研究的不足，能丰富《素问》英译研究的成果，能在宏观层面为《素问》英译研究、中医典籍英译研究提供一个新的理论视角，能为中医典籍英译活动提供策略、技巧方面的借鉴，为中医典籍英译以及中国典籍翻译的理论建设提供助益，同时也能为伦理学和翻译学的耦合研究提供实证研究支持，为翻译伦理学学科建设提供案例支持。

第三章

研究框架建构

本章耦合伦理学、翻译学相关理论，同时基于《素问》英译的特征建构伦理学视域下《素问》英译译者伦理倾向研究理论框架。本章首先梳理中西方对伦理及伦理学所作的阐释，提炼出本研究立足的伦理概念，随后探究伦理学与《素问》英译研究之间的关联，最后建构出《素问》英译译者伦理倾向研究理论框架，为后面章节的研究奠定理论基础。

一、伦理与伦理学之中西阐释

"ethics" 的汉语译词——"伦理学" 并非源于中国，而是源于日本。根据龚颖的考证①，井上哲次郎是日本最先将 "伦理学" 译词翻译为 "ethics"，并使该译词广泛流传开来的学者。根据杨玉荣的考证②，康有为是中国最先使用 "伦理学" 这个译词的学者。他在编撰《日本书目志》时，选取了五部标题中含有 "伦理学" 译词的理学著作。严复是让中国学界接受 "伦理学" 这个译词的最为关键的人物。他在翻译赫胥黎的《天演论》（*Evolution and Ethics*）时，频繁使用 "伦理学" 翻译原著中的 "ethics" 一词。由于《天演论》在当时的中国流传很广，影响巨大，"ethics" 的译词——"伦理学" 也随之流传开来。严复之后的国人在翻译英文著作时，基本使用 "伦理学" 翻译 "ethics"。

虽然 "ethics" 在中文中的对应词是 "伦理学"，但是必须指出中西方对伦理和伦理学的阐释并不是完全相同的。

（一）伦理与伦理学之国内阐释

由于古代中国没有专门的伦理学，此处主要梳理伦理阐释的衍变。在汉语

---

① 龚颖 . 伦理学在日本近代的历史命运（1868—1945）［J］. 道德与文明，2008（1）：16–19.

② 杨玉荣 . 中国近代伦理学核心术语的生成研究：以梁启超、王国维、刘师培和蔡元培为中心［D］. 武汉：武汉大学，2011.

中，"伦理"一词由"伦"和"理"两个单字组成，两个字一开始是分开来使用的。在古汉语中，"伦"之用法有三。第一种用法同乐理相关，如《诗经·小雅》中有"维号斯言，有伦有脊"①。这里的"伦"就是表示音乐中各个音阶、音韵之间的次序、乐理。《尚书·虞书·舜典》中也有"八音克谐，无相夺伦，神人以和"② 的表述，这里的"伦"指的也是乐音之间的次序、乐理。"伦"的第二种用法是指人际关系。在《尚书·洪范》中，周武王在向箕子请教时说"惟天阴骘下民，相协厥居，我不知其彝伦攸叙"③。在此处，"彝"的意思是"常"，"伦"的意思是"道"，"彝伦"指的是人与他人交往时遵守的常理或常道。《论语》中也有言"君臣之义，如之何其废之？欲洁其身，而乱大伦"④，这里的"伦"描述的就是人际交往之常理，只是这里的人际范围限于君臣之间。《孟子》中亦有言"内则父子，外则君臣，人之大伦也"⑤，这里的"伦"说的也是人际交往中的常规、道理。"伦"的第三种用法意指"同辈""同类"。《礼记·曲礼下》曰"儗人必其伦"⑥，说的是如果想要同某个人结交，应该先考察一下他周围的人是什么品性。这里的"伦"指的就是"同类""同辈"。东汉的许慎在其编纂的《说文解字·人部》中融合了"伦"的上述用法。他说："伦，辈也。从人，仑声。一曰：道也。"⑦ 这里的"伦"既含有同辈之意，又含有人与人、音韵与音韵、事物与事物之间的共存、相处之常理。

"理"在古汉语中有两种用法，一种是作为动词使用，一种是作为名词使用。作为动词使用，"理"的意思是加工玉器。《韩非子·和氏》曰"王乃使玉人理其璞而得宝焉"⑧。"理"在这里的意思就是按照玉石的纹路加工玉器。随着时间的推移，作为动词使用的"理"在"加工玉器"之意的基础上又衍生出了"治理""区分"等意。《荀子·王制》中有言"理道之远近而致贡"⑨，意思是区分道路的远近，确定向王室交纳贡品途径。这里的"理"就有"区分"

① 周家㳈. 诗经全解 ［M］. 北京：中国言实出版社，2020：356.
② 周易·尚书·诗经 ［M］. 廖明春，朱新华，杨之水，点校. 沈阳：辽宁教育出版社，1997：4.
③ 孙星衍. 尚书今古文注疏 ［M］. 北京：中华书局，1986：294.
④ 论语·孟子·孝经·尔雅 ［M］. 黄永年，点校. 沈阳：辽宁教育出版社，1997：24.
⑤ 论语·孟子·孝经·尔雅 ［M］. 黄永年，点校. 沈阳：辽宁教育出版社，1997：78.
⑥ 十三经注疏 ［M］. 阮元，校刻. 北京：中华书局，1980：1329.
⑦ 李格非. 汉语大字典：简编本 ［M］. 成都：四川辞书出版社，1996：91.
⑧ 张松辉，张景. 韩非子译注 ［M］. 上海：上海三联书店，2014：174.
⑨ 荀子集解 ［M］. 王先谦，撰. 沈啸寰，王星贤，点校. 北京：中华书局，1988：416.

之意。《吕氏春秋·劝学》亦曰"圣人之所在，则天下理焉"①。这里的"理"就有"治理"之意。作为名词使用的"理"在意思上和作为动词使用的"理"密切相连。"理"的动词之意"顺着玉石纹路研磨"先衍生出了"纹理"这个名词性意思，进而又衍生出了"条理""事理""道理"等名词性意思。《荀子·正名》有"形体色理以目异"② 之言。这里"理"的意思就是玉石的纹理。《周易·系辞下》中也有言"易简而天下之理得矣"③。这里的"理"即是"道理"之意。《周易·说卦传》中也有言曰：

（例1）昔者圣人之作《易》也，幽赞于神明而生蓍，参天两地而倚数，观变于阴阳而立卦，发挥于刚柔而生爻，和顺于道德而理于义，穷理尽性以至于命。④

这里的"理"也是"道理""法则"之意。《孟子》中亦有"心之所同然者何也？谓理也，义也"⑤，这里的"理"又有了"事理""行为准则"之意。由此观之，"理"的本义是顺着玉石的既有纹路研磨玉器，在此基础之上衍生出了区分、辨别、治理之意，后又衍生出了名词用法，意为纹理、条理、道理、准则等。

将"伦"与"理"组合在一起的"伦理"一词最早见于《礼记·乐记》。此时的"伦理"承载的是之前"伦"的名词性用法，用来指乐理。《礼记·乐记》曰："乐者，通伦理者也。"⑥ "伦理"在此处指的就是"乐理"。表示乐理的"伦理"从一开始就隐含着"规则""准则"之意。《礼记·乐记》在"乐者，通伦理者也"之后写道："是故知声而不知音者，禽兽是也。知音而不知乐者，众庶是也。"⑦ 可见"伦理"不仅决定了音乐之所以为音乐的本质属性，还将人与动物、常人与社会精英区分开来。它从诞生之时就具有道理、规范之意。

---

① 吕不韦.吕氏春秋新校释（上）［M］.陈奇猷，校.上海：上海古籍出版社，2002：213.

② 荀子集注（下）［M］.北京：中华书局，1988：416.

③ 周易·尚书·诗经［M］.廖明春，朱新华，杨之水，点校.沈阳：辽宁教育出版社，1997：50.

④ 周易·尚书·诗经［M］.廖明春，朱新华，杨之水，点校.沈阳：辽宁教育出版社，1997：58.

⑤ 孟子［M］.焦杰，点校.沈阳：辽宁教育出版社，1997：72.

⑥ 周礼·仪礼·礼记［M］.陈成国，点校.长沙：岳麓书社，1997：406.

⑦ 周礼·仪礼·礼记［M］.陈成国，点校.长沙：岳麓书社，1997：406.

"伦理"的意蕴本来很丰富，然而在儒家思想成了古代中国主流社会意识之后，"伦理"意指自然体共存之原理的用法逐渐淡化、消失，渐渐用来表示人与他人、人与社会群体、社会体与社会体之间的共存之理。在经历了程朱理学之后，"伦理"表示社会体之间交往之道的用法也淡化了许多，主要用来表示调控夫妻、父子、兄弟之间伦常关系的道德规范。由于古代中国的政治结构是家国一体，"伦理"自然而然地又用来表示君臣、臣子、官民之间的伦常关系。例如明代薛瑄在《戒子》中曰：

> （例2）人之所以异于禽兽者，伦理而已。何为伦？父子、君臣、夫妇、长幼、朋友，五者之伦序是也。何为理？即父子有亲、君臣有义、长幼有序、朋友有信，五者之天理是也。①

《戒子》阐述的伦理是该词在宋以后的主要用法，以至于人们后来一提到伦理，便会自然甚至不得不提及"三纲""五常"。

（二）伦理与伦理学之西方阐释

国内伦理学界普遍认为英语中的"ethics"源自拉丁文中的"ethica"，而拉丁文中的"ethica"又源自希腊文中的"ethos"。何怀宏②指出西方伦理学产生于公元前5世纪到4世纪的古希腊。开启伦理学之源泉者为苏格拉底，深化、拓展伦理学使之成为洪流者为柏拉图，使伦理学真正固定成型者为亚里士多德。亚里士多德给后世留下了《尼各马可伦理学》《大伦理学》以及《优代莫伦理学》三部以伦理学命名的著作。可以毫不夸张地说，在亚里士多德之后的西方伦理学诸流派都曾从其建构的伦理学中汲取营养。

亚里士多德在《尼各马可伦理学》中明确宣布"我们所追求的是人的善和人的幸福"③。对此，国内伦理学界著名学者，亚里士多德鸿篇巨制《尼各马可伦理学》（The Nicomachean Ethics）的中文译者廖申白先生做了如下阐述："亚里士多德的伦理学总体上是基于对于人的活动的特殊性质的说明的目的论伦理学。"④ 人的"这个活动不在于他的植物性的活动（营养、生长等等），也不在于他的动物性的活动（感觉等等），而是在于他的灵魂的合乎罗格斯（理性）

---

① 薛瑄. 薛瑄全集 [M]. 太原：山西人民出版社，1990：661.
② 何怀宏. 伦理学是什么 [M]. 北京：北京大学出版社，2015：38.
③ ARISTOTLE. The Nicomachean Ethics of Aristotle [M]. PETERS F H，trans. London：Butler & Tanner Ltd，1893：30.
④ 亚里士多德. 尼各马可伦理学 [M]. 廖申白，译注. 北京：商务印书馆，2003：xxi.

的活动与实践"①。可见亚里士多德把伦理置于与人处于对应的关系中进行考量，即伦理是相对人而言的。它处于人与他人、人与人类社会、人与其他生命体（其他生命体对人而言的合目的性），甚至人与非生命体（非生命体对人而言的合目的性）的关系之中。

亚里士多德将希腊文中的"ethos"稍加改动变成"ethike"一词，并使用该词表示伦理学。罗国杰②在其主编的《伦理学》中指出"ethos"一词在希腊文中一开始用来表示一群人共居的场所。后来，该词的意义有所扩大，又用来表示共居在一处的一群人的气质以及他们所形成的风俗习惯。这样一来"ethos"又具有了"气质""风俗""风尚""思想方式"等含义。然而，据此把亚里士多德建构的伦理学定性为阐释"气质""风俗""风尚""思想方式"等的学问是不科学的。因为"亚里士多德的伦理学总体上是基于对于人的活动的特殊性质的说明的目的论伦理学"③，"目的"是亚里士多德"伦理"的第一要义。麦金太尔指出在亚里士多德看来，"目的"即"善"，他"一开始就把善定义为某物或某人活动的目标、意图或目的"④。在《尼各马可伦理学》的开篇，亚里士多德这样说道："每种技艺与探究，同样的，人的每个行为与追求，都以某种善为目的，正如哲人所道，善即万事之目的。"⑤ 这句话清楚表明亚里士多德的"伦理"意指的是"善"或"目的"。

亚里士多德在《尼各马可伦理学》中对"伦理即善"做了如下阐释：

（1）"善就是人的灵魂的合德性的实现活动。"⑥ 在亚里士多德看来，灵魂为能力、感情/感觉、品质/品性的融合，德性指的是品质。人的德性是由罗格斯规定的，它是那种既使得一个人好又使得他出色地完成他的活动的品质。

（2）善是普遍的。沈顺福指出亚里士多德的善是"一种本体性存在"⑦，是人类行为的依据。人之行为皆指向善。善对人类而言不是可有可无的，它和人的行为之间存在必然的关联。在这里必须指出"亚里士多德的'善'探究的是

① 亚里士多德．尼各马可伦理学 ［M］．廖申白，译注．北京：商务印书馆，2003：xxi.
② 罗国杰．伦理学 ［M］．北京：世界图书出版公司，1989：4.
③ 亚里士多德．尼各马可伦理学 ［M］．廖申白，译注．北京：商务印书馆，2003：xxi.
④ 麦金太尔．伦理学简史 ［M］．龚群，译．北京：商务印书馆，2003：93.
⑤ ARISTOTLE. The Nicomachean Ethics of Aristotle ［M］. PETERS F H, trans. London：Butler & Tanner Ltd, 1893：1.
⑥ ARISTOTLE. The Nicomachean Ethics of Aristotle ［M］. PETERS F H, trans. London：Butler & Tanner Ltd, 1893：17.
⑦ 沈顺福．论亚里士多德的善 ［J］．伦理学研究，2005（5）：63.

'是'的问题，而不是'应当'的问题"①。这种善没有或只有很弱的价值评判意味，它的重点是从伦理层面描述人的行为，而非从是非层面评判人的行为。

（3）善具有形式性，即范畴性。行业不同，善亦有异。由于技艺与研究、实践与选择有多种，所以也就有多种具体的善。"每种活动中的善就是人们在从事该活动时所追求的那个东西。"② 亚里士多德在《尼各马可伦理学》中这样阐释道：医术之善就是竭力协助病患恢复健康，造船术之善是努力为客户造出令其满意的船舶，战术之善是尽一切可能取得胜利，建筑术之善就是建造出达到设计标准的房屋，理财术之善就是获取财富，翻译之善就是翻译出满意度高的译作等等。善并不是产生于一个单独的形式，而是贯穿于所有形式当中。

（4）善是一个人属己的，不易被拿走的东西。善具有个体差异性，是个体私意的表达。善建立在个体意愿基础之上。个体意愿不同，善亦相异。正如亚里士多德③所言，"有些人视德性为善，有些人视明智为善，有些人视某种智慧为善，还有些人认为善就是上述一切或其中的一些再加上其他的一些东西"。总之"勾勒善的恰当的方式是先勾画一个略图，然后再添加细节"④。这个细节任何人都可以填充。

（5）善有层级性。亚里士多德⑤指出有作为手段的善和终极的善。作为手段的善指的是某些事物（事物一）是因另一种事物（事物二）之故为我们所追求。我们因某种善（事物二）追求事物一，追求事物一是为了追求事物二。作为手段的善具有层级性。亚里士多德⑥对此这样解释道：制作马勒及其他马具之善是获得高质量的马具，高质量的马具制作之善是协助使用者练就高超的骑术，练就高超的骑术之善是训练出勇士，训练出勇士之善是执行高超的战术，后者之善是获取战争的胜利等等。终极的善是一种不假外求、只以自身为目的的善。这种善因其自身之故为我们所追求，我们追求它没有更进一步的原因。

---

① 夏高发．论亚里士多德的"善"［J］．宜宾学院学报，2006（4）：12.

② ARISTOTLE. The Nicomachean Ethics of Aristotle ［M］. PETERS F H, trans. London：Butler & Tanner Ltd, 1893：13.

③ ARISTOTLE. The Nicomachean Ethics of Aristotle ［M］. PETERS F H, trans. London：Butler & Tanner Ltd, 1893：15-16.

④ ARISTOTLE. The Nicomachean Ethics of Aristotle ［M］. PETERS F H, trans. London：Butler & Tanner Ltd, 1893：17.

⑤ ARISTOTLE. The Nicomachean Ethics of Aristotle ［M］. PETERS F H, trans. London：Butler & Tanner Ltd, 1893：2-3.

⑥ ARISTOTLE. The Nicomachean Ethics of Aristotle ［M］. PETERS F H, trans. London：Butler & Tanner Ltd, 1893：3.

可见亚里士多德认为伦理即目的，即善。"善即某种善的事物。它或者是已经存在的，或者是我们希望它成为存在的。善具有或者是我们希望它将具有某种我们认为可以归属于那类事物的性质，因而它与我们作为人的本质力量处于对应的关系中。一种善的事物或者是已经作为类而存在但处于我们的能力之外，因而我们正在通过发展自身能力的活动而获得，或者是被期求在某个或者某些方面比已经存在的事物更善的，因而尚未存在并且正在通过我们的生活而成为存在的，或成为我们本质力量的对象的。我们对某一事物'是'或'显得'如何的判别都是服从于某种善的期求及其活动。"①

亚里士多德建构的伦理即目的，即善的伦理理念得到了中世纪基督教伦理学的集大成者托马斯·阿奎那（Thomas Aquinas）的继承和发扬。阿奎那以终极目的和善开启其基督伦理学的论述。"当圣托马斯认为每个人采取行为都有某种意图，都是为了一个被期待的目的，这个目的又具有善的性质的时候，他其实是在模仿亚里士多德。"② 当然，阿奎那依据基督教教义对亚里士多德的伦理进行了宗教洗礼。阿奎那指出上帝是世界的本源，是最完美的、至善的，包含了世间一切事物所有的善。人是由上帝创造而来，他因为分有了上帝的善而具有善。上帝的善是绝对的、完全的、终极的；人的善是具体的，会发生偏离的。当人的善发生偏离时，恶便产生。"阿奎那始终强调善是人的行为目的，一切现有的都是善，世界表现为一种实体性的伦理秩序。"③ "人的行为，与其他事物一样，它的善依赖于他物，判断其善的标准则来自行为者有意的目的"④。阿奎那把人的行为分为两种，一种是"人的行为"，一种是"人性行为"。前者指那些人没有经过理智思考，基于其动物本能以及自然性做出的行为，这种行为不具备善的性质，后者指那些人经过理智思考之后采取的行为，这种行为具有善的性质。阿奎那认为人性行为才是伦理学讨论的对象。

比读亚里士多德和阿奎那对伦理的阐释我们发现在亚里士多德那里伦理表示一种存在，不带有或最多是非常弱地带有价值评判意味。到了阿奎那这里，伦理就带有一些价值评判意味了。随着基督教不断强化其对西方世界思想的禁锢，伦理逐渐演变为劝诱世人以善制恶，待人宽容、善良、谦逊、知罪、悔改、

---

① 亚里士多德. 尼各马可伦理学 [M]. 廖申白，译注. 北京：商务印书馆，2003：xxv.

② MCLNERNY R. Ethica Thomistica：The Moral Philosophy of Thomas Aquinas [M]. Washington D. C：The Catholic University of America Press，1997：12.

③ 宋希仁. 伦理的探索 [M]. 郑州：河南人民出版社，2003：59.

④ AQUINAS T. Summa Theologica [M]. ATKINS E M，trans. Cambridge：Cambridge University Press，2006：88.

虔诚之类的宗教道德，成了一门道德哲学，其价值评判意味越来越浓厚。伦理的这种价值评判属性直至近代仍然被不少西方伦理学家所强调。德国近代伦理学家包尔森（Friedrich Paulsen）就将伦理学定义为"探究习俗及道义的科学"①。他指出"伦理学的职能是双重的：一是决定人生的目的或至善；二是指出实现这一目的的方式或手段"②。美国近代哲学家梯利（Frank Thilly）在其伦理学著作《伦理学导论》（*Introduction to Ethics*）中就把伦理学定义为"有关善恶、义务的科学，道德原则、道德评价和道德行为的科学"③。当然也有不少西方哲学家不赞成将伦理学等同于道德哲学。德国著名哲学家黑格尔（Georg Wilhelm Friedrich Hegel）就强调"道德的概念是意志对它本身的内部关系"④，而"伦理性的东西就是自由，或自在自为存在的意志"⑤。哈贝马斯⑥指出现代实践哲学有实用的、伦理的与道德的三种不同的应用或者实践观点。它们分别对应于三个不同的任务，即有目的的、善的和正义的。不难看出哈贝马斯把伦理学视为研究"善"的学问。这里的"善"在价值评判上也是中性的，"'善'或'好'总是对一定的目的而言的，没有明确的目的就无所谓善"⑦。

　　由于西方哲人研究伦理学的方法、角度和重点存在差异，这导致他们对"ethics"的阐释也不尽相同。在西方伦理学范畴内，"伦理"即善，即目的。它既可以是"本体"的描述，也可以是事物呈现出来的纯自然面貌。伦理可以意指善、恶的区分，也可以意指交往准则。伦理既可以是主观的，也可以是客观的，既可以是低层次的、类似于法律等，时刻伴随人左右却很少被人确切感知到的东西，也可以是高层次的、体现了人或民族的精神本质的东西。

　　西方哲人对伦理的诸多阐释最终汇入了英语词典。《牛津英语词典》（*Oxford Dictionary of English*）对"ethics"做了这样的解释⑧：

---

① PAULSEN F. A System of Ethics ［M］. THILLY T, trans. New York：Charles Scribner's Sons，1899：1.

② 弗里德里希·包尔生. 伦理学体系 ［M］. 何怀宏，廖申白，译. 北京：中国社会科学出版社，1992：10.

③ THILLY F. Introduction to Ethics ［M］. New York：Charles Scribner's Sons，1912：11.

④ 黑格尔. 法哲学原理 ［M］. 张企泰，范扬，译. 北京：商务印书馆，1961：115.

⑤ 黑格尔. 法哲学原理 ［M］. 张企泰，范扬，译. 北京：商务印书馆，1961：165.

⑥ 哈贝马斯. 交往行动理论：第一卷 ［M］. 洪佩郁，蔺青，译. 重庆：重庆出版社，1993.

⑦ 邓晓芒. 西方伦理中的善 ［J］. 社会科学战线，2001（5）：222.

⑧ OXFORD U P. Oxford Dictionary of English ［M］. Second Edition. London：Oxford University Press，2005：595.

①调控或指导人的行为的道德原则；

②研究道德原理的学问。

《麦克米兰英英词典》（*Macmillan English Dictionary*）对"ethics"的解释为①：

①人们评判对错的一系列道德原则；

②引导人的行为的总体原则或信仰。

不难看出这两本词典将"伦理"视为"道德"。然而在《新版不列颠百科全书》（*New Encyclopedia Britannica*）中，"伦理"除了这些层面的意思外还包括了更高层面的意思。这部词典强调：

伦理学是哲学的一个分支。它研究什么是'是'，什么是'善'与'恶'、'是'与'非'。伦理学的同义词是道德哲学，它的任务是分析、评价并发展规范的道德标准，以处理各种道德问题。②

研究方法、角度和重点的差异导致西方伦理学发展出了元伦理学、规范伦理学以及应用伦理学等多个分支。元伦理学主要从语言和逻辑的角度研究伦理，致力于伦理的基本概念和求真，价值评判意味较弱。规范伦理学主要研究伦理学规范的来源和内容，旨在通过伦理规范影响人们的生活和行为。规范伦理学具有非常明确的价值评判倾向，它"探讨善与恶、正当与不正当、应该与不应该之间的界限与标准……约束和指导人们的道德实践，以达到完善社会、完善人类自身的目的"③。应用伦理学则运用规范伦理学理论阐释现实道德问题。

对比中西方哲人对伦理的阐述我们可以发现：首先，在中国，"伦理"的词义发展经历了从指物到指人，从指个体到指群体，由意指同一群体内部成员之间的关系到意指群体与群体之间的关系的发展历程。在西方，伦理从一开始就指人。其次，在进入近代社会之前，无论是在中国还是在西方，伦理的覆盖范

---

① MACMILLAN E M. Macmillan English Dictionary [M]. Beijing：Foreign Language Teaching and Research Press，2003：470.

② BRITANNICA E. The New Encyclopedia Britannica [M]. London：Encyclopedia Britannica Inc，2002：578–579.

③ 魏英敏. 新伦理学教程 [M]. 北京：北京大学出版社，2007：24.

围经历了由大到小的过程。在中国，伦理从意指乐理、事物共存之理、个人与他人交往之理等意思逐渐缩小至表示三纲、五常，在西方，伦理之意则从基本不带价值评判的"善""目的""是"逐渐缩小至带有浓郁价值评判意味的道德、规范、准则等。

在进入近代社会之前，西方伦理概念的覆盖范围要比中国伦理概念的覆盖范围大一些，不仅涵盖以鉴定正误为宗旨的规范伦理学范畴，还涵盖"善""恶""是"等元伦理学范畴，中国的伦理概念则聚焦于规范性。到了近代，尤其是西学东渐之后，中西伦理概念之间的交集逐渐扩大，不少中国哲人开始将西方人对伦理的阐释引入国内伦理学研究。

（三）中西伦理与伦理学概念之交融

刘师培是近代中国第一位将西方学界对伦理的阐释引入国内的哲人。他在其编写的著作中这样论述道：

> 伦之本义训为辈，而其字从人从仑，盖人与人从伦理始生。理字本训为治玉，引申之则为区分之意。凡事物之可区分者，是谓物理，而人心所以能区分事物，是谓心理。故学科之以理字为标目者，皆含有条理、秩序之意。伦理者，犹言人，人当受其为人之规则而各遵秩序尔。①

不难看出刘老先生借鉴了西方学科分类法把前人对伦理的释义归纳为两部分，将自然界诸事物之间的共存准则定性为物理，将人与人之间的交往准则定性为伦理。这就与西方学界一开始就使用"伦理"寓人以及人类社会的做法实现了契合。不仅如此，刘老先生还对中西伦理含义进行了比对，例如，他这样论述道：

> （例3）西人之治伦理学者析为五种：一曰对于己身之伦理，二曰对于家族之伦理。三曰对于社会之伦理，四曰对于国家之伦理，五曰对于万有之伦理，与中国《大学》所言相合。《大学》言正心、诚意、修身即对于己身之伦理也；《大学》言齐家即对于家族之伦理也；《大学》言治国、平天下即对于国家及万有之伦理也。②

---

① 刘师培．经学教科书·伦理教科书［M］．扬州：广陵书社，2016：125.
② 刘师培．经学教科书·伦理教科书［M］．扬州：广陵书社，2016：125.

　　可见在刘老先生看来，中西方"伦理"之义大同小异。不过他同时指出"中国古籍于家族伦理失之于繁，于社会伦理失之于简"①。于是在第一册论述完了个人伦理、家族伦理之后，他接着编写第二册，修正了前人关于家族伦理的阐释，增加了社会伦理内容。刘老先生通过自己的努力将西方学界有关个人伦理与社会伦理的思想引入了国内，并努力将之与当时中国的国情相结合，提炼出了适合当时中国社会发展的伦理思想，初步建立了中国近代伦理学体系。

　　近代中国另一位促进中西伦理内涵交流的重要人物是黄建中。他倾尽多年心血完成著作《比较伦理学》，较为全面地梳理、分析了中西方伦理学界对伦理所做的各种阐释。这部著作的第二章"何谓伦理学"中，黄建中细致梳理了中国先哲们对"伦理"一词的诸种释义。黄先生指出"伦理诸名，盖可以数理诠之……伦理意蕴甚富，指归在和，语其封畛。既可兼赅道德人生，而又不至与他名混"②。可以看出，黄先生认为在古代中国伦理既可以寓指人类社会，也可以寓指自然界，这一点从他对中西伦理含义的比较中也能清楚看出。例如，在《比较伦理学》第二章中黄先生这样论述道：

　　　　（例 4）伦理学或称"道德哲学"……"道德哲学"译自英语之"moral philosophy"，源于拉丁文之"philosophia morais"，其复义名"mores"，义亦为习俗，其单名"mos"，义亦为品性。言乎风俗习惯，略近吾国所谓礼，言乎品行气禀，略近吾国所谓性，曰伦理学，曰道德哲学，殆犹吾先哲之互言理学道学。唯理学道学，往往旁涉物理，上及天道，其封域实为广漠。③

　　不过黄先生的《比较伦理学》是"循旧名而立新说"④，目的是论述人类社会之伦理，他同刘师培一样也参照西方学科分类法提炼中国先贤们关于伦理的诸种释义。黄建中将先贤伦理释义中阐释自然界事物的部分定性为"物理事象"，将先贤伦理释义中阐释人际关系的部分定性为"伦理事象"。黄建中在《比较伦理学》第一章这样论述道：

　　　　盖谓之事事有起于物与物之间者，为"自然关系"，有起于人与人之间

---

① 刘师培. 经学教科书·伦理教科书 ［M］. 扬州：广陵书社，2016：210.
② 黄建中. 比较伦理学 ［M］. 济南：山东人民出版社，1998：21.
③ 黄建中. 比较伦理学 ［M］. 济南：山东人民出版社，1998：18.
④ 黄建中. 比较伦理学 ［M］. 济南：山东人民出版社，1998：21.

者，为"人生关系"。两世线之交也，见于自然界，为"物理事象"，见于道德界，为"伦理事象"。①

在梳理、总结、比较中西方哲人关于伦理的诸种论述之后，黄建中最终给伦理下了这样的定义：

> 宇宙内人群相待相倚之生活关系曰伦，人群生活关系中范定行为之道德则曰伦理；察其事象，求其法则，衡其价值，穷究理想上至善至鹄，而示以达之之方，曰伦理学。②

黄先生的这个定义融合了西方规范伦理学的内容以及一部分元伦理学内容。

蔡元培先生是推进中西方伦理思想融合的又一位重要人物，蔡先生认为"伦理界之通例，非有学说以为实行道德之标准，实伦理之现象，早流行于社会而后有学者观察之、研究之、组织之，以成为学说也"③。在他所编纂的《学堂教科论》中，蔡先生依照西方学科门类架构，从化学的角度阐释伦理学。蔡先生这样论述道：

> 物群而相感，有化学；人群而相感，有伦理学。故伦理者，化学之象也……化学循原质之性以为迎拒，义主平等，五伦以之，所谓父子有亲，君臣有义，夫妇有别，长幼有序，朋友有信，伦理学之言也。④

接触到日本人蟹江义丸译自德语的《伦理学体系》（*A System of Ethics*）之后，蔡元培先生当即以其为基础编译《伦理学原理》，进一步向国人呈现西方伦理学要义。蔡先生在推进中西伦理学交流时有着明确的忧患意识。他充分意识到"异方学说之分道而输入者，如檠如烛，几有互相冲突之势，苟不得吾族固有之思想系统以相为衡准，则益将彷徨于歧路"⑤，于是他应时势之需要，以西方伦理学学科架构为参照对中国古代伦理思想进行梳理和归纳，编写出了《中国伦理学史》。这本著作堪称中国伦理学发展史上第一部专论中国伦理发展史的

---

① 黄建中. 比较伦理学 [M]. 济南：山东人民出版社，1998：1.
② 黄建中. 比较伦理学 [M]. 济南：山东人民出版社，1998：18.
③ 蔡元培. 中国伦理学史 [M]. 北京：商务印书馆，1998：4.
④ 蔡元培. 蔡元培全集：第1卷 [M]. 北京：中华书局，1984：43–145.
⑤ 蔡元培. 蔡元培全集：第2卷 [M]. 北京：中华书局，1984：1.

著作，它借鉴西方伦理学的研究模式，运用西方伦理学研究中的归纳法、演绎法、分析法等方法将中国古代伦理思想划分为先秦创始时代伦理思想、汉唐继承时代伦理思想、宋明理学时代伦理思想三个时期，深入剖析了各个时期重要流派代表人物的主要观点，同时运用西方伦理学术语诠释中国传统伦理学固有的术语和思想。蔡元培在彼时西强我弱的中国将借鉴西方伦理学成果与继承中国传统伦理学优秀遗产相结合，防范了中国传统文化的没落，着实难得。

立足词源分析以及中西方哲人的相关阐释，本研究使用的伦理概念既指一种普遍的本体性存在，也是个体私意的表达，这个个体可以是单个人，也可以是大小有别的集团。本研究中伦理既可以意指善、恶的区分，也可以意指交往准则。伦理既可以是"本体"的描述，也可以是事物呈现出来的纯自然面貌。它既可以是主观的，也可以是客观的，既可以是低层次的、类似于法律等，时刻伴随人左右却很少被人确切感知到的东西，也可以是高层次的、体现了人或民族的精神本质的东西。本研究中伦理的内涵主要为描述伦理学层面的内涵，也包括一部分规范伦理学层面的内涵。在此内涵下，伦理学具有两个职能，一个是描述人及人生的目的或善，另一个是指出实现目的及善的方式或者手段。

二、伦理学与《黄帝内经·素问》英译研究的耦合

亚里士多德指出①伦理是一个人属己的，不易被拿走的东西。伦理具有个体差异性，是个体私意的表达，建立在个体意愿的基础之上，个体意愿不同，伦理亦相异。由于伦理个体来自特定的民族，立足特定的社会经济基础，置身特定的伦理环境，从属不同的社会阶级，处于不同的历史时代，这决定了伦理除了具有我们之前阐述的人类主体性、主体间性、文化间性以及层级性，还从属于个体所立足的社会经济基础，具有鲜明的民族性、阶级性和历史性。伦理的这些属性使得伦理学与《素问》英译研究之间有着与生俱来的关联。

（一）伦理的社会经济基础从属性与《黄帝内经·素问》英译

伦理在人际交往中产生，劳动是最重要的人际交往。进入人类社会之后，劳动都依附于特定的生产关系开展。为了维系这种生产关系，除了必须使这种生产关系适应生产力的发展要求，还必须令所有参与劳动的人在伦理层面确认

---

① ARISTOTLE. The Nicomachean Ethics of Aristotle ［M］. PETERS F H, trans. London：Butler & Tanner Ltd, 1893：17.

并接受这种生产关系。马克思、恩格斯指出伦理"根源于物质的生活关系"①，"是生产的一些特殊的方式，并且受生产的普遍规律的支配"②。可见伦理的发展受社会经济关系支配，体现着社会经济利益以及各方利益关系的变化。著名伦理学家郭广银在其著作《伦理学原理》中指出就社会经济关系对伦理的支配性而言，一定的社会经济关系决定着与之相应的伦理的性质。有什么样的经济基础即社会经济关系，就有什么样的伦理。伦理学体系中的诸多范畴都是以特定经济基础之上的人们或特定社会集团的利益为坐标参照系的。人们总是从一定的利益出发来选择自己的行为，选择应对与他人或社会的关系，评判对错、是非及善恶，最终形成一套比较固定的伦理道德原则与范畴。就伦理对社会经济关系的映照性而论，各种形式及历史类型的伦理都可以在社会经济关系中找到根源。社会经济关系决定、制约、支配伦理的形式、内容及依据。例如，原始社会的社会生产力极其低下，生产资料全归公有，人们以血缘关系组成生产和生活的集体。这种社会经济关系决定了"平等、团结、勇敢、公正"③ 是原始社会伦理的核心要义。封建社会以私有制经济为基础，"以血缘关系的远近亲疏为依据的宗法家族为社会的基础"④，这种社会经济关系决定了"忠孝、服从、男尊女卑"⑤ 成为封建社会伦理的核心。资本主义社会的生产力高度发达，把个体从封建宗法关系中解放出来，使之能够以自由者的身份投入生产生活当中。在资本主义经济体制下，资本家占有所有生产资料，最大限度地榨取雇佣工人的剩余价值，这就决定了具有"局限性和虚伪性"⑥ 的自由、平等、博爱、个人主义和利己主义成了在资本主义社会经济体制盛行下的伦理理念。

　　在翻译日益产业化、专业化的现代社会，《素问》英译者的英译活动无疑是一种形态的劳动。这就决定了这种劳动的主体—译者的伦理倾向与译者所立足的社会经济基础之间必然存在着紧密的联系，社会经济基础元素必然参与译者《素问》英译伦理倾向的建构。《素问》译者有的孕育于资本主义市场经济体制，有的孕育于社会主义市场经济体制。不同的社会经济基础势必会给译者《素问》英译的伦理倾向带来不同的构成元素，这些构成元素存在哪些区别，相

① 中共中央马克思恩格斯列宁斯大林著作编译局．马克思恩格斯全集：第3卷［M］．北京：人民出版社，2006：82．
② 中共中央马克思恩格斯列宁斯大林著作编译局．马克思恩格斯全集：第3卷［M］．北京：人民出版社，2006：121．
③ 郭广银．伦理学原理［M］．南京：南京大学出版社，2007：72．
④ 郭广银．伦理学原理［M］．南京：南京大学出版社，2007：78．
⑤ 郭广银．伦理学原理［M］．南京：南京大学出版社，2007：79．
⑥ 郭广银．伦理学原理［M］．南京：南京大学出版社，2007：82．

关区别会给译者伦理倾向的构成带来何种影响？这势必要求我们从伦理学视域予以阐释。

（二）伦理的民族性与《黄帝内经·素问》英译

恩格斯曾经说道："善恶观念从一个民族到另一个民族，从一个时代到另一个时代变更得如此厉害，以致它们常常是相互直接矛盾的。"① 民族形成之后，伦理即附上了民族的标签，具有民族性。一种行为在这个民族看来是正常的、道德的，甚至是大加赞赏的，在另一个民族那里就可能是不正常的、不道德的，甚至要加以禁止和惩罚的。古希腊有古希腊的伦理，古代中国有古代中国的伦理。地域临近的两个民族的伦理相似度高，相距遥远的两个民族的伦理差异性大。伦理相近的两个民族相互接受度高，交流比较顺畅，伦理迥异的两个民族难以相互接纳，甚至相互敌对，彼此间的交流困难重重。这就是伦理的民族性中的狭义的民族性。伦理除了狭义层面的民族性还有广义层面的民族性，即伦理的超民族性或世界性。伦理的世界性"在伦理主体以多样化民族为载体时所具有的超越不同民族主体自身的特点而体现为多样化民族所共有的属性，它是超越了地域、国家和民族界域的伦理的普遍属性"②。伦理的民族性和世界性既有相互矛盾的一面，又有融会贯通的一面。伦理的世界性包含在其民族性当中，伦理的民族性也会吸收其世界性的精华来丰富自身，伦理的民族性和世界性之间还会相互转化。随着时代的发展，不同民族之间的交往越来越多，各民族伦理交融的机会也越来越多，各民族伦理中的世界性元素也越来越多，伦理内容的相互融通现象也越来越明显。

就《素问》英译而论，威斯、文树德两位西方译者属于日耳曼民族，李照国、杨明山两位国内译者属于中华民族。日耳曼民族属性必然会在威、文的伦理倾向构建过程中植入日耳曼民族元素，中华民族也势必会在李、杨的伦理倾向构建过程中植入中华民族元素。不同的民族元素会令西方译者和国内译者建构的《素问》英译伦理倾向体现出何种区别，我们只能从伦理学视域进行阐释。

（三）伦理的阶级性与《黄帝内经·素问》英译

当私有制发展到一定阶段，阶级就应运而生。在阶级社会中，伦理带有阶级性，这是因为同一社会经济体制下的各个阶级在生产关系中所处的地位是不同的，有的身居统治阶级，有的身居被统治阶级。不同的阶级地位决定了不同

---

① 中共中央马克思恩格斯列宁斯大林著作编译局. 马克思恩格斯全集：第3卷［M］. 北京：人民出版社，2006：132.

② 唐贤秋. 论道德的民族性与超民族性［J］. 伦理学研究，2012（1）：10.

的经济利益，如此，反映各自经济利益的伦理也会不一样，甚至会相互冲突。一个阶级认为是善的事物在其对立阶级看来极有可能就是恶的。奴隶社会中的奴隶主阶级的伦理和奴隶阶级的伦理，封建社会中的地主阶级的伦理和佃农阶级的伦理，资本主义社会中的资产阶级的伦理和无产阶级的伦理，无一例外地存在着许多对立的内容。古希腊奴隶主阶级的代表柏拉图就曾说，"愚人和懦夫是恶的""智者和勇士则是善的"①。亚里士多德也强调，"幸福也显然需要外在的善。因为，没有那些外在的手段就不可能或很难做高尚的事情。许多高尚的活动都需要有朋友、财富或权力这些手段。还有些东西，如高贵出身……缺少了它们福祉就会黯淡无光。一个身材丑陋或者出身卑贱的……不是我们所说的幸福的人"②。在《尼各马可伦理学》中，亚里士多德③视政治学为研究善，即伦理的最权威的科学。但是亚里士多德的政治学④架构下的城邦制政治制度将城邦公民分成了三六九等，甚至还规定了哪类公民该学哪门知识，学到哪种程度等，足见伦理的阶级性。

在《素问》的英译者当中，威斯和文树德来自资本主义社会白人精英阶层，属于统治阶级，倪懋兴和吴氏父子来自资本主义社会华裔知识分子阶层，属于被统治阶级。不同的阶级利益决定了两类译者的伦理倾向必然会有所差异，这些差异自然而然也会影响他们的《素问》英译活动。《素问》译者的阶级属性如何影响着他们伦理倾向的建构，最终建构出的伦理倾向又是如何影响着他们的《素问》英译活动，这又需要我们从伦理学视域进行剖析。

（四）伦理的历史性与《黄帝内经·素问》英译

人类社会总是处在不断的运动和发展之中。时代在不断变化，生产方式也在不断更新，人们的利益关系也会随之调整、改变，人们的伦理倾向也会与以前有所不同。正如亚里士多德在论述伦理时所说的那样——"时间在这里也是一个好的发现者和参与者。技艺的进步就是在时间中实现的"⑤。按照亚里士多德在《尼各马可伦理学》中的解释，技艺是灵魂的理智部分的获得真或确定性

---

① 周辅成. 西方伦理学名著选辑：上卷 [M]. 北京：商务印书馆，1963：206.

② ARISTOTLE. The Nicomachean Ethics of Aristotle [M]. PETERS F H, trans. London：Butler & Tanner Ltd，1893：21.

③ ARISTOTLE. The Nicomachean Ethics of Aristotle [M]. PETERS F H, trans. London：Butler & Tanner Ltd，1893：2-3.

④ ARISTOTLE. Aristotelis Politica [M]. ROSS W D, trans. Oxford：Oxford University Press，1957.

⑤ ARISTOTLE. The Nicomachean Ethics of Aristotle [M]. PETERS F H, trans. London：Butler & Tanner Ltd，1893：17.

的五种方式之一。灵魂的、理智型的实现活动即为善，善即伦理。说"技艺的进步就是在时间中实现的"实际上就是在说伦理的进步就是在时间中实现的，即伦理具有历史性。人类历史进入原始社会时，原始社会的伦理应运而生。人类历史进入奴隶社会时，奴隶社会的伦理也因时而起。人类社会步入资本主义时代时，资本主义伦理就取代了封建社会盛行的伦理。必须指出特定历史时期的伦理虽然由其时的社会经济基础所决定和制约，但并不与之完全同步，它会或超前或滞后于特定时期的社会经济发展状况。当旧的社会经济体制已经不适合生产力发展要求，当该变革却还没变革时，代表生产力发展方向的先进阶级必将以一种新的伦理体系来征服人心，指引阶级成员瓦解、推翻旧的经济体制，这就是伦理对社会经济关系的超前性。在旧的社会经济体制已经被推翻，新的经济体制已经建立起来以后的一段时期内，已经演变为社会习俗和个人信念的旧伦理并不会马上消失，而是在新社会中以残余的形式继续存在一段乃至相当长的时间，有时甚至会反复，这就是伦理对社会经济关系的滞后性。此外，同一民族的伦理的发展还具有一定的延续性，因为每个历史时代的伦理除了批判上个时代伦理中的糟粕部分也会吸收其精华部分，进而发展自身。对共处同一个时代的不同国家和民族而言，其伦理在发展过程中会与他国、他族伦理相互交流、相互借鉴。总之，每个时代的伦理总是依据自己时代的社会经济关系对过去的伦理进行"扬弃"。对每一个阶级、集团、民族的伦理而言，总是或有意或无意地对其他伦理文化形态进行取舍，建立具有自身特色的伦理体系。所有这一切都是伦理的历史性的体现。

本研究考察的《素问》译者时间跨度达七十余年。在这七十余年间，人类社会发生了翻天覆地的变化，折射着每个时代历史特征的伦理也发生了巨大变化。这种变化自然会折射到不同时代的伦理当中，融入不同时代《素问》译者的伦理倾向建构过程当中。伦理的历史性如何影响着不同历史时代《素问》译者伦理倾向的建构？最终建构出的具有历史时代特征的伦理倾向如何指引着他们的《素问》英译活动？基于这种伦理倾向产生的译本与其他历史时代的《素问》译本之间存在什么样的区别？这些也需要我们从伦理学视域予以阐释。

伦理学与《素问》英译研究四个向度的关联为我们从伦理学视域研究《素问》英译译者伦理倾向奠定了坚实的基础，为我们建构伦理学视域下《素问》英译译者伦理倾向研究框架提供了足够的保障。

三、伦理学视域下《黄帝内经·素问》英译译者伦理倾向研究框架

中西伦理概念的梳理、本研究伦理概念的界定、伦理学与《素问》英译研

究耦合原理的阐明为本研究从伦理学视域研究《素问》英译译者伦理倾向奠定了坚实的基础。本研究的框架如图1所示。

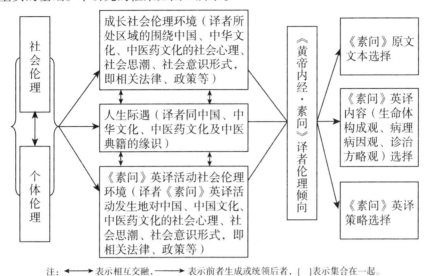

注：◄────►表示相互交融，────►表示前者生成或统领后者，〔 表示集合在一起。

图 1　伦理学视域下《黄帝内经·素问》英译译者伦理倾向研究框架

伦理从属于其所立足的社会经济基础，具有民族性、阶级性和时代性。伦理的上述属性不是孤立存在的，而是一起体现在身处特定历史时代、地域、民族、阶级的成员的伦理行为当中，使得该成员的行为表现出一定的倾向性。我们将这种倾向称为伦理倾向。身处特定历史时代、地域、民族、阶级的《素问》译者，他们的伦理倾向由哪些元素构成？

黑格尔指出"主观的善和客观的、自在自为地存在的善的统一就是伦理"①，在这里"客观的、自在自为的善"指的是社会伦理，"主观的善"指的是个体伦理。② 也就是说《素问》译者的伦理倾向由译者所处时代、地域、民族、阶级的社会伦理以及译者个体伦理两部分构成。

（一）译者伦理倾向构成元素

1. 社会伦理

孟德斯鸠指出"个人具有什么样的目的、需要、价值，将取决于他所属的社会制度的性质。但是，社会制度和法律、风俗、道德规则构成的整个架构，

①　黑格尔. 法哲学原理［M］. 张企泰，范扬，译. 北京：商务印书馆，1961：62.
②　彭萍. 伦理视角下的中国传统翻译活动研究［M］. 北京：外语教学与研究出版社，2008：45.

并不能确保外在于它们本身的目的，而只能确保内在于个人心理的目的——确切地说，这些制度和规则提供了必要的背景，唯有依据这种背景，个人需要和目的才是可理解的"①。

亚里士多德②指出伦理即善，善即人们在特定行为中追求的那个东西，即行为目的。结合亚里士多德的论述，孟德斯鸠这段论述至少说明了两点：一是社会伦理对个体伦理的潜在影响，二是社会伦理的构成元素，即社会伦理为特定社会的制度、法律、风俗以及社会道德规则构成的架构。

孟德斯鸠关于政治、制度、法律、风俗以及社会道德规则为社会伦理构成元素的论述早在亚里士多德时期就已见端倪，也为国内学者所接受。就政治为社会伦理构成元素而论，亚里士多德③在《政治学》中指出政治学术本来是一切学术中最重要的学术，其终极目的正是为大家最重视的善德，也就是人间的至善。"善"在亚里士多德视域内即是伦理，因此政治必然体现伦理。国内著名伦理学家郭广银则指出政治"对伦理有着支配、制约作用。政治上占据统治地位的阶级，常常利用政治优势向被统治阶级宣传、灌输反映其阶级利益的伦理规范"④，说的也是政治体现伦理。

就法律、制度、政策为社会伦理的构成元素而论，"伦理规范必然指导并且影响法律规范。法律背后所存在的伦理价值观念支配并影响着法律的性质和方向"⑤。"法律是最基本的伦理，伦理是不成文的法律"⑥，因此法律自然会体现伦理。"政策与法律都是上层建筑的组成部分，反映了经济基础的要求……政策是法律制定的依据……政策需要法律贯彻实施"⑦，如此，伦理自然也会体现在政策、制度当中。

国内著名伦理学家何怀宏指出"［社会］'伦理'可以是低层次的、外在的、类似于法律、'百姓日用而不知'的东西，也可以是高层次的、体现了人或

---

① 麦金太尔．伦理学简史［M］．龚群，译．北京：商务印书馆，2003：275.
② ARISTOTLE. The Nicomachean Ethics of Aristotle［M］. PETERS F H, trans. London: Butler & Tanner Ltd, 1893.
③ ARISTOTLE. Aristotelis Politica［M］. ROSS W D, trans. Oxford: Oxford University Press, 1957.
④ 郭广银．伦理学原理［M］．南京：南京大学出版社，2007：113.
⑤ 刘华．法律与伦理的关系新论［J］．政治与法律，2002（3）：4.
⑥ 郭广银．伦理学原理［M］．南京：南京大学出版社，2007：112.
⑦ 段钢．论政策与法律的关系［J］．云南行政学院学报，2000（5）：52-53.

民族的精神本质的东西"①。另一位国内学者王家忠②进一步指出社会伦理是社会意识的一种表现，它体现在社会意识形式、社会思潮以及社会心理三个模块当中。社会心理是最低层级的模块，它主要包括公众舆论以及不易觉察到但确确实实存在的社会潜意识。社会心理具有自发性、零散性，主要受感性认识主导，它是知其然而不知其所以然，当它上升成为一定规模的社会民众的理性认识时，就会演变成社会思潮，包括经济思潮、政治思潮、哲学思潮以及文学思潮等。相比较社会心理，社会思潮具有较大的稳定性，一旦形成往往会持续较长的时间，会产生较大的社会反响。当社会思潮体现了生产力发展诉求，就会被代表着生产力发展方向且最终成为统治阶级的社会阶级升华成为社会意识形式，具体体现为法律、制度、政策等。

无论是社会制度、法律、风俗、社会道德规则，还是社会心理、社会思潮、社会意识形式等都建立在特定的社会经济基础之上，反映身处特定时代的民族、种族、阶级的利益诉求。也就是说伦理对社会经济基础的从属性、民族性、阶级性都融入了各种形态的社会伦理或曰社会伦理构成元素当中。

2. 个体伦理

个体的生存和发展离不开其所处的社会环境，个体伦理自然也就离不开其所处的社会伦理环境。个体伦理是个体在行为中所追求的善或善事物。该善事物是个体对这个事物的认识、态度、思想、心理、愿望、思维的升华。个体"所具有的认识、态度、思想愿望、行为、思维结构、活动结构和心理结构，都要受他所处的时代、阶级、阶层群体、组织规范和价值观制约的。个体总是在一定社会规范和观念制约下生活的"③。正如马克思、恩格斯所言：

> 不言而喻，人们的观念和思想是关于自己和关于人们的各种关系的观念和思想，是人们关于自身的意识，关于一般人们的意识（因为这不是仅仅单个人的意识，而是同整个社会联系着的单个人的意识），关于人们生活于其中的整个社会的意识。④

"关于一般人们的意识"以及"关于人们生活于其中的整个社会的意识"

---

①　何怀宏. 伦理学是什么 [M]. 北京：北京大学出版社，2015：14.

②　王家忠. 社会意识的构成新探 [J]. 山东社会科学，1992（4）：71-74.

③　黄捷荣. 个体主体的社会化 [J]. 学术研究，1992（5）：57.

④　中共中央马克思恩格斯列宁斯大林著作编译局. 马克思恩格斯全集：第3卷 [M]. 北京：人民出版社，2006：199.

表明个体所处的社会环境，即社会伦理环境参与其个体伦理的构建。这是因为个体伦理主体孕育于最基本的社会细胞——家庭当中，他的生产、生活、教育等也离不开其所属民族、种族、阶级中的各种社会组织。这些组织都会在他的伦理意识中留下各自的烙印。也就是说个体伦理主体所隶属的民族、种族、阶级所共享的那部分伦理会参与其个体伦理观的构建。"关于自身的意识"决定了个体的家庭背景、教育经历、成长经历、人生际遇等也会参与其个体伦理的建构。

3. 译者伦理倾向组建模块

《素问》译者的伦理倾向由译者所处区域的社会伦理（社会心理、社会思潮、法律、方针、政策等）以及译者的个体伦理融合而成。前者为译者所处的地域，所属的民族，所属的阶级，围绕中国、中国文化尤其是围绕中医药文化及《素问》的社会伦理，即相关的社会心理、社会思潮以及法律、政策等，后者为译者个人对中国、中国文化、中医药文化以及《素问》的认知、态度。译者伦理倾向的建构会历经三个阶段。第一个阶段为译者从出生至成年这一时段①。郭广银②指出不是所有人都可以充当伦理活动的主体，形成个体伦理。只有那些有着自我意识和自觉能动性，从而具备伦理认识能力和伦理实践能力的人，能够把握社会生活中的伦理关系，确立或理解调节这种关系的道德原则和规范的人才能充当伦理活动的主体。这表明真正意义上的指引译者翻译《素问》的伦理倾向是在译者成年之后，在其具备完全自主性，能对周围环境、事物、现象形成独立见解之后方可最终建构。但这并不是说译者在成长阶段就不会建构与《素问》英译活动相关的伦理理念。《素问》之所以会被传播至目标语区域是因为该区域同中国、中国文化尤其是中医药文化之间存在交流。源于这种交流的社会心理、社会思潮以及社会意识形式以隐性的方式统领译者的成长环境。只要译者同这个环境发生交往，他必然会同中国、中国文化以及中医药文化产生或大或小的交集，他会不知不觉地在这个交集的基础上形成相应的伦理理念。由于译者在成长阶段不具备完全自主性，其与中医药文化、中国文化的交往都是在家庭、学校以及其所处区域其他社会伦理环境的规约下开展。也就是说，在译者成长阶段，其对《素问》英译的伦理理念主要由其所处区域的围绕中医药文化的社会心理、社会思潮以及法律、政策等合力构建。这种伦理理念强烈折射了译者所处区域社会经济基础的属性，具有非常浓厚的狭义层面的

---

① 本研究将大学毕业或者结束学业走上职业岗位视为一个人成年的标志。

② 郭广银. 伦理学原理［M］. 南京：南京大学出版社，2007：122.

民族性。

我们将译者在其成长阶段形成的指涉《素问》英译的伦理观念称为成长社会伦理环境模块。这个模块体现的主要是译者所处民族、地域的社会伦理。由于译者在成长期尚不具备完整的自主性，其在这个阶段形成的伦理理念是不完善的。成年之后的译者会迈入构建《素问》英译伦理倾向的第二个阶段。在这个阶段，译者拥有完全自主性，具备完全的伦理认识能力和伦理实践能力，会基于自己的人生际遇，即译者同中国、中华文化、中医药文化、中医典籍以及《素问》的缘识，完善、修改，甚至重新构建其对《素问》英译的伦理理念。这个阶段，译者有可能将前一阶段对《素问》英译形成的伦理理念与译者这一阶段同中医药文化、中医典籍以及《素问》的缘识结合起来，一起建构其《素问》英译的伦理理念。如果译者这一时期对中医药文化、中医典籍以及《素问》的认知颠覆了他前一阶段形成的认知，那么译者在这一阶段对《素问》英译形成的伦理理念有可能完全替代他在前一阶段形成的伦理理念。我们将译者基于人生际遇建构的指涉其《素问》英译的伦理理念称为人生际遇模块。这个模块主要体现的是译者的个体伦理。

译者基于人生际遇建构的指涉《素问》英译的伦理理念也不是完善的。它需要融合第三个伦理倾向建构模块之后方可最终形成指引其《素问》英译的伦理倾向。译者《素问》英译活动发生在特定时间的特定地域，该地域对中国、中国文化尤其是中医药文化的社会心理、社会思潮，尤其是相关法律、政策无疑会对译者《素问》英译活动产生重大影响。我们将译者在《素问》英译活动发生区域以及《素问》译本传播区域关于中医药文化、中国及中国文化的社会心理、社会思潮，相关法律、政策基础之上形成的《素问》英译伦理理念称为译者翻译活动社会伦理环境模块。这个模块主要体现的也是译者所处地域、民族的社会伦理。

必须指出，《素问》译者的成长社会伦理环境、人生际遇、《素问》英译活动社会伦理环境三个模块之间的界限不是绝对的泾渭分明。人生际遇和成长社会伦理环境之间有一定的交集，人生际遇和《素问》英译活动社会伦理环境之间也有一定的交集。

4. 译者伦理倾向组建模块融合方式

在《素问》英译活动正式开展阶段，译者具备完全的伦理认识能力和伦理实践能力。他会视翻译情境以某种模式融合其成长社会伦理环境模块、人生际遇模块以及《素问》英译活动社会伦理环境模块，从而最终形成指引其《素问》英译活动的伦理倾向，并在此伦理倾向的指引下开展各个层级的翻译活动。

译者《素问》英译伦理倾向的性质取决于三个模块的性质以及译者以哪个模块为基石实施模块融合。当三个模块性质一致时，会自然融为一体，升华出一种具有相同性质的伦理倾向，当三个模块性质不一致，甚至存在冲突时，译者则以某个模块为基石实施模块融合。这个基石模块可能是成长社会伦理环境、人生际遇、《素问》英译活动社会伦理环境三者中的任何一个。译者往往会吸收其他两个模块中与基石模块属性相近的元素，将彼此融合在一起。因此在这种情境下升华出的伦理倾向的性质与基石模块相近，但带有杂合性。

（二）译者伦理倾向的层级性

成长社会伦理环境、人生际遇、《素问》英译活动社会伦理环境融合形成的译者伦理倾向在哪些层面影响其《素问》翻译？

著名翻译理论家吕俊①将翻译划分为两种类型。一种是文人游戏式翻译，这类翻译本质上是文人的自娱自乐活动，译作不出版，读者大多是译者本人。因此这种翻译只有翻译过程，没有真正意义上的接受过程（因为译者本人就是其译作的接受者，翻译活动一结束，译作即被接受）。另一种翻译是译者受人委托，按照委托人的翻译要求，针对特定目标读者的翻译。在这种类型的翻译中，译者产出译作之后，送交委托人，委托人将译作交由译作审核机构（有时委托人和译作审核机构身份重合）审核，译作通过审核之后面向特定读者公开发行。这种类型的翻译就包括译者的翻译以及译作接受两个过程。本研究涵盖的《素问》的六个英译本都不是文人自娱自乐活动的产品，六个译本的译者都是基于特定的翻译目的，针对特定的目标读者开展他们的翻译活动。因此他们的翻译活动既包括译者的翻译，也包括译文的接受。只要一个人的活动有着明确的他人指向性，伦理就会存在，就会发生作用，也就是说伦理在译者翻译环节和译文接受环节都会发生作用。本研究的目标是从伦理学视域客观描述西方译者、国内译者以及西方世界华裔译者的《素问》英译，挖掘六个译本译者的伦理倾向的构成元素，以及元素组合方式，明晰译者伦理倾向的类型以及译者伦理倾向在《素问》英译过程中的体现。无可否认，《素问》六个译本的接受活动也受伦理倾向的制约，但这个伦理倾向属于译作接受者的伦理倾向，不是译者的伦理倾向，因此这种类型的伦理倾向不在本研究考虑之列。

亚里士多德②指出善，即伦理有层级性。有些事物（事物1）是因另一种事

---

① 吕俊，侯向群．英汉翻译教程［M］．上海：上海外语教育出版社，2001：207.

② ARISTOTLE. The Nicomachean Ethics of Aristotle［M］. PETERS F H，trans. London：Butler & Tanner Ltd，1893：2-3.

物（事物 2）之故为我们所追求。我们因某种善（事物 2）追求事物 1，事物 1
即是为了追求事物 2 的手段。这个手段有可能是一个，但很多时候不止一个。
作为手段的善（事物 1）具有层级性，我们以事物（1.1）、事物（1.1.1）……
来表示相关层级。如提取高质量的尼龙纤维行为之善（1.1.1.1.1）是编织结实
的尼龙绳索（事物 1.1.1.1），编织结实的尼龙绳索行为之善是编织高质量的渔
网（事物 1.1.1），编织高质量的渔网行为之善是发展渔业（事物 1.1），发展渔
业之善是发展一国经济（事物 1），后者之善是提升该国综合国力（事物 2）。当
行为者（民族）因特定伦理倾向生发了提升国家综合国力之后的动机后，发展
经济、发展渔业、编织渔网、编织尼龙绳索、提取尼龙纤维等都是这个最高的
善的次层级的善，它们的存在都是为了这个最高的善的实现。就《素问》英译
而论，当译者因为特定的伦理倾向发出了翻译动机，他接下来所做的一切行为
都是沿着其伦理倾向勾勒的路线进行。如何实现各个层级的善以及最终实现最
高层级的善，亚里士多德给出的答案是选择。"选择概念是同时包含着意图与能
力的追求目的（善）的实践。"① 这里有两个层面的意思，一是说"选择就预含
了一个对我们而言是善的目的。我们是因为有目的才要作选择"②，二是说选择
是行为者"在追求某种善的各种能力中伴有技艺上的正确性的那种能力"③，这
种能力使一个人面临困境时做出正确的行为。在《素问》英译中，译者翻译活
动欲实现的目的是最高层级的善，即译者《素问》英译伦理倾向。它指引着译
者实施各个层级的翻译，译者在翻译过程中采取的一切行为都是为了实现这个
最高层级的善，或曰都是从属于这个最高层级的善的次层级善。这个最高层级
的善的实现途径自然也是选择。就翻译的层级而论，赫曼斯（Theo Hermans）
在其著作《系统中的翻译：描写和系统理论解说》（*Translation in Systems：De-
scriptive and System-oriented Approaches Explained*）将翻译划分为三个层级④。第
一个是预备层级（事物 1），译者在此需要选择原文文本，还需要选择是将外文
翻译成本族语，还是将本族语翻译成外文。第二个是初始层级（事物 1.1，也可
以作为另一个事物 1），译者在此需要选择其翻译导向，即选择原语导向还是选
择目标语导向。第三个是操作层级（事物 1.1.1），译者在此需要在其所选择的

---

① 亚里士多德. 尼各马可伦理学 ［M］. 廖申白，译注. 北京：商务印书馆，2003：69.
② 亚里士多德. 尼各马可伦理学 ［M］. 廖申白，译注. 北京：商务印书馆，2003：xxxiv-
　　xxxv.
③ 亚里士多德. 尼各马可伦理学 ［M］. 廖申白，译注. 北京：商务印书馆，2003：xxxv.
④ HERMANS T. Translation in Systems：Descriptive and System-oriented Approaches Explained
　　［M］. Shanghai：Shanghai Foreign Language Education Press，2004：54-55.

原文文本中进一步选择翻译内容（事物 1.1.1.1），是全译，还是部分翻译抑或是选译，摘译。在确定好要翻译的内容之后，译者接下来要做的就是在字、词、句乃至特殊符号层面选择具体的语言转换策略（事物 1.1.1.1.1）。当然三个层级之间的界限不是绝对的泾渭分明，有时一、二两个层级可以合而为一，有时二、三两个层级可以合而为一，有时第三个层级又可以再细化分为两个层级。本研究在赫曼斯翻译层级划分的基础上从《素问》译者伦理倾向与《素问》原文文本、译者伦理倾向与《素问》英译内容、译者伦理倾向与《素问》英译策略三个维度论述译者的伦理倾向如何影响其《素问》英译，或曰译者的伦理倾向如何体现在其对《素问》原文文本、英译内容以及英译策略的选择当中。

　　《素问》内容包罗万象，博大精深，一篇论文无法对其全部内容的英译进行探讨。因此在《素问》英译内容层面，本研究拟从伦理学视域解析《素问》六位译者伦理倾向对原著中医本质元素英译的影响，具体而言就是解析译者伦理倾向对《素问》中医生命体构成观、病理病因观、诊治方略观以及中医文体英译的影响。

（三）《黄帝内经·素问》中医本质元素

　　国内研究者们认为《黄帝内经》的诞生标志着中医学的形成。在这之前的简帛医书都是讲治法和药方，中医学作为一个理论体系始于《黄帝内经》。《黄帝内经》尤其是《黄帝内经·素问》以论述天地阴阳、脏腑诊治、病因病症、运气摄生为胜，第一次系统地讲述了中医的生命观以及中医对人体生理、病理的认知，论述了中医对疾病的治疗原则和方法。《素问》这部典籍全面系统地记述了中医理论研究的最高学术成就，几千年来一直有效地指导着中医的临床实践，护佑着中华民族以及世界其他民族的健康。即便是在当今高科技时代，《素问》仍能以实用科学存世。可以毫不夸张地说，《素问》是中医学的奠基之作，全面折射了中医的本质特征。北京中医药大学教授张其成[①]在谈及中医与西医[②]本质区别时指出中医基于"模型论"，即从功能模型、关系虚体出发探究医学，西医基于"原型论"，即从解剖原型、物质实体出发探究医学。中医和西医这种

[①]　张其成. 论中医思维及其走向［J］. 中国中医基础医学杂志，1996（4）：10-12；张其成. 模型与原型：中西医的本质区别——兼论走出中医现代化悖论的怪圈［J］. 医学与哲学，1999（12）：25-27；张其成. 中医理论模型的特征、意义与不足［J］. 医学与哲学，2000（2）：45-47；张其成. 中医学生命模型的特征和意义［J］. 河北学刊，2007（3）：29-33.

[②]　本研究中的西医指的是安德烈亚斯·维萨里（Andreas Vesalius）正式创建近代人体解剖学之后，西方世界基于现代物理学、化学、生物学、解剖学等学科建构的医学。

认识论区别主要体现在生命体构成观、病因病理观、诊治方略观三个方面。由于中西医都是借由典籍传载各自医学认识论，故中西医典籍文体也是两个认识论区别的一个折射点。

1. 《黄帝内经·素问》生命体构成观

（1）气

"西医遵从'原子论'和'二元对立'的哲学传统，采用分析、实验还原的方法认识人体生命"①，且深受 18 世纪"人是机器"论的影响，从物理学、化学、生物学等视角阐释生命体的构成。原子论把生命体运动这种高级运动形式降格为机械的、物理的、化学的、生物的等类型的低级运动形式。该理论的拥护者主张对生命体组织结构进行划分，直至划分至生命体的最小构成单位。"人是机器"论认为构成生命体的物质与构成无生命体的物质是相同的。该派代表人物拉美特里曾说："人并不是用什么更贵重的料子捏出来的……他只是以不同的方式变化了这面粉团子的酵料而已。"② 在这两种思想的合力下，西医致力于追寻生命体最小的构成单位。这种最小单位随着现代物理学、化学、生物学的发展不断发生变化，由最初的细胞，到分子、原子、粒子，再到 DNA、夸克等，至今仍未有定论。

在《素问》看来"气"是一切生命之源。《素问》呈现的中医之"气"的意义远比西医中的"air"或"breath"丰富。在《素问》中，"'气'是宇宙的基础，是形成宇宙的实体，是构成万物的最小单位"③。大千世界起源于原始的"气"，"气"化生万物。雷顺群在其主编的《〈内经〉多学科研究》一书中，从"气"是宇宙及生命的本源、"气"有运动的本领、形和"气"相互转化三个维度论述了《素问》的"气"论。④

就"气"是宇宙及生命的本原而论，《素问》论述的"气"是一种肉眼看不见的极其微小的物质颗粒。"气"无形、无状，变幻莫测，但它并不是虚无，而是可以被人们感知的。天地间的天气、地气、水气、火气、寒气、暑气、燥气、湿气以及人体内的脏腑之气、营卫之气、五谷之气等都是特定形态的"气"。自然界的一切物质现象，无论是空间维度向各个方向的延伸，还是时间

---

① 张其成. 模型与原型：中西医的本质区别——兼论走出中医现代化悖论的怪圈 [J]. 医学与哲学，1999（12）：26.

② 拉美特里. 人是机器 [M] //苗力田，李毓章. 西方哲学史新编. 北京：人民出版社，1990：456.

③ 雷顺群. 《内经》多学科研究 [M]. 南京：江苏科学技术出版社，1990：2.

④ 雷顺群. 《内经》多学科研究 [M]. 南京：江苏科学技术出版社，1990：2-5.

维度的四季和昼夜的变换，抑或是五颜六色的万物之生长壮老，都是由"气"促成。

就"气"的运动性而论，世间万物的形体都是由"气"构成，且在"气"的化生作用下运动、发展。虽然世间万物形态各异、属性不同，遵循各自独有的发展路径，但它们的一切发展都是由"气"来推动。天气与地气的升降作用是气象变化的原初力，脏腑之气、水谷之气的生化作用是人体各脏腑器官维持正常运行的力量源泉。

就形和"气"的相互转化而论，一切生命的形体都是由"气"生化而成，生命体的产生和消亡也是由"气"的化生属性促成。分散的"气"在"气"生化运作下凝聚成有形的生命体。由于宇宙间"气"的种类繁多，所以由这些"气"化生而成的生命体的形体也就多种多样。诞生之后的生命体在气化作用的推动下继续着生化运动，从而催生了它的诞生、生长、成年、衰老以及消亡。生命终结之后，生化作用会促成它的形体的分解，使之复变为"气"。生命体的形体和"气"的相互转化作用不但存在于太虚当中，也存在于生命体的内部。无形的"气"合成有形的生命体之后，生命体本身即为生化作用提供了场所，生命体内部同时开启另一种形态的气化作用。例如，无形之"气"在生化作用下缔造了有形的人体及其附属器官、组织。人体自诞生之时即成了新的气化作用的场所。胃将食物腐熟消化，使之由有形之物化为精气，这便是体内的由形到"气"的过程。脾脏等组织器官又将食物化生的精气布散至周身，促进人体诸器官、组织的生长或修复，这便是体内的由"气"到形的过程。

气化作用促使生命体同周围环境发生联系，表现方式为两者之间的物质交换。不仅如此，气化作用还促成生命体内部物质的升降运动。物质的出入以及升降运动在促使生命体经历了生、长、壮、老、亡的旅程之后，最终消亡，复散为"气"，回归太虚。这种出入、升降运动自始至终都伴随着生命体，直到其分散为"气"，回归之后才停息。但是气化作用会促使回到太虚的"气"开启新的聚合，生化成为新的生命体。"气"就是通过这样循环往复、周而复始、永不停歇的生化运动，通过形"气"之间的转换孕育的一切生命体，以及生命体的生、长、壮、老、亡历程。"气"是生命体的始基、本体，它无形无状，亘古存在，永不消亡。

（2）阴、阳

《素问》赋予"气"阴阳两种属性。阴、阳源于《易经》。"《周易·系辞上》将阴阳视为宇宙的基本规律，谓之'一阴一阳之谓道'。自然界是一个整体，自然界中的各种事物都有两个方面，这两个方面既对立又统一。"①《素问》继承了这一原理，《素问》中的阴和阳不表示两种具体的、固定的事物，而是表示一对抽象的说明事物属性的范畴。阴和阳一方面代表两种相互对立的属性，另一方面也代表着两种相互对立的状态或运动趋向。凡是明亮、温热、活跃、充实、开放、外露、向上、伸张、扩散等属性或趋向的为阳，凡是暗晦、寒凉、沉静、虚空、闭合、内藏、向下、屈缩、凝聚等属性或趋向的为阴。当然阴阳的划分不是绝对的，而是相对的，充满变化的。一个事物是属阳还是属阴由该事物所处的位置关系决定。一个事物在这种关系中属性为阳，在另一种关系中属性就有可能为阴。如一个人在其儿子面前，其为父亲，属性为阳，其子属性为阴。现在将这个人放在他父亲的面前，他变成了儿子，那么他的父亲属性为阳，他的属性为阴。这个人的儿子在其面前属性为阴，但倘若将这个人的儿子放在女儿面前，他的属性则由阴转为阳。如此类推，所有事物都是遵循一阴一阳的方案来确定其属性。

阴和阳是既对立又统一的。就两者之间的对立而论，阴阳双方相互否定、相互排斥、相互斗争。《素问》中阴和阳的对立与斗争并非指某一种特定的矛盾冲突的形式，而是具有极其广泛意义的概念。这种对立与斗争可以是激烈的外部冲突，也可以是柔和的内部调节。就两者之间的统一而论，阴阳之间相互依存、相互包含、相互渗透。没有阴就无法谈阳，没有阳也无法谈阴。阴阳的统一性还在于阴阳可以无限划分。即使一个事物在大的范围内属于阴或阳，但是它的内部还可以再分阴阳，这种划分可以无限地持续下去。例如，《黄帝内经·素问·金匮真言论篇》指出白天，即平旦至黄昏这一时段在一天中属阳，平旦（3 点到 5 点）至日中（11 点到 13 点）为阳中之阳，日中至黄昏为阳中之阴。黑夜总体属阴，从合夜到鸡鸣为阴中之阴，但鸡鸣至平旦为阴中之阳。

事物的正常生存和发展都必须立足阴阳矛盾的相对平衡，立足阴和阳双方基本处于相对均势的状态。阴阳双方虽然不断地相互排斥，不断发生着此消彼长、此进彼退的情形，但是双方一直都保持着相对稳定的结构关系。如果阴阳某一方面过于强盛，超过了一定的限度，就会打破生命体内部阴阳之间的相对均衡结构，就会破坏生命体原本正常的生化过程。就人这个特殊的生命体而论，人体内部以及人体与周围环境之间阴阳平衡，人就会健康，人体内部以及人体与周围环境之间的阴阳平衡关系遭到破坏或损伤，人就会生病。

---

① 张其成 . 张其成全解黄帝内经·素问［M］. 北京：华夏出版社，2021：86.

2. 病理病因观

在西医看来，人体产生疾病是由于人体细胞发生病变。导致细胞发生病变的原因主要有两个，一是病毒破坏了细胞的防御屏障，致使细胞病变，二是基因变异，如染色体缺失或易位，从而导致细胞发生病变。对于前者导致的疾病，西医治疗原则为杀灭病毒，如若无法杀灭病毒，就切除病灶。病灶在哪个部位就切除哪个部位。对于基因变异引发的疾病，西医几乎是束手无策。《素问》则论述了一种不一样的病理病因观，它视健康的人体为阴阳平衡的结果。疾病产生的根本原因是人体阴阳失衡，万千疾病只不过是体内阴阳失衡的表象。《素问》治疗疾病的总体原则是调和阴阳，将人体内部以及人体与周围环境之间失衡的阴阳关系调和至平衡状态，如此百病皆去。正如《黄帝内经·素问·阴阳应象大论篇》所言："阴阳者，天地之道也，万物之纲纪，变化之父母，生杀之本始，神明之府也，治病必求于本。"

《素问》论述的中医科技与西医在病因认识上的最大差异是其视"风"（虚邪贼风）为致病的最主要原因。《黄帝内经·素问·生气通天论篇》强调："风者，百病之始也。"这里的"风"绝不等同于英文中的"wind（the natural phenomena caused by the movement of air）"。《素问》中的"风"以人体为界可大体分为体外之风和体内之风两类。体外之风为一切运动着的气态物质。不同的时节会生发不同的风，同一时节的不同地理位置也会生发不同的风。当特定时节的风从其正常位置生发，在人体适合接收它的时候而至，这个风便是实风。实风状态下，气候正常，万物生化正常，人体健康。正如《黄帝内经·素问·上古天真论篇》所言：

（例 5）其次有圣人者，处天地之和，从八风之理，适嗜欲于世俗之间，无恚嗔之心，行不欲离于世，被服章，举不欲观于俗，外不劳形于事，内无思想之患，以恬愉为务，以自得为功，形体不敝，精神不散，亦可以百数。①

此处"八风"即为对人体有益的实风。如果某个时节生发了其他时节的风，或者某个时节的风没有从其正常位置生发，或某类风在人体不适合接受它的时候袭来，这个风即为虚风、邪风或贼风，对人体有害。当人体内阳气不足，虚邪贼风却至，人体就有可能生发疾病。《黄帝内经·素问·移精变气论篇》曰：

① 中医出版中心. 黄帝内经素问［M］. 北京：人民卫生出版社，2012：5.

"贼风数至，虚邪朝夕，内至五藏骨髓，外伤空窍肌肤，所以小病必甚，大病必死。"此处的风就是贼风。

体内之风为体外的虚邪贼风侵入人体后损伤经脉、五脏、六腑催生的病症。这些病大多具有病位游移难定，患者摇摆不定的特征。《黄帝内经·素问·风论篇》有言曰："以春甲乙伤于风者为肝风，以夏丙丁伤于风者为心风，以季夏戊己伤于邪者为脾风，以秋庚辛中于邪者为肺风，以冬壬癸中于邪者为肾风。"这里的风就是指病症。

3. 诊治方略观

在诊治方略层面，"西医诊断是在还原论的思想基础上通过实验和分析的方法……借用现代自然科学技术，从微观的角度，以大量的量变参数来确定疾病的致病动因，进而对疾病做出诊断"[①]。医生通过让疑似病患检查、化验以获取相关数据，然后将相关数据与既定的数据进行比较，看其是否在既定数据范围内，然后推断疑似病患是否真的患有某种疾病。在这种诊断模式下，医生高度甚至是过度依赖医疗器械。《素问》传载的中医科技则不然，它以"取象类比"为主要诊治方略。"中医认为'有诸内必形诸外'。"[②] 张其成指出中医的"内"就是人体内的脏腑、经络、气血等。"内"之生化作用会以某种方式（如脉象、面色象、舌苔象等）体现在人体外面。我们可以借助人体外面的"象"来推测体内的脏腑功能是否正常、气血活动是否顺畅以及病理变化等[③]。《素问》提出了两种基于取象类比思维的诊察方法，"一种是观察面部颜色，一种是辨别脉象"[④]。两种方法逐渐发展成"望"（观面色，看舌苔）、"闻"（听声音，闻体味）、"问"（询问身体感受，日常生活状况）、"切"（察脉象）四诊法。中医在望、闻、问、切的过程中，基本不需要倚仗诊断仪器。

《素问》传载的取象类比法主要为"象"思维和"五行"思维，"象"包括原象、类象、拟象和大象，五行则包括木、火、土、金、水。

（1）象思维

①原象

原象主要指"通过感官（主要是视觉器官）获得的事物形象，它既是当下

---

① 侯宗德，王瑞泰. 中西医诊治模式的比较及其互补性［J］. 山东中医学院学报，1995（3）：159.

② 张其成. 张其成全解黄帝内经·素问［M］. 北京：华夏出版社，2021：172.

③ 张其成. 张其成全解黄帝内经·素问［M］. 北京：华夏出版社，2021：179-180.

④ 张其成. 张其成全解黄帝内经·素问［M］. 北京：华夏出版社，2021：183.

的视觉表象，也是长时期的记忆和知觉表象"①。原象思维最主要的特征是描绘的事物与比拟的事物之间在视觉表象上具有很大的相似性。原象有两种主要体现方式，一是模拟，二是象征。如《黄帝内经·素问·玉机真藏论篇》在论述脉象时这样说道："真肝脉至，中外急，如循刀刃责责然。"医著者在这里使用手按刀刃给人的感官刺激印象来比拟肝的真脏脉的运行形态，运用的就是原象思维。

②类象

类象指"由不同具体形象的相似、象类方面组合而成的形象。其生发机制是联想和想象"②。转借和比拟是类象的主要表达方式。需要指出类象不一定是事物原来的映像，而是在一个事物原来映像的基础之上融入多个与之类似的映像，进一步提升之后形成的一个整体映像。《黄帝内经·素问·五藏生成篇》在论述人体面色与人的健康及疾病的关系时就运用了类象思维。该段论述如下：

（例6）青如翠羽者生，赤如鸡冠者生，黄如蟹腹者生，白如豕膏者生，黑如乌羽者生，此五色之见生也。③

医著者在这里将翠竹一般青、鸡冠一般红、蟹腹一般黄、猪脂肪一般白、乌鸦羽毛一般黑等多个映象交织在一起使人联想健康体征在面色上的映像，采用的就是类象思维。这个整体映像与之前的每一个映像都有关联，但又不等同于任何单个映像。

③拟象

拟象是"按照一定的主观意图和分类标准，对各种'类象'再进行组合，模拟或再造出一个整体世界的功能图像"④。《素问》"拟象"之法主要体现为"拟诸其形容，象其物宜"，即借助一些抽象符号重新建构自然界及人体之象。这种"象"具有一定程度的形而上哲学蕴意。

《素问》的拟象思维源自《周易》，主要体现在其经脉拟象系统当中。例

---

① 蒋谦. 哲学论意象思维在中国古代科技发展中的地位与作用［J］. 江汉论坛，2006（5）：26.

② 蒋谦. 哲学论意象思维在中国古代科技发展中的地位与作用［J］. 江汉论坛，2006（5）：26.

③ 中医出版中心. 黄帝内经素问［M］. 北京：人民卫生出版社，2012：49.

④ 蒋谦. 哲学论意象思维在中国古代科技发展中的地位与作用［J］. 江汉论坛，2006（5）：27.

如，《素问》以《周易》六爻模型构建人体六经模型。六经分阴阳两类，阴经和阳经又各分为三。阳明经、少阳经、太阳经为三阳经，太阴经、厥阴经、少阴经为三阴经。且看《黄帝内经·素问·阴阳离合论篇》对人体三阳经和三阴经的论述：

> （例7）岐伯曰：圣人南面而立，前曰广明，后曰太冲，太冲之地，名曰少阴，少阴之上，名曰太阳，太阳根起于至阴，结于命门，名曰阴中之阳。中身而上，名曰广明。广明之下，名曰太阴，太阴之前，名曰阳明，阳明根起于厉兑，名曰阴中之阳。厥阴之表，名曰少阳，少阳根起于窍阴，名曰阴中之少阳。是故三阳之离合也，太阳为开，阳明为阖，少阳为枢。三经者，不得相失也，搏而勿浮，命曰一阳。①

这里由少阴、太阴、厥阴构建的三阴经系统和太阳、阳明、少阳构建的少阳经系统运用的正是《周易》六爻模型，立足"拟诸其形容，象其物宜"的拟象思维。

④大象

大象指"那种虽然与具体形象有关联，却没有形体形质的物象原型，排斥一切符号、语言等概念思维的混沌、朦胧形象……大象体现在古代科技中突出的表现就是'元气说'……这种元气说在解释自然科学的一些重大理论问题，如天地起源、宇宙进化、人的精神现象时具有高度的含摄力和启发性"②。例如《黄帝内经·素问·天元纪大论篇》在论述宇宙起源时运用的便是大象思维。

> （例8）鬼臾区曰：臣积考《太始天元册》文曰：太虚寥廓，肇基化元，万物资始，五运终天，布气真灵，揔统坤元，九星悬朗，七曜周旋，曰阴曰阳，曰柔曰刚，幽显既位，寒暑弛张，生生化化，品物咸章。臣斯十世，此之谓也。③

这段论述中的"太虚""五运""气""九星""七曜""阴阳"在现实中并无具体的物象原型，它们交织在一起构建了一幅宇宙初始化的景象。

---

① 中医出版中心. 黄帝内经素问［M］. 北京：人民卫生出版社，2012：33-434.

② 蒋谦. 哲学论意象思维在中国古代科技发展中的地位与作用［J］. 江汉论坛，2006（5）：27.

③ 中医出版中心. 黄帝内经素问［M］. 北京：人民卫生出版社，2012：248.

（2）五行

不少研究中医的西方人认为《素问》中的五行为木、火、土、金、水五种具体的自然界物质，这其实是个误解。《素问》中的五行"代表的是五种不同的功能属性"①。张其成指出《素问》采用取象类比的方法把天地自然间所有的事物划分为木、火、土、金、水五类。② 木的特性是"曲直"，代表升发、生长、调达、舒畅等特点。火的特性是"炎上"，具有发热、温暖、光明、向上等性质。土的特性是"嫁穑"，引申为生长、承载、化生、长养等特质。金的特点是"从革"，具有肃杀、收敛、潜降、清洁等特性。水的特性为"润下"，具有滋润、寒凉、闭藏、向下等特性。木、火、土、金、水五范畴中的每个范畴内都有万千事物，形态不一，但它们共享该范畴属性。木类事物形态各异，但都具备曲直、升发、生长、调达、舒畅之特质。火类事物万千种种，也都具有发热、温暖、光明、向上之特征。土类事物成千上万，都具备生长、承载、化生、长养之属性。金类事物各有质地，但都具备肃杀、收敛、潜降、清洁的特性。水类事物各有不同，但共享滋润、寒凉、闭藏、向下之特性。《素问》认为时、方、谷物、色、味、气等呈现的万千属性皆可归类至木、火、土、金、水五种核心属性范畴内，故有五时、五方、五谷、五色、五味、五气。人体内诸多脏、腑、体、窍、志、神也是按照其所呈现的属性归属至木、火、土、金、水五种核心属性范畴内，故有五脏、五腑、五体、五窍、五志、五神等。

4. 中医文体

西医也好，中医也罢，都是借由典籍记述、传播医学思想、理论、技术。这使得典籍的文体特征也成为中医区别于西医的重要属性之一。

迄今为止，学界尚未就何谓文体达成一个统一的，为业内人士普遍接受的定义。许多学者从各自的研究视角出发给文体下过很多定义。许力生③将其中较有影响力的定义归纳如下：

（1）文体是经典杰作的标志。该定义主要为文学、艺术领域内学者所运用；

（2）文体是内容意义的表述方式。该表述被众多英语语言词典作为"style"的解释词条；

（3）文体是个性、个人特点与气质以致人格、人品在言语行为上的表现；

（4）文体是来自偏离常规的语言变异，其实质是从语言的全部功能中做出

① 张其成. 张其成全解黄帝内经·素问 [M]. 北京：华夏出版社，2021：7.

② 张其成. 张其成全解黄帝内经·素问 [M]. 北京：华夏出版社，2021：101-103.

③ 许力生. 文体风格定义问题述评 [J]. 四川外语学院学报，1992（2）：91-95.

的选择，涉及词汇、句法、语篇等层次。

著名学者王佐良、丁往道指出："文体有广狭二义。狭义的文体指文学文体，包括个别作家的风格。广义的文体指一般语言中的各类文体。"① 两位学者还指出，无论是广义文体还是狭义文体，都需要从语音、词汇、句法、语篇层面解析。《素问》并非由个人所著，因此定义（2）不适合本研究。《素问》虽然具有很强的文学性，但其归根结底是一部科技著作，因此定义（1）也不适合本研究。故此本研究的文体在概念上融合了（2）和（4）的内容，同时结合王、丁二位学者对文体的论述。就语音与词汇层面而论，作为两种不同的语言，汉语和英语在语音、词汇层面的区别不仅存在于医学著作，也存在于任何类型的著作之中。因此这两个层面的区别不可视为中医典籍文体区别于西方医学典籍文体的本质属性。王佐良、丁往道指出，"语篇是一个语义单位，是一个完整的意义单位。它与句子的关系不是大小关系，而是'实现'关系——语篇是依靠句子来实现的。语篇可长可短。一个句子或短语，甚至一个词，都可以构成语篇"②。《素问》为汉语文言体著作，语句大多短小，语义精炼，很多时候一个句子即是一个语篇。另外《素问》习惯将众多短句组合在一起。这些短句在韵脚上相互呼应，共同构成韵文语篇，读起来朗朗上口、气势磅礴，我们在解析《素问》文体时，基本不可能而且也没有必要将句和篇分隔开来论述。因此本研究在探讨《素问》文体时，不再把句子作为一个单独层面，而是将其融入语篇层面一起探讨。

在语篇层面，《素问》倾向采用短句构建语篇，这与西方医学典籍以主题句为统领，以表示逻辑关系的词串联附属信息的语篇构建模式截然不同。

众所周知，英语是一种形合语言，一个句子往往集中阐述一个核心议题。在论述核心议题时，英语文本首先确立凸显主题信息的主题信息模块。其次，围绕该主题信息模块将与该主题信息相关的次级信息模块都囊括进来。最后，使用表示逻辑关系的词或语法手段明晰诸次级信息模块与主题信息模块之间的逻辑关系，以及次级信息模块之间的逻辑关系。我们以西医著作"Pathology Note"中的一段论述为例：

（例9）Neutrophils leave the blood stream in a highly regulated process
　　　　　　　①　　　　　　　　　　　　　　　　　　　　②a

---

① 王佐良，丁往道．英语文体学引论［M］．北京：外语教学与研究出版社，1987：i.
② 王佐良，丁往道．英语文体学引论［M］．北京：外语教学与研究出版社，1987：141.

involving marginastion（moving toward the vessel wall），adhesion（binding to the
　　　　　　③a　　　　　　　　　　　　　　　②b　　　　　　　③b
endothelium）and emigration（moving between endothelial cells to leave the
　　　　　　　　　　②c　　　　　　　　　　　　　　　③c
vessel）.①

该句的核心议题是"neutrophils"（嗜中性粒细胞）的功能。① 是陈述这个核心议题的主题信息模块，它凭借"involving"这个表所属关系的 ing 分词统领②a，②b 和②c 三个处于同一层级的次级信息模块。"，"则表示这三个信息模块地位相同，互不统领。三个"（ ）"说明③a，③b，③c 分别是②a，②b，②c 的下层信息模块，分别对各自上层信息模块做具体化说明。

在文言文向白话文发展过程中，汉语吸纳了英语中的一些元素，尤其是英语句子的一些形式特征。在同西方同行交流过程中，当今中国的医著者在著述过程中，越来越多地沿袭西医医学著作的语言范式，使得现代汉语医学著作在句式层面越来越呈现出英语的树形句式特征。

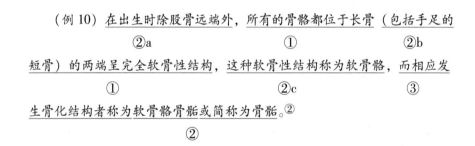

（例10）在出生时除股骨远端外，所有的骨骼都位于长骨（包括手足的
　　　　　　②a　　　　　　　　　　　①　　　　　　②b
短骨）的两端呈完全软骨性结构，这种软骨性结构称为软骨骼，而相应发
　　①　　　　　　　　　　　②c　　　　　　　　　　③
生骨化结构者称为软骨骼骨骺或简称为骨骺。②
　　②

该句的核心议题是"软骨性结构"，所有信息都围绕着这个议题展开。"所有的骨骼都位于长骨的两端呈完全软骨性结构"是呈现"软骨性结构"这个议题的主题信息模块，位于层级①。它用表示逻辑的关系词"除……外""这种""而"以及符号"（ ）"等统领所有与其相关的次级信息模块。"除……外"显示 ②a 是对①进行范围限定，受①统领。"（ ）"表明②b 是对层级 ①中的"长骨"的信息补充，是"长骨"的下层信息模块。"这种"表明②c 与 ① 中的"完全软骨性结构"之间是同位关系。"而……者"表明③是②c 中"软骨骼"

①　BARONE J. Pathology Note［M］. Washington：Kaplan Inc，2002：22.
②　吉士俊，潘少川，王继孟. 小儿骨科学［M］. 济南：山东科学技术出版社，1997：5.

的下层信息。如此种种，使得这段用汉语写成的医学论述折射出浓郁的英语"核心议题—主题句—下层信息模块"的句式特征。

诞生于数千年前的《素问》则不同。《素问》的医著者对他们而言是以已知的东西为始点撰写医学著作。在古代中国，《素问》医著者的目标读者是对中医有着足够认知的医者。他们已经具有或者很容易获得医著者的著述始点。因此《素问》著述者在撰写这部著作时省略了大量在他（们）看来是常识性的信息。在造纸术、印刷术尚不发达的古代，《素问》主要以口口相传的方式流传。相比较无韵文，韵文更方便记诵及口口相传，因而成了《素问》医著者语篇构建的首选策略。且看钱超尘先生对《黄帝内经》文体特征的总结。

在《内经语言研究》一书中，钱超尘①用 O 表示无韵，A 表示入韵字，B表示另一个入韵字，来梳理《黄帝内经》的四言及以上句式。他一共归纳出了三种押韵句式：OAOA（偶数行押韵），AAOA（一、二、四句押韵），AABB（一、二句押一个韵脚，三、四句押另一个韵脚）。钱先生的归纳涵盖了《素问》和《灵枢》。就《素问》四言句式而论，常见的韵文语篇有 OAOA（偶数行押韵），AAOA（一、二、四句押韵）。除此之外 AOAO（奇数押韵），ABAB（一、三句和二、四句各押一个韵脚）以及 AAAA（全文押一个韵脚）也是《素问》中常见的韵文语篇。且各举一文为例：

OAOA：秋三月，此谓容平，天气以急，地气以明，早卧早起，与鸡俱兴，使志安宁，以缓秋刑，收敛神气，使秋气平，无外其志，使肺气清。②

AAOA：是故暮而收拒，无扰筋骨，无见雾露，反此三时，形乃困薄。③

AOAO：别于阳者，知病从来；别于阴者，知死生之期。④

ABAB：肝至悬绝，十八日死；心至悬绝，九日死；肺至悬绝，十二日死；肾至悬绝，七日死；脾至悬绝，四日死。⑤

AAAA：心之合脉也，其荣色也，其主肾也。肺之合皮也，其荣毛也，其主心也。肝之合筋也，其荣爪也，其主肺也。脾之合肉也，其荣唇也，

① 钱超尘. 内经语言研究 [M]. 北京：人民卫生出版社，1990：310.
② 中医出版中心. 黄帝内经素问 [M]. 北京：人民卫生出版社，2012：7.
③ 中医出版中心. 黄帝内经素问 [M]. 北京：人民卫生出版社，2012：13.
④ 中医出版中心. 黄帝内经素问 [M]. 北京：人民卫生出版社，2012：36.
⑤ 中医出版中心. 黄帝内经素问 [M]. 北京：人民卫生出版社，2012：36.

其主肝也。肾之合骨也，其荣发也，其主脾也。①

韵脚的使用使得《素问》在篇章层面透射出浓郁的诗体特征，大大提升了《素问》的传播速度，对《素问》的数千年传载功不可没。

四、本章小结

本章耦合伦理学、翻译学相关理论，同时基于《素问》英译的特征建构本研究的理论框架。伦理是具有明确目的指向性的善。伦理既是一种普遍的、本体性存在，也是个体私意的表达。伦理可以意指善、恶的区分，可以意指交往准则。它可以是主观的，也可以是客观的；可以是低层次的、类似于法律，百姓天天使用却不知的东西，也可以是高层次的，类似于家园，体现了人或民族的精神本质的、可以在其中居留的东西。伦理在人际交往中产生，劳动是最重要的人际交往，伦理和劳动之间有着与生俱来的耦合关系。劳动建立在特定的经济基础之上，所以伦理从属于特定的社会经济基础，此外还具有民族性、阶级性、历史性以及层级性。由于《素问》译者的英译活动是译者的一种劳动行为，因此我们可以从伦理学视域解析《素问》英译者的翻译活动。伦理倾向由社会伦理和个体伦理两部分组成。社会伦理由特定时代、特定区域的社会心理、社会思潮以及体现该区域主流社会意识形态的法律、政策等元素融合而成；个体伦理由译者关于自身的意识、关于一般人们的意识以及关于人们生活其中的整个社会的意识融合而成，即由译者的家庭背景、教育经历、成长经历、人生际遇等元素融合而成。

指引《素问》译者英译活动的伦理倾向历经三个建构阶段。第一个阶段为译者出生至成年之前的这段时间。这一阶段译者的家庭环境、教育环境、其他成长环境中的社会心理、社会思潮以及法律、政策等融合而成其伦理倾向的第一个建构模块，即成长社会伦理环境模块。第二个阶段为译者成年之后至《素问》英译活动开展前这段时间。这一时段译者与中国、中国文化、中医药文化以及《素问》的缘识融合成其伦理倾向的第二个建构模块，即人生际遇模块。第三个阶段为译者《素问》英译活动实施期间。这期间潜行于译者翻译活动发生区域以及《素问》译本传播区域的，指涉中医药、中医药文化以及中国的社会心理、社会思潮，相关法律、政策融合成译者伦理倾向的第三个建构模块，

---

① 中医出版中心．黄帝内经素问［M］．北京：人民卫生出版社，2012：48.

即《素问》英译活动社会伦理环境模块。三个模块交织在一起，最终融合、升华为《素问》英译者的伦理倾向。该伦理倾向指引译者去选择原文文本、原文翻译内容以及翻译策略。

由于《素问》内容包罗万象，博大精深，一篇论文无法对其全部内容的英译进行探讨，故在《素问》英译内容层面，本研究拟从伦理学视域解析《素问》六位译者对原著传载的中医本质元素的英译。具体而言就是从伦理视域解析六位译者对《素问》传载的中医生命体构成观、病理病因观、诊治方略观的英译。由于中医和西医主要借由典籍传载各自医学科技，因此译者对《素问》构建的中医文体的英译也是本研究的研究内容。

第四章

《黄帝内经·素问》英译西方译者伦理倾向

第一位将《素问》翻译成英文的来自西方译者。截至目前，一共有四位西方译者全部或部分英译《素问》。威斯和文树德是《素问》西方译者当中最杰出的两位。前者是世界上首位较大规模地英译《素问》的译者，她翻译了《素问》前 34 章。后者是首位全译《素问》的西方译者，他翻译了人民卫生出版社版《素问》的所有章节。威斯和文树德都出生在德国，成年之前都是在德国生活。他们立足同一类型的经济基础（资本主义经济体制），来自同一个民族（日耳曼民族）、阶层（知识分子阶层）。但是他们活跃于不同的时代，有着不同的家庭背景、教育经历，与《素问》、中国以及中医药文化的缘识不一样，他们《素问》英译活动所处的社会伦理环境也不一样。这些相同点和不同点如何影响着两位译者《素问》英译伦理倾向的形成，相关伦理倾向如何影响他们的翻译，本章将予以解答。

在解析上述议题之前我们先简要介绍威译本和文译本。

一、威译本、文译本概述

（一）威译本概述

严格而论，美国威斯康星大学的生理学家道森（Percy Millard Dawson）是首位英译《素问》的西方学者。他于 1925 年在美国《医学史年报》（*Annals of Medical History*）上发表的论文——《素问：中医学之基础》（*Su-Wen：the Basis of Chinese Medicine*）。该论文只简单翻译了《素问》的两个篇章，在西方世界未产生多大影响力。威译本是首次在西方世界产生巨大影响的《素问》英译本。该译本首版于 1949 年，后分别于 1966 年、1975 年、2002 年和 2016 年再版。四个再版译本基本没有更改首版正文内容，主要更改了译本的序言。首版威译本有两篇序言，一篇是威斯的博士生导师，美国约翰·霍普金斯大学医史研究所主任西格里斯特（Henry Sigerist）教授为该书所作的序，另一篇是威斯本人自序。1966 年版译本的序言部分保留了西格里斯特所作的序和译者自序，此外增加了一篇译者新作的序。1975 年版译本是 1966 年版译本的再版。2002 年版译本序言部分除了之前的三篇序言又增加了肯·罗斯（Ken Rose）为该书作的序。2016 年版译本删除了肯·罗斯所作的序言，将其替换为波士顿大学医学院教授巴恩斯（Linda Barns）为该译本所作的序言。

威译本的主体由四个部分组成。第一部分是《素问》纵览，内容包括《素问》的成书年代及《素问》立足的哲学基础（包括道、《素问》之道论、阴阳论、《素问》阴阳论、五行论、《素问》数字系统、《素问》天干地支系统、《素问》解剖学和生理学思想、《素问》病症学思想、《素问》诊疗学思想以及《素问》针灸推拿要论）。第二部分是附录，包括《四库全书总目提要》，《素问》王冰序，《素问》高保衡、林忆序。第三部分是参考书目。第四部分是《素问》1—34 章译文。

（二）文译本概述

文译本由美国加州大学出版社 2011 年首次出版，由德国人文树德（Paul Unschuld）主译，德国人泰森诺（Hermann Tessenow）及中国学者郑金生辅助翻译。文译本由序言、正文和参考书目三部分组成。序言阐述了《素问》的科学价值、《素问》文体特征、译者翻译原则、译文符号使用原则、译文脚注原则以及《素问》中医术语翻译例析。正文部分以人民卫生出版社 1983 年出版的《素问》为翻译蓝本，译注并置。参考书目部分列出了 1600 多年来中国、日本《黄帝内经》研究者编撰的 600 多部专著、词典及百科全书，以及近几十年来中国国内学者刊发的 3000 多篇研究《黄帝内经》的论文。文译《素问》是一个前后持续了十多年的系统工程，产生了三个重要成果。第一个成果是 2003 年首版的《〈黄帝内经·素问〉：古代中国医经中的自然、知识与意象》（*Huang Di Nei Jing Su Wen：Nature，Knowledge，Imagery in an Ancient Chinese Medical Text*）。美国加州大学文史学家海恩里奇（Larissa Heinrich）、芝加哥大学汉学家夏德安（Donald Harper）分别于 2004 年和 2005 年为此书做推介。推介指出这部著作全面整合了《素问》研究领域的重要成果，从医学、史学、文学三个维度系统介绍了《素问》的历史、命名、版本以及代表注家等，深入介评了《素问》的生命体构成观、病理病因观、养生观、诊治方略观以及五运六气学说等。第二个成果是 2008 年首版的《〈黄帝内经·素问〉词典》（*A Dictionary of the Huang Di Nei Jing Su Wen*）。美国医史学家和中国科技史专家吴章（Bridie Andrews Mine-han）2010 年曾对这部词典做过推介。这部词典收录了《素问》中的 1866 个单字和 8800 多个词汇，详细阐释了《素问》的中医术语，是西方世界中医研究人员研读《素问》最珍贵的工具书。第三个成果是 2011 年首版的《〈黄帝内经·素问〉译注》(*Huang Di Nei Jing Su Wen: An Annotated Translation of Huang Di's Inner Classic: Basic Questions*),即《素问》文译本。必须指出文译本的翻译建立在前两项成果的基础之上,译者在前两项研究中提出的观点能够在很大程度上为文译本翻译策略提供阐释。

二、威斯、文树德伦理倾向构成元素

指引译者英译《素问》的伦理倾向由译者的成长社会伦理环境、人生际遇以及《素问》英译活动社会伦理环境三个模块合力建构。威、文二位译者在这三个层面有何异同?

(一) 威斯伦理倾向构成元素

1. 成长社会伦理环境

社会伦理由社会心理、社会思潮以及社会意识形式三部分组成,体现在特定时代的社会动态,尤其是法令、政策、舆论当中。威斯 1912 年出生于德国,幼年及青少年都是在德国度过。威斯二十几岁在维也纳和日内瓦学习医学,1937 年大学毕业后留学美国。我们从 1912—1937 年间德国社会与中医药相关的法令、政策、社会思潮、社会心理等当中可以挖掘出建构威斯伦理倾向的成长社会伦理环境。

学界研究①显示中医于 1682 年前后传入德国。1682—1937 年间,西方世界在现代科学技术的支撑下日渐崛起。资本日复一日、年复一年地在全世界范围内掠夺财富。长时间走在世界前列的中国在这段时间却渐渐衰落,最后被西方列强欺辱达百年之久。这段时期,西方对中国的态度由马可·波罗时代的仰慕、崇拜逐渐转变为轻慢、贬抑。因此在这段时期进入德国的中医药文化从一开始就处于一种被俯视、轻慢的社会伦理环境中。首先,中医与针灸之间被画上了等号。1682 年克雷亚 (Cleyer) 在德国法兰克福出版《中国医法举例》一书。此书只是非常简略地介绍了一些粗浅的针灸临床技法,却冠以"中国医法"之名,强行在中医和针灸之间画了一个等号。1683 年,格荷马 (J A Gehema) 在汉堡出版了《应用中国针灸治疗风湿痛》 (*Eroberte Gicht durch die Chinesische Waffen der Moxa*) 一书。此书虽然没有在针灸和中医之间画上等号,但只是介绍针灸技法,基本不提针灸立足的中医理论,也很容易令读者产生针灸即中医的

---

① 周欣. 中医药国际化的发展及趋势研究 [D]. 广州:广州中医药大学,2011;耿直. 中医在德国 [J]. 中医药导报,2016,22 (15):1-5.

错觉。1712 年,曾经到访过中国的甘弗(Engelbert Kaempfer)出版了《海外珍闻录》(*Amoenitatum exoticarum politico-physico-medicarum fasciculi quinque*)一书。此书在向德国民众介绍中医时也只介绍了针灸和艾灸。甘弗手绘的针灸穴位图以及金针、银针器具图成了那个时代德国社会对中医的所有认知。其次,这段时间的德国医学界对针灸妄加揣度,并且基于谬误性揣度发展出了伪针灸。18世纪初,德国著名的外科学家赫斯特(Lorenz Heister)在其所著的《外科学》中妄称针灸同欧洲中世纪的烧灼法(用烧红的烙铁来烫灼受伤部位以杀菌)类似,是一种过时的疗法。1800—1830 年间,德国医学界在对针灸的错误理解基础之上竟然发展出了一种名为"痛点疗法"的针刺方法。这种方法以用针多,留针时间长为特征,完全背离了中医针灸原理。1816 年,德国人伯理奥兹(Lawrance Berlioz)在这种方法的刺激下,自己制作针具,不认穴位,将针具直接插入身体疼痛区域,导致医疗事故发生。纵观整个 18 世纪的德国社会,"德国大部分主流医学的医生诋毁中医,认为中医不具备科学性"[①]。在以这种社会心理、社会思潮为特征的社会伦理环境下,中医药在德国基本被视为异端医学文化,频遭打压。

进入 20 世纪之后,中医药文化在德国所处的社会伦理环境愈加恶劣。德国在一战中战败,但普鲁士王朝时涌起的民族主义、霸权主义思潮并没有消失,反倒愈演愈烈。20 世纪 20 年代到 30 年代,纳粹主义借机兴起并最终主宰了德国的社会意识形态。这种社会伦理环境下的德国在与其他民族尤其是弱小民族的交往中呈现出了强烈的俯视、欺压态势。同中国的交往中,他们秉持这样的伦理观,即"世界上只有他们所谓的'北方人'是文明的创造者,而中国人等则是文明的破坏者"[②]。李明欢[③]在其编著的《欧洲华侨华人史》中指出,在纳粹主义主宰德国期间,德国政府大肆欺压在德华人,竭力消除德国文化中的中华文化元素。纳粹执法部门频频突袭唐人街,干扰在德华人的正常生活。此外纳粹政府还禁止德国民众同华人交流、通婚。中医药文化被其视为破坏文明的西医文化的异端文化,遭到强力镇压。

可见在威斯《素问》英译伦理倾向形成的第一阶段,她成长于一种俯视中医的社会伦理环境当中。成年之后的威斯同中医有着什么样的缘分?这份缘识是否令其对中医产生了新的认识?

---

① 周欣. 中医药国际化的发展及趋势研究 [D]. 广州:广州中医药大学,2011:5.

② 季羡林. 留德十年 [M]. 上海:华东师范大学出版社,2016:137.

③ 李明欢. 欧洲华人华侨史 [M]. 广州:暨南大学出版社,2019:76-90.

2. 人生际遇

威斯 1937 年赴美攻读硕士学位，6 年时间未果。1943 年威斯遇到了她人生中的贵人——美国约翰·霍普金斯大学医学史研究所主任西格里斯特，之后方顺利毕业。西格里斯特不仅帮助威斯拿到了硕士学位，还把威斯培养成了约翰·霍普金斯大学医学史研究所第一个也是唯一一名医学史博士。巴恩斯在威译本 2016 年再版的序言中指出威斯在跟随西格里斯特攻读博士学位之前，就一直致力于翻译并分析中国北宋王安石变法中的中医药改革部分，此举获得了西格里斯特的青睐。西格里斯特强烈建议威斯翻译《素问》，并帮助威斯从美国洛克菲勒基金会申请到了为期两年的项目资助。可以这么说，洛克菲勒基金会是《素问》威译本的客户，西格里斯特是洛克菲勒基金会的全权代表，也是威斯《素问》英译活动的发起人。德国功能派翻译理论代表人物诺德（Christiane Nord）指出，翻译活动的发起者和译作客户对译者的翻译行为有着重要的影响。有伦理的译者应当遵照翻译活动发起人以及客户制定的且为其所接受的"翻译纲要"[1] 进行翻译。译者必须确保译作符合翻译活动发起人以及客户的要求，最大限度地实现二者的利益。如果译者无法接受翻译活动发起人或者客户在"翻译纲要"中提出的要求，他要么拒绝接受任务，要么向他们明示自己不会承担译文引发的任何不良后果，然后按照"翻译纲要"翻译。威斯[2]在初版序言中指出她在《素问》英译过程中参照了西格里斯特的建议。这表明在"翻译纲要"层面威斯同西格里斯特没有分歧，也就是说威斯遵从了西格里斯特及其背后的美国洛克菲勒基金会对中医药文化的伦理倾向。

我们可以从西格里斯特为初版威译本所作的序言中清楚看出他及其背后的洛克菲勒基金会对中医药文化的伦理倾向。西格里斯特在序言中把西医标榜为"现代的""科学的"医学。他罔顾中医随着时代发展也不断发展的事实，无视中医在他所处的时代已经造福于西方民众的事实，给中医贴上"小民的""过时的""该废弃的"等耻辱标签。西格里斯特主张以现代西医理论和技术取代"中医陈腐过时的医学理论和行医之道"[3]。他认为西医取代中医是一个漫长的，面临极大智慧挑战的过程。西方医学界人士需要采取以彼之道，还施彼身的策

---

① NORD C. Translating as a Purposeful Activity：Functionalist Approaches Explained ［M］. Shanghai：Shanghai Foreign Language Education Press，2001：30.

② VEITH I. Huang Ti Nei Ching Su Wen：The Yellow Emperor's Classic of Internal Medicine ［M］. Los Angeles：University of California Press，1940：xx.

③ VEITH I. Huang Ti Nei Ching Su Wen：The Yellow Emperor's Classic of Internal Medicine ［M］. Los Angeles：University of California Press，1940：xi.

略，即通过使用中医服务区域的民众熟悉的医学术语和概念向他们灌输西医学理念，以最终实现西医占领他们医学思维阵地的目的。为实现此战略目的，西方医学界必须了解中医，了解中医的医学概念和医学理论。翻译是他们了解中医最直接的手段，故此，在他看来威斯英译《素问》对研究人类文明发展历史的西方学者、西医研究者及从业者都具有重要的意义。研究人类文明发展历史的西方人可以通过威译本接触到中医立足的中国哲学理论，进而从一个侧面了解中国古代文明。西医研究者和从业者可以通过威译本了解中医理论以及中医疗法。这有助于他们在"中西医战争"① 中了解对手，获取战场优势，最终赢得用更有效、更科学的西医理论和西医技术取代中医的战争的胜利。

不难看出，西格里斯特及其背后的洛克菲勒基金会之所以极力建议，大力支持威斯英译《素问》不是因为他们认可中医科技，他们开启《素问》英译项目也不是为了促进中西医之间的交流，互补有无，而是出于一种西医俯视中医的伦理倾向。这种伦理倾向以一种居高临下的态度俯视中医，贬低中医的科学价值，甚至把中医视为西医的敌人，欲除之而后快。西格里斯特的序言显示他不仅基于一种医学霸权伦理倾向俯视中医以及《素问》，还基于一种西方文明霸权伦理倾向俯视《素问》英译。他深谙文学是文明的重要组成部分，深知《素问》不仅是一部传载中医科技的著作，同时也是一部文学著作。因此他建议西医从业者和研究者不仅要了解中医学相关理论和临床技术，同时也需了解中医文学，如此方能令西医赢得"中西医之战"的胜利。他认为威译本能在这个层面为西方"中西医之战"的参与者们提供极大的帮助。

可以看出成年之后的威斯同中医药之间的交往依旧处于一种以西医学为圭臬，俯视中医药文化的伦理环境当中。

3. 《素问》英译活动社会伦理环境

威斯于 1945 年在美国开启《素问》的英译工作，1949 年在美国出版译作。这一时期中医药在美国处于何种社会伦理环境当中？

学界研究②显示中医科技中最早进入美国社会的是针灸。针灸技术在 17 世纪传入欧洲后不久即从欧洲传入美国。1825 年，美国医生巴赫（F. Bache）在费城出版了一部译自法文的针灸著作《莫兰德的针灸回忆录》（*Morand's Memoir*

---

① VEITH I. Huang Ti Nei Ching Su Wen：The Yellow Emperor's Classic of Internal Medicine [M]. Los Angeles：University of California Press，2002：xi. 本研究采用的是 2002 年版威译本。这个版本收纳了 1949 年版威译本以及 1966 年版威译本的译者序言。

② 杨渝. 针灸在美国发展的历程及对海外中医发展的影响 [J]. 中医药文化，2017，12（1）：36-41.

on Acupuncture），向美国医学界介绍针灸技术。1826 年，巴赫又在《北美医学内外科杂志》（North American Medical and Surgical Journal）等刊载他本人应用针灸治疗疾病的案例。不过由于巴赫对针灸的认识有限，其宣传对美国社会影响甚微。

真正的针灸科技在美国"淘金热"产生之后方进入美国。1848 年开始的"淘金热"使得美国对劳动力的需求大大增加。这段时间有相当数量的华人进入美国，中国大陆的针灸以及其他中医药科技也随他们一起进入美国。旧金山、洛杉矶等华人较集中的地方开始出现中医师和中药店。针灸之外的中医药科技也开始应用于美国医院的临床治疗，但基本局限在唐人街区域，接受者基本是华人。

中医药在美国社会所处的伦理环境一直为美国社会对华人群体的伦理态度所左右。相关文献①显示在 1848—1943 年间，华裔族群以及中医药在美国所处的社会伦理环境经历了三个阶段。1848—1882 年为自由阶段。所谓自由不是说华裔族群在美国享受着与白人族群平等的公民待遇，而是指这段时间美国没有对华人移民美国设立限制。"淘金热"期间，美国西部诸州尤其是加州的采矿业发展迅猛，劳动力缺口大。华人移民正好为资本家提供了廉价劳动力。因此自由期刚开始的时候，华裔族群在美国所处的社会伦理环境相对比较友善。中医药在华裔及亚裔族群中的发展也基本不受限制。南北战争结束后，美国建成了连接东西部的铁路。南部各州获得自由的黑奴，以及东部白人劳工纷纷涌入西部诸州。劳动力的富余外加 1857 年开始的经济危机使得美国的就业形势开始恶劣。这时，来美时日较短的华裔族群开始面临受排挤、打压乃至迫害的社会伦理环境。《肩挑法案》《辫子法案》《限制骸骨搬迁法案》等多个排华法案在加州议会通过。华人居住及活动区域受到了严格限制，中医药发展空间开始遭到挤压。1882—1943 年为禁止阶段。这一时期华裔族群及中医药在美国面临着更加恶劣的社会伦理环境。1882 年，美国国会通过了美国历史上首个也是唯一一个禁止某个种族入籍美国的法案——《排华法案》。该法案宣布禁止华人劳工入美 20 年，标志着美国社会对华裔族群的迫害由地方政府层面上升至国家层面。"1882 年《排华法案》通过后……政府禁止中医开业行医。为了绕过立法障碍，中医不得不以草药商的身份开业。"②

1943—1949 年为限制期早期阶段。太平洋战争爆发后，美国在太平洋区域

---

① 万晓宏. 美国对华移民政策研究（1848—2001 年）[D]. 广州：暨南大学，2002.
② 张大庆. 20 世纪初美国的中西医论争 [J]. 中国科技史杂志，2021，42（3）：323.

与日本陷入鏖战，迫切需要中国在陆地战场上牵制日本军力。此外苏联在欧洲战场上取得节节胜利，法西斯德国的覆灭指日可待。为了能让当时中国的国民党政府更有力地牵制日本，并在战后牵制苏联，1943 年美国政府通过了《废除排华法律，规定移民配额及其他事项的法案》。不过该法案很大程度上只是美国政府迫于形势表现出的一个姿态，并不是真的对实际政策进行改变。因此护佑美国华裔族群健康的中医药在美国所处的社会伦理环境没有发生改变，依旧处于被俯视、打压甚至围剿的社会伦理环境当中。"中医开业者面对随时可能遭遇的违法诉讼。"① "尽管中医也在不断抗议、申诉，但一直没有获得行医执照。"②

可以看出在威斯成年之前，她身处俯视、打压中医药的社会伦理环境当中。威斯成年后同中医药之间的交往也被俯视中医药的社会伦理环境笼罩，其《素问》英译活动也处于俯视中医药的社会伦理环境当中。那么，立足同类型的经济基础，来自同一个民族、种族的文树德在成长社会伦理环境、人生际遇以及《素问》英译活动社会伦理环境三个维度与威斯有何异同？

（二）文树德伦理倾向构成元素

1. 成长社会伦理环境

文树德 1943 年出生于联邦德国慕尼黑，1968 年大学毕业，1969 年离开德国赴中国台湾地区留学，研习中医药。中医药在 1943—1969 年间的德国又是处于何种社会伦理环境当中？我们且看相关法令、政策、社会思潮及社会心理。

从 1682 年进入德国至 1945 年第二次世界大战结束，中医药在德国一直处于被俯视、排斥、诋毁乃至打压的社会伦理环境当中。中医与针灸之间被画上了等号。针灸科技长时间被曲解，被任意揣度。伪针灸的出现更是严重损害了中医的科学性。进入 20 世纪 50 年代之后，中医药在德国所处的社会伦理环境开始得到改善。首先是较为科学的针灸技术开始应用于医院临床实践。德国中医学会副会长耿直③在梳理中医药在德国的发展历程时指出，波恩大学博士巴赫曼（Gerard Bachmann）以及其他几名德国医生于 20 世纪 50 年代初将学自法国的针灸技术应用于临床实践，并于 1951 年成立了德国中医药发展史上第一个针灸医师协会。1956 年，法国针灸（耳针）界权威史特华（E W Stiedvater）来到德国传授耳针技术。"［史特华］把奥地利、苏联、捷克等地的神经心理学的研究成果和耳针融合起来，把针刺疗法作为神经疗法的扩展进行研究和发展。"④ 这种

① 张大庆. 20 世纪初美国的中西医论争［J］. 中国科技史杂志，2021，42（3）：327.
② 张大庆. 20 世纪初美国的中西医论争［J］. 中国科技史杂志，2021，42（3）：329.
③ 耿直. 中医在德国［J］. 中医药导报，2016，22（15）：1-5.
④ 周欣. 中医药国际化的发展及趋势研究［D］. 广州：广州中医药大学，2011：5.

基于西医学视角阐释针灸的方法契合了不少德国医者的医学认知，一定程度上改变了德国社会对针灸科技的社会心理，促进了针灸科技在德国的推广。其次，中医理论知识在德国面临的社会伦理环境也在悄然发生变化。德国的一些大学和院校开始愿意接受中医理论讲座。巴赫曼率先向德国民众传授中医基础理论和中医诊治学理论，是在德国传播中医基础理论的先驱人物。此时，在德国传播中医基础理论的还有一位重要人物——许宝德（Franz Hubotter）。许宝德 20世纪前 20 年在华行医，归国后在柏林大学医学与哲学系任教。1953 年，许宝德开始在德国大学开办中医学讲座，并陆续翻译出版《难经》《甲乙经》《濒湖脉学》《图注脉诀》等中医学著作，令德国民众有机会接触到较为系统的中医理论知识。另外，20 世纪 50 年代到 70 年代，德国学术界对中医科技的看法也开始发生变化。一些研习过中医的德国人开始基于自己对中医的认知著书立说，探究针灸及中医的学术刊物也开始创办。随着中医学习者人数的增加，德语中医学教材也开始出现。虽然这些教材质量不高，存在不少谬误，但一定程度上让更多的德国人有机会接触到中医。

2. 人生际遇

根据文树德的好友郑金生所述，文树德父母均为药剂师。这样的家庭环境使得文树德自幼同医药结缘，也使得文树德读大学时选择学习医药学专业至1968 年大学毕业。文树德"从高中时就已经有着另一个爱好，即研究国际政治，尤其关注苏联的情况"①。在苏联扶持下建立起来的东德和文树德所在的西德虽同属日耳曼民族，此时却相互敌对，少有来往。东西德缘何分裂？苏联到底以何种方式影响着东德？所有这一切都促使文树德研究苏联以及同苏联相关的国际事件。1969 年中苏两国珍宝岛冲突事件震惊了整个世界。对国际时事感兴趣的文树德在关注苏联的同时也将目光投向了中国。此时已步入成年的文树德在查阅了大量与中国相关的资料之后，惊讶地发现原来中国拥有如此悠久的历史和灿烂的文化，中国的中医药文化更是令他赞叹不已。中医在生命体构成、病理病因、诊治方略等层面与西医不同的认识深深吸引了他。自幼浸润于医药文化的文树德渴望更多地了解中医药文化，为此他专门学习中文，以便可以直接从汉语资料中汲取中医药知识。

由于当时西德没有同中华人民共和国建交，文树德只能退而求其次，选择去中国台湾地区留学。他很幸运地得到了当时台湾中医药学界素享盛名的那琦教授的指导，从而迅速踏进中医药研究的大门。在中国台湾地区求学期间，文

---

① 郑金生. 文树德教授的中国医学研究之路［J］. 中国科技史杂志，2013，34（1）：2.

树德深入台湾多地调查当地民众对中医与西医的认知，同时搜集了大量的第一手资料。返回德国之后文树德即以《以台湾近况为基础的传统中国治疗系统及其药学表述的实践》（*The Practice of the Traditional Chinese Healing System，Portrayed，Including Its Pharmacy，on the Basis of Its Current Situation on Taiwan*）的题目通过博士论文答辩，获得联邦德国汉学博士学位。1970—1979 年间，文树德继续深入研究中医药，先后发表等十余篇论文，出版多部著作，向西方世界详细介绍中医药。

1972 年，美国总统尼克松首次访华。这次访华不仅使冰冻 20 余年的中美关系开始破冰，还在美国社会引发了"针灸热"，使得更多的西方人对中医产生了兴趣。长年致力于中医药文化研究的文树德成了这些人争相咨询的专家。在帮助咨询者解答问题时文树德惊讶地发现，西方人竟然认为中医除了针灸别无他法。他们根本不知道中药的运用范围要比针灸广泛得多。文树德强烈地感受到只有向西方世界详细、准确地介绍中医医理、中药知识方能令西方民众改变对中医的偏见，真正地了解中医，最终接受中医。文树德深知这种改变非一朝一夕之功，于是他采用了循序渐进的策略。文树德首先整理自己的中医药学识，将之撰写成德文著作出版，以令德语区民众知晓中医除了针灸还有其他众多领域。在增加德语区民众对中医药的认知之后，文树德借助德语与英语之间的关系，将相关德语著作用英文再次出版，从而拓展西方非德语区民众对中医药的认知领域。最后，文树德跳过德语这个中间纽带直接将中医药经典著作翻译成英文，更大地拓展中医药文化的传播区域。1973 年，文树德先后出版《本草品汇精要：16 世纪的中国药书》（*Das Pen-ts'ao P'in-hui Ching-yao：ein Arzneibuch aus dem China des 16. Jahrhunderts*）《本草：2000 年传统中国药学文献》（*Pen-ts'ao 2000 Jahre Traditionelle Pharmazeutische Literatur Chinas*）两部著作，后一部著作的英文版 *Medicine in China：A History of Pharmaceutics* 于 1986 年出版。这两部著作"选择药物作为范例，系统全面地介绍了中国古今药学内容，首次让西方读者领略到中药疗法的风采"①。1975 年，文树德出版《中华帝国的医学与伦理：人类学历史的研究》，1979 年出版该著作的英文版（*Medical Ethics in Imperial China：A Study in Historical Anthropology*），从医学伦理层面向西方民众介绍中医。20 世纪 80 年代，文树德出版《中国医学思想史》（*Medicine in China：A History of Ideas*），从哲学层面向西方民众阐释中医药文化。

文树德不仅撰文著书从多个层面向西方世界详细介绍中医药文化，还积极推

---

① 郑金生. 文树德教授的中国医学研究之路［J］. 中国科技史杂志，2013，34（1）：3.

动中德中医药研究界的交流。1984 年，他担任中德医学会副主席，1986 年，他组织召开了第一届国际中医文献研讨会。归功于文树德的努力，西德成为当时西方国家当中中医药发展最为兴盛的国家，是西方世界中医药研究的核心区域。

3.《素问》英译活动社会伦理环境

文树德《素问》英译项目正式开启于 1991 年，至 2011 年结项，前后持续了 20 余年。他的《素问》英译活动处于什么样社会伦理环境当中？

1991—2010 年间，中医药在德国面临的社会伦理环境进一步向好。首先是德国民众对中医药的接受意愿增加。德国卫生部门的统计，德国每年有超过 200 万人次接受中医治疗。受众人数的增加带来了运用中医疗法的医生数量的增加。运用中医治疗手段，特别是运用针灸进行治疗的德国医生就有约 5 万人，约占全德医生总人数的六分之一。其次，德国医疗卫生主管部门允许针灸以及其他中医疗法进入大型医院科室。"许多大的西医医院中建有'疼痛治疗中心'，针灸是主要的治疗手段之一。"① 除此之外，专门的中医医院也被允许建立。尽管针灸等中医疗法在 20 世纪 90 年代之前就已经频繁地应用于德国民众的诊疗当中，但主要为私人诊所医生以及家庭医生所使用。许多大型医院虽然建有使用针灸疗法的"疼痛治疗中心"，但仅限门诊治疗，且针灸师必须在西医麻醉科医师的许可下方可医治病患。"正规的针灸医院、诊所、门诊部还没有一家，针灸治疗只能附属于其他科室。"② 20 世纪 90 年代之后，德国社会开始允许开设中医专科医院。1991—1993 年，德国与北京中医药大学在巴伐利亚州合作建立了魁茨汀中医院，开启了在德国开设中医专科医院的先河。最后，德国正统教育界对中医药的态度也发生了较大的改变。20 世纪 90 年代以前，德国的中医教育基本是由中医药协会、针灸协会等民间组织采取不定期讲座的形式开展。开设中医药课程的正规院校很少，中医药师资队伍也很薄弱。"20 世纪 90 年代中期，德国已经有 38 个医学院校开设了针灸课，另有 10 个单位增设了'中国医学'讲座"③。

三、威斯、文树德伦理倾向类型

我们可以从威斯、文树德二人的成长社会伦理环境、人生际遇以及《素问》英译活动社会伦理环境当中提炼出两位译者的伦理倾向。

① 廖家桢. 中医药在德国的现状 [J]. 中国中西医结合杂志，1997（11）：698.
② 王发渭. 中医药在德国的研究近况 [J]. 时珍国医国药，2000（11）：1054.
③ 王发渭. 中医药在德国的研究近况 [J]. 时珍国医国药，2000（11）：1054-1056.

（一）威斯：西医俯视型伦理倾向

威斯出生并成长于一个以西医为圭臬，俯视中医药的社会环境当中。威斯成年之后同中医药及《素问》的缘识也为俯视中医药的伦理环境笼罩。她的《素问》英译活动也处于俯视中医药的社会伦理环境当中。当构建译者伦理倾向的三个模块性质一致时，它们会自然融合在一起升华出一个同性质的伦理倾向。三个折射着西医俯视中医属性的模块使得威斯自然而然地建构出了一种西医俯视型伦理倾向。这种伦理倾向在威斯译者序言和其对《素问》的解析中表现得非常明显。

在威译本初版序言中，威斯表示她对那些在海外留学，获得医学学位，却依旧对黄帝怀有尊崇之心的中国医生感到不解。她这样写道："太医院供奉着一尊黄帝像，每年都会祭奠两次。祭奠仪式的参与者当中竟然有在美国留学并获得西医学位的中国医生。他们竟然没有觉得他们的医学背景和这样的祭奠活动实在是格格不入。"①

威译本正文前有一篇长达 70 多页的"前言"。在"前言"中，威斯基于西医俯视型伦理倾向对《素问》传载的折射中医学本质属性的内容进行了俯视型解读。

在中医生命体构成层面，威斯将阴阳视为《素问》医学理论的立足点，而国内学者的共识是《素问》医学理论的立足点是"气"，阴阳、五行等都是"气"的运动方式。不仅如此，威斯还将阴阳定性为两种属性对立的存在体，而阴阳实为一种相互对立却又相互依存的关系，并非属性截然对立的两种事物。

在病理病因层面，威斯②很清楚西医无法明确解释秋季间歇性热症的致病原因，只是怀疑这种病症可能是疟疾的一种发病形式。虽然她已经发现《素问》对脾脏及其功能的阐释清楚地解释了这种疾病的致病原因，但是她没有客观评价中医的科学性，反而说《素问》的相关阐释为西医疟疾论猜想提供了事实佐证。她依旧坚持西医优于中医，中医只能作为西医的补充。

在诊治方略层面，威斯没有辩证地解析中医基于象思维和五行思维提炼出的望、闻、问、切诊治方略。威斯无法否认望、闻、问、切与西医症候学理论有着异曲同工之妙，但是她坚称中医四诊法的科学性远不及西医的症候学理论。因为中医将一切症候都置于五行框架中解释，有时犯了简单化的错误，有时又

① VEITH I. Huang Ti Nei Ching Su Wen：The Yellow Emperor's Classic of Internal Medicine [M]．Los Angeles：University of California Press，2002：4.

② VEITH I. Huang Ti Nei Ching Su Wen：The Yellow Emperor's Classic of Internal Medicine [M]．Los Angeles：University of California Press，2002：52.

犯了复杂化的错误。威斯①以发热症为例贬损中医五行学说。她说发热症应当从病原体角度解释致病原因，但是中医硬要将发热症置于五行框架内解析，实在是既费力又不见效果。

在中医典籍文体层面，威斯认为由于《素问》的编撰者以惜墨如金为荣，因此他们使用文言文编写医学典籍，造成句意晦暗不明，存在多种阐释，不利于医学知识的准确传载。而事实是在印刷技术尚不发达的古代，知识的传载基本依靠口授。《素问》采用文言文体，句式齐整，富含韵脚，朗朗上口，易于记忆，方便了中医科技的流传。

在 1966 版威译本译者序言中，威斯的俯视型伦理倾向表现得更加明显。首先，威斯将中医置于一个与西医对立甚至是敌对的位置。她把中医视作西医发展道路上的绊脚石。她认为中医和西医之间很难和平共处，互通有无，共同维护人类健康，两者之间只存在不是你死就是我亡的战争。她这样写道："《黄帝内经》中记载的陈腐过时的中医疗法立足古老的东方宇宙哲学。在 1949 年，很少有人会料到它居然能在与现代西医的抗争中存活了下来。事实上这些中医疗法不仅存活了下来，在《黄帝内经》的祖国——中国还迎来了一次重大的复兴。"②

其次，虽然威斯亲眼见证了中医在 1949—1965 年间的中国以及世界其他区域得到了很大发展，但她依旧给中医贴上"过时的"（archaic）标签。威斯③此时依旧不太认可中医的科学价值。她认为中医能在现代社会存活下来并得到发展源于以下两个原因，一是中华人民共和国政府开展的民族遗产继承项目的需要，二是中国大陆的现代西医资源极度匮乏，无法为 6 亿多国民提供基本的医疗服务，只能用中医来补充。

威斯在序言中不使用表地理内涵的"eastern"和"western"表达"东方"和"西方"，而是使用带有浓郁政治隐义的"oriental"和"occidental"。在谈及《素问》的哲学基础时威斯这样写道，"the *archaic* therapeutic methods based upon *ancient oriental* concepts of universalistic philosophy"。在谈及这部医学著作的章节目录时她这样写道，"The contents of this book accordingly should be available to *the*

---

①　VEITH I. Huang Ti Nei Ching Su Wen：The Yellow Emperor's Classic of Internal Medicine [M]. Los Angeles：University of California Press, 2002：52.

②　VEITH I. Huang Ti Nei Ching Su Wen：The Yellow Emperor's Classic of Internal Medicine [M]. Los Angeles：University of California Press, 2002：xv.

③　VEITH I. Huang Ti Nei Ching Su Wen：The Yellow Emperor's Classic of Internal Medicine [M]. Los Angeles：University of California Press, 2002：xv.

occidental world"。在陈述她的翻译目的时她这样说道，"Yet for the purpose of making this book available to *the occidental* medical historian it seems less urgent to study each character and sentence in its philological derivation than to bring out the actual contents of the work"①。从其措辞（见黑色斜体字）中我们可以清楚看出威斯以一种"东方主义"眼光审视中医和《素问》，而隐藏在"东方主义"背后的是一种俯视型伦理倾向。在这种伦理倾向视域下，"'东方人'被描述成为与'西方人'截然不同和对立的'他者'：缺乏主见热情，非理性、阴谋狡诈，对谎言有顽固的癖好"②。所以西方译者在将非西方文化翻译至西方世界时，需要刻意"剔除他者知识体系中的非西方异质部分，改变他们的认知基础，并把认知和思考方法统一到西方的范式之下"③。

（二）文树德：学人启智型伦理倾向

相比较威斯在成长阶段所处的社会伦理环境，在文树德成长阶段，中医药在德国所处的社会伦理环境有了一定的改变。较为科学的针灸技术开始进入德国民众的医疗领域。德国医学界、教育界以及学术界对针灸的心理发生了积极的变化。中医理论知识也开始得到正式传播。文树德自幼与医药结缘，其医药家庭环境以及其对东方世界的兴趣使得他有机会同中国以及中医药结缘。文树德留学中国台湾地区研习中医药的经历使他成为德国及西方汉学界屈指可数的熟谙中医药的专家。文树德对中医药孜孜不倦的研究，与中国中医药界的交流与合作使得他的伦理倾向中的世界性元素越来越活跃，使得他一改西方汉学界戴着西医文化滤镜审视中医药的窠臼，使得他希望立足中医药本身向西方世界传播中医药文化及《素问》。在文树德《素问》英译活动开展期间，西方人"希望回归绿色的、天然的、非对抗性的医疗，中医疗法正好具有这些特点"④，故而西方世界"对中医等传统医学的认识逐渐改变"。不过，虽然中医药此时在德国面临的社会伦理环境进一步向好，但总体上依旧被视为一种替代疗法，只能附属于西医。

当建构译者翻译活动伦理倾向的三个模块性质一致时，译者会建构出同种性质的伦理倾向，当这三个模块性质不一致时，译者往往会选择一个模块为主

① VEITH I. Huang Ti Nei Ching Su Wen：The Yellow Emperor's Classic of Internal Medicine [M]. Los Angeles：University of California Press，2002：xx.

② 汤林森. 文化帝国主义 [M]. 冯建三，译. 上海：上海人民出版社，1999：273.

③ 曲卫国. 剪不断、理还乱的西方中心主义情结：论后殖民翻译理论的局限 [J]. 山东社会科学，2016（10）：33-38.

④ 郑金生. 文树德教授的中国医学研究之路 [J]. 中国科技史杂志，2013，34（1）：3.

要建构点，或融入或无视其他两个模块的属性建构伦理倾向。文树德的人生际遇为青睐中医药的社会伦理环境所覆盖。其成长伦理社会环境以及《素问》英译活动社会伦理环境给予了中医药一定的活动空间，但仍以防范、限制为主。这就决定了文树德会从三个模块中选择一个作为基础模块建构其指涉《素问》英译的伦理倾向。

我们从文树德对中医药文化的认知、对《素问》的见解以及对《素问》翻译的论述中可以发现他是以人生际遇模块为平台建构了一种学人启智型伦理倾向。就学人而言，文树德是西方有志于了解、研习中医的"人们争相咨询的对象"，因为他对中医以及《素问》的认识远远超过西方其他《素问》的译者。西方其他《素问》译者所做的仅仅是翻译，且只翻译了《素问》少部分内容，而文树德不仅全译了《素问》，还"开创了西方世界中医历史研究的许多第一。［他］用西文撰写了第一部中国本草史、第一部中医伦理学史、第一部中医思想史"①。对这些西方人士而言，是文树德首次向他们庄严宣告中医和针灸之间不能画上等号，是文树德让他们明白中药的使用范围要比针灸广泛得多，是文树德告诉他们中医是一门与西医不同的医学体系，有其独特的医学思想和医学伦理。

就启智而论，与其他西方译者戴着西医学的滤镜翻译中医不同的是文树德以将原汁原味的中医呈现至西方世界，开启西方世界对中医的正确认识为翻译目的。在文树德时代，中医在德国获得了较大的发展，但"在多数情况下，这种'中医'都局限于针灸和某些特定的健康、疾病概念"②，无法与立足现代自然科学、门类齐全、分工精细的西医相提并论。文树德指出③中医并不比西医落后，他甚至认为中医是西医的前身，西方世界所认为的西医独创的某些理念在中医学中早就存在。

在文树德《素问》英译项目开展之前，西方世界已有学者对中医进行了比较系统的考察，向西方读者展现中医思想体系和实践方案。在文树德④看来，这些人实际上是从西医学视角审视中医，运用西医学医理去描绘中医，将他们自

---

① 郑金生．文树德教授的中国医学研究之路［J］．中国科技史杂志，2013，34（1）：4.
② 文树德，王聪．中医：历史与认识论的几点反思［J］．淮阴师范学院学报（哲学社会科学版），2015，37（1）：42.
③ 文树德，王聪．中医：历史与认识论的几点反思［J］．淮阴师范学院学报（哲学社会科学版），2015，37（1）：48-49.
④ 文树德，王聪．中医：历史与认识论的几点反思［J］．淮阴师范学院学报（哲学社会科学版），2015，37（1）：43.

己或少数人吹捧的所谓的"天人相应"的医学冠以"中医"的称呼。这实际上还是在做西方人长期以来一直习惯做的事情，即立足西方文明的基本价值观，戴着西医学的滤镜，从中医的概念和实践体系中筛选出一些符合西医学认知的内容。文树德①强调中医与现代西医在认识论层面存在根本差异。虽然中医和西医都围绕着生命体构成、病理病因以及诊治方略建构医学理论，但二者在这些维度有着不同的认识。就生命体构成而言，中医认为"气"是生命体的根本基础，"气"不仅是身体的结构，也是身体的功能。西医则将细胞视为生命体的基本构成单位，但并不将细胞视为身体的功能。就病理病因而论，文树德②强调西医认为疾病是由病毒、细菌或其他类型的体外力量所导致。这些体外力量致使人体内产生病原体，这种病原体本身也是某种隐秘的生命，只不过这种生命与人体生命相敌对。只有将其消灭，人体生命才能得以存续或正常运作。文树德早就指出中医则对病理病因做出了两个层面的解释③：一个是"本体论疾病观"（ontological illness causation），这种观点认为"疾病是由风等虚邪事物侵入人体导致人体产生病变"。另一个是"个体化—功能性疾病观"（functional-individualistic approach），这种观点认为"疾病为人体功能失衡所致。这种失衡并不一定是因为人体遭到了某个可辨的外部病原体的侵袭，主要是因为人体内部各个脏腑之间的正常关系被打破。打破这种平衡关系的可能是气候变化，也有可能是情绪等"④。这两种观点结合在一起就是中医认为人体疾病是虚邪事物（可能源于外部事物，可能源于人的精神）侵入人体，导致人体阴阳失衡的结果。认识论层面的差异导致中医的许多理念和实践形式与西医理念和实践形式截然不同。也就是说西方世界如果要正确地认识中医，就必须从中医视角理解中医，不可以将之束缚在西医学基本价值观之内。

　　在文译本"绪论"中，文树德详细阐述了他英译《素问》的目的以及他的英译原则。我们从中可以更直观地感受到他是基于学人启智型伦理倾向翻译

---

① 文树德. 中医：历史与认识论的几点反思［J］. 淮阴师范学院学报（哲学社会科学版），2015，37（1）：43-44.

② 文树德. 中医：历史与认识论的几点反思［J］. 淮阴师范学院学报（哲学社会科学版），2015，37（1）：44-45.

③ UNSCHULD P U. Traditional Chinese Medical Theory and Real Nosological Units：The Case of Hansen's Disease［J］. Medical Anthropology Quarterly，1985，17（1）：5-8.

④ UNSCHULD P U. Traditional Chinese Medical Theory and Real Nosological Units：The Case of Hansen's Disease［J］. Medical Anthropology Quarterly，1985，17（1）：5.

《素问》。文树德在"绪论"中指出他翻译《素问》有两个目的[①]:一是向西方世界准确传达《素问》传载的中医学理论,通过比读中医和西医的医学理论帮助西方世界更好地领悟中医药学的真谛。二是由于《素问》奠定了中国古代医学的理论基础,通过翻译《素问》,西方世界可以了解《素问》之后的中国医学发展路径。在论及《素问》英译方法时文树德指出他并不以便于西医临床应用为目的翻译《素问》,而是采用严格的语言学式翻译方法[②]。对此,文树德的好友郑金生做出了这样的解释[③]:文树德尤其反对盲目迎合一般读者的理解水平,用西医术语来生搬硬套中医术语,反对用当代西医学术语去解释诞生于两千多年前的《素问》。文树德十分注重探究中医古籍所处的社会与文化背景,以及中医学术语形成的初始原因。翻译时力求忠实于原著,将原汁原味的中医典籍呈现给目标读者,以确保让西方中医学习者领略真正的中医内涵。如果目标读者因西医学的长期影响在中医认识层面存在盲区,那他就采用一切可采用的方法消除他们的认识盲区,获取中医学智慧。我们从这些信息中可以清楚感受到文树德的学人启智型伦理倾向。

四、威斯、文树德伦理倾向对《黄帝内经·素问》英译的影响

依据亚里士多德对伦理的层级性[④]的阐释,威斯、文树德对《素问》英译的伦理倾向体现在他们《素问》英译的各个层级上。我们且看两位译者的伦理倾向如何指引他们选择《素问》的原文文本、英译内容以及英译策略。

(一)威斯、文树德伦理倾向与原文文本

就译者伦理倾向与原文文本而论,当原文文本契合译者的伦理倾向,该文本被译者选择的概率就高,反之被译者选择的概率就低,甚至完全被译者排除在外。翻译中常常会遇到原著有多个版本的状况。当译者持崇敬原语文化的伦理倾向,他就会从原著多个版本中选择最权威的版本作原文文本。反之,当译者对原语文化没有崇敬之心,甚至持俯视型伦理倾向,他就有可能不以版本的权威性而是以便利性来作为选择原文文本的标准。

---

① UNSCHULD P U. Huang Di Nei Jing Su Wen:An Annotated Translation of Huang Di's Inner Classic:Basic Questions [M]. Los Angeles:University of California Press,2011:9-10.

② UNSCHULD P U. Huang Di Nei Jing Su Wen:An Annotated Translation of Huang Di's Inner Classic:Basic Questions [M]. Los Angeles:University of California Press,2011:9.

③ 郑金生.文树德教授的中国医学研究之路 [J].中国科技史杂志,2013,34(1):8.

④ ARISTOTLE. The Nicomachean Ethics of Aristotle [M]. PETERS F H,trans. London:Butler & Tanner Ltd,1893:2-3.

1. 西医俯视型伦理倾向与威斯《素问》原文文本

据牛兵占、肖正权的考证①，《黄帝内经》主要有两种流传方式，一是《素问》《灵枢》单本流传，但将《素问》《灵枢》单行本冠以《黄帝内经》之名；二是《素问》《灵枢》合本，冠以《黄帝内经》之名流传。唐代以前以单行本形式流传的各种《素问》古本到了唐代之后均已散佚。现在所看到的《素问》都源自唐代天宝、宝应年间王冰整理注释后的《素问》。王冰本《素问》流传至宋代时被林忆等人校正。林忆等将全元起《素问训解》的部分注文纳入王冰本《素问》，将新本定名为《重广补注黄帝内经素问》，又称王林本《素问》。现存最早的王林本《素问》刻本为宋刻本，此外还有二十四残卷金刻《素问》；元代古林书堂刻十二卷本《素问》；明代正统道藏五十卷本《素问》；明代种德书堂本重刻十二卷本《素问》；明嘉靖居敬堂刻十二卷本《素问》；明嘉靖二十九年顾从德刻二十四卷宋本《素问》；明代万历十二年刻《素问》；清道光宋仁甫刻二十四卷本《素问》；清咸丰钱熙祚守山阁本《素问》；清光绪京口文成堂刻本《素问》等。因宋代二十四卷本《素问》业已散佚，明顾从德本《素问》（简称顾本《素问》）翻刻自宋刻二十四卷本《素问》，故其价值最高。

作为医学史研究专家的威斯肯定知晓不同版本的《素问》在传载内容、文字记述等方面存在差异，也肯定知道以最佳版本的《素问》作为翻译蓝本对向西方读者正确传达中医科技要义至关重要。威斯没有选择《素问》顾从德本作为翻译蓝本，她选择的是京口文成堂摹刻宋本。威译本扉页上载有日本著名画家 Seibi Wake 创作的《三皇图》。从这一点来看，她这个京口文成堂本极有可能不是源自中国，而是源自日本。对一直研究中医发展历史的医史专家威斯来说，不可能不知道顾本是《素问》最权威的版本。她选择京口文成堂本很有可能是她当时获取不到顾本。在条件成熟的时候开启某项翻译任务是业界共识。威斯在没有获取最佳原文文本的情况下却依然开启《素问》的翻译，其精神固然可嘉，但从另一角度而言何尝不是对中医科技和《素问》持有西医俯视型伦理倾向。倘若威斯将其母语——德语中的医学典籍翻译成英语，在原文文本层面面临相同的问题时是否会做出同样的选择？只怕要打一个大大的问号了。

2. 学人启智型伦理倾向与文树德《素问》原文文本

秉承学人启智型伦理倾向的文树德则与威斯不同。他深知如若对西方世界进行中医药文化的启智，就必须对《素问》求真，如此方能将最真实的《素问》，最原汁原味的中医药文化翻译至西方世界，进而实现启智之目的。文树德

---

① 牛兵占，肖正权. 黄帝内经素问译注［M］. 北京：中医古籍出版社，2003：10-11.

主要在四个维度求真：（1）选择最权威版本的《素问》作为翻译蓝本。他选择的是人民卫生出版社 1983 年出版的《黄帝内经·素问》。这个版本以明朝顾从德《重广补注黄帝内经素问》为底本，同时参考清朝咸丰二年（1852 年）金山钱熙祚守山阁本《素问》和该本的校勘记，以及其他《素问》研究资料。同其他版本的《素问》相比，这个版本有如下特色。首先，它以《素问》版本中最有价值的顾从德版本为基础。其次，它纠正了顾本《素问》中的刊误错字。最后，它结合了《素问》其他版本以及历代《黄帝内经》研究成果，对顾本部分内容进行了调整。凡是对顾本做了改动的地方均注明了修改依据（其中有"守"字标记者，即表示据出守山阁本和其校勘记），一时无据稽者，则附注说明存疑待考。（2）对翻译蓝本中存疑的内容全部作了考证。为此文树德参照了 1600 多年来中国、日本历代《黄帝内经》研究者编撰的 600 多部专著、词典及百科全书，以及近数十年来中国国内学者刊发的 3000 多篇研究《黄帝内经》的论文。（3）采取系统项目非单一翻译任务的模式进行翻译。文树德的《素问》英译分三个阶段，前后持续了 20 余年。第一阶段是全面考证《素问》的历史、命名、版本及注解等内容，深度剖析了《素问》的生命观、人体观、病理观、养生观以及诊治方略，研究成果最终汇集成专著《黄帝内经·素问：古代中国医经中的自然、知识与意象》。第二阶段是全面解析《素问》中使用的中医术语、特殊文句以及其他汉语字词，研究成果为《黄帝内经·素问词典》。在做好了充分的前期研究之后，文树德开启《素问》英译，完成译作《黄帝内经·素问译注》。（4）同来自《黄帝内经》的家乡——中国的专家合作。文树德邀请中国中医科学院中国医史文献研究所研究员郑金生教授加入其课题组，力争将中英语言文化差异可能引发的原著信息损失降到最低限度。

（二）威斯、文树德伦理倾向与英译内容

1. 西医俯视型伦理倾向与威斯《素问》英译内容

译者的伦理倾向不仅影响其对原文文本的选择，也影响其对原文文本翻译内容的选择。在其伦理倾向的指引下，译者要么删减原文文本中无助于实现自己目标的那部分内容，要么为更好地实现目标在译文中增添内容。在西医俯视型伦理倾向的影响下，威斯没有选择顾本《素问》作为翻译蓝本，而且只翻译了《素问》的部分内容。因精力、翻译物质条件或其他因素所限只选译原著部分内容是翻译中的常有之事，《素问》译本中的大多数也不是全译。对于为何没有全译，译者坦率说出原因便可。《素问》的另一位英译者倪懋兴①就坦言他是因为才识所限无法对《素问》进行学术型翻译，所以采用了技匠型翻译。威斯没有全译《素问》，所做的也不是学术型翻译，但她并不承认这是因为自己才识不足，而是宣称这是因为她"确信《素问》前 34 章的内容几乎囊括了这本著作的主旨思想"②。在中国，从古至今研究、注释、评注《素问》的医学名家、专家学者何其之多。这些中医学权威的专业学识，对《素问》的认知不知要高出威斯多少，但没有哪一位曾经说过《素问》前 34 章内容已经基本涵盖了全书主旨思想。我们以威斯自己所说的《素问》主旨思想为考量对象，看看她所说的《素问》前 34 章是不是几乎完全涵盖了这部典籍的主旨思想。

《素问》主旨思想包括中医生命体构成观、病理病因观、诊治方略观。威斯的翻译蓝本是京口文成堂摹刻的宋本《素问》，该本也是源于王冰整理的《素问》24 卷本，共计 81 章，但其中有两章仅有标题，没有内容。就《素问》生命体构成观的构成元素——气、阴阳而论，前 34 章论及了阴阳，但没有完全涵盖气的主旨内容。《素问》认为气是生命的本源，阴阳、五行等是气的运动方式。《素问》所有篇章的论述都以气为基础，舍弃了第 34 章后面的章节，也就意味着威斯对气的翻译是残缺的。《素问》专论气的篇章主要分为两个部分，一部分是前 34 章中的二、三、十三、十八、二十二、二十三、二十四等篇章，另一部分是著名的"运气七篇"（66~70 章，外加第 71 和 74 章）。"运气七篇"主要论述了中医"五运六气学说"。"这一学说的基本内容和思想内涵是以阴阳五行学说的理论为基础。以干支演绎为推导方法，用以说明自然界气候的变化对人类万物的影响……其自然观以及自然气候的变化对人类万物影响的医学思想大有可取之处。除此之外，运气七篇中也有许多关于病机、治则等重要医学理论的阐述。"③ 没有"运气七篇"，《素问》对中医生命体构成观的论述就不完整。因此威斯所说的《素问》前 34 章基本涵盖了这部典籍所有主旨思想的论断是不合理的。

就诊治方略而论，《素问》前 34 章也没有完全涵盖这部典籍诊治方略观的所有主旨内容。《素问》的诊治方略基于象思维和五行思维。前 34 章内容基本覆盖了五行思想的主旨内容，但没有完全覆盖象思维的主旨内容。《素问》的象

① NI M X. The Yellow Emperor's Classic of Medicine：A New Translation of the Neijing Suwen with Commentary ［M］. Boston & London：Shambhala, 1995：xv.

② VEITH I. Huang Ti Nei Ching Su Wen：The Yellow Emperor's Classic of Internal Medicine ［M］. Los Angeles：University of California Press, 2002：xxi.

③ 牛兵占, 肖正权. 黄帝内经素问译注 ［M］. 北京：中医古籍出版社, 2003：9.

思维由原象、类象、拟象以及大象组成。前34章只阐释了原象、类象和拟象，但是大象思维直到第66章"天元纪大论篇"中才得以呈现。只选取前34章内容如何能说基本呈现了《素问》诊治方略观呢？

2. 学人启智型伦理倾向与文树德《素问》英译内容

秉持学人启智型伦理倾向的文树德则不同。为实现启智之目的，文树德竭尽所能将《素问》的全貌呈现给西方世界。他深知《素问》内容博大精深，浩瀚如海。对于威斯所说的这部著作的前34章已经基本呈现了该部典籍的主旨思想的说法，文树德并不认同。文树德①认为《素问》不是一部简单的医学著作，它汇集了中华民族千余年的医学智慧。除了呈现了中国古人独特的生命体构成观、病理病因观、诊治方略观，这部著作还呈现了中国古代宇宙观及自然观等。只翻译前34章内容根本不能全面呈现《素问》所传载的中医科技的精髓。于是，文树德选择全译《素问》。同威译本相比，文译本在翻译内容维度有两大优势。首先，该译本完整呈现了《素问》所有章节的理论基础——气。不仅呈现了《素问》论述的天地之气、四时之气、脏腑之气，还呈现了《素问》的"五运六气学说"，令西方世界得以窥知中国古老而玄奥的运气说。其次，它全面呈现了《素问》的诊治方略观。不仅完整翻译了原象、类象、拟象内容，也完整翻译了大象内容，而不像威译本那样遗弃象思维中的大象思维模块。

（三）威斯、文树德伦理倾向与英译策略

就广义层面而言，《素问》译者对原文文本、英译内容的选择方法也属于翻译策略范畴。本研究中的英译策略是狭义层面的策略，即《素问》译者对选择好的翻译内容所运用的汉英语言转换技巧。

秉持西医俯视型伦理倾向的威斯在英译《素问》时以一种俯视型的态度对待折射中医本质属性的内容，具体表现为（1）不尊重中医学的国情属性和民族属性，除非被西方汉学界普遍接受的汉语音译词，否则坚决不采用音译法翻译《素问》中折射中医本质属性的元素，而是尽可能地用西医学词汇翻译。（2）同种属性元素没有统一的译词，一个译词被频繁用来翻译属性不同的元素。（3）在译文中插入未经学界验证的个人阐释，但不做任何标记，给读者一种原文即如此的假象。

秉持学人启智型伦理倾向的文树德在英译《素问》本质属性内容时主要遵循以下原则：（1）基于中医医理向译文读者阐释、呈现《素问》，而非戴着西

---

① UNSCHULD P U. Huang Di Nei Jing Su Wen：Nature，Knowledge，Imagery in an Ancient Chinese Medical Text［M］. Los Angeles：University of California Press，2003：x.

医透镜肢解《素问》，将孤立的内容置于西医学框架内阐释。（2）对于折射语言的国情属性的中医术语一律采用音译法，而不是将之替换成西医术语。（3）对于原著基于共享知识隐藏在上下文中的内容采用增译法，以准确向译文读者传达《素问》传载的折射中西医本质区别的医理，同时将这部分增译的内容置于"［ ］"中，以告知译文读者该部分信息在原著中以隐含的方式呈现，而不是屈从医学英语规约直接将补充的信息融入译文中的其他信息。（4）对人民卫生出版社版《素问》进行大量考证。对于《素问》不同年代编撰者评注的内容用"< >"表示，对于《素问》中原本与医理内容分开排列，但在流传过程中混入了医理文字的那部分评注性内容用"｜｜"表示，对《素问》中的评注进行二次评注的那部分内容用"｜｜…｜｜"表示，对因排版、印刷错误导致的与上下文明显不匹配的内容用"> … <"表示。

1. 生命体构成观英译策略

《素问》的生命体构成观主要体现在这部著作对气、阴阳的论述中。我们先看威斯的西医俯视型伦理倾向以及文树德的学人启智型伦理倾向如何指引他们翻译《素问》的生命体构成观，且以下文数例阐释。

（1）气论英译策略

（例11）秋三月，此谓容平，天气以急，地气以明，早卧早起，与鸡俱兴，使志安宁，以缓秋刑，收敛神气，使秋气平，无外其志，使肺气清，此秋气之应，养收之道也。①

威译：The three months of Fall are called the period of tranquility of one's conduct. The atmosphere of Heaven is quick and the atmosphere of the Earth is clear. People should retire early at night and rise early (in the morning) with [the crowing of] the rooster. They should have their minds at peace in order to lessen the punishment of Fall. Soul and spirit should be gathered together in order to make the breath of Fall tranquil; and to keep their lungs pure they should not give vent to their desires. All this is in harmony with the atmosphere of Fall and all this is the method for the protection of one's harvest. ②

文译：The three months of autumn，they denote taking in and balance.

① 中医出版中心. 黄帝内经素问［M］. 北京：人民卫生出版社，2012：7.

② VEITH I. Huang Ti Nei Ching Su Wen：The Yellow Emperor's Classic of Internal Medicine ［M］. Los Angeles：University of California Press，2002：102-103.

The qi of heaven becomes tense.

The qi of the earth becomes bright.

Go to rest early and rise early,

get up together with the chicken.

Let the mind be peaceful and tranquil, so as

to temper the punishment carried out in autumn.

Collect the spirit qi and

cause the autumn qi to be balanced.

Do not direct your mind to the outside and

cause the lung qi to be clear.

This is correspondence with the qi of autumn and

it is the Way to nourish gathering. ①

（例 12）逆春气，则少阳不生，肝气内变。逆夏气，则太阳不长，心气内洞。逆秋气，则太阴不收，肺气焦满。逆冬气，则少阴不藏，肾气独沉。②

威译：Those who do not conform with the breath of Spring will not bring to life the region of the lesser Yang. The atmosphere of their liver will change their constitution. Those who do not conform with the atmosphere of Summer will not develop their greater Yang. The atmosphere of their heart will become empty. Those who do not conform with the atmosphere of Fall will not harvest their greater Yin. The atmosphere of their lungs will be blocked from the lower burning space. Those who do not conform with the atmosphere of Winter will not store their lesser Yin. The atmosphere of their testes（kidneys）will be isolated and decreased. ③

文译：If one acts contrary to the qi of spring, then

the minor yang does not promote generation.

The liver qi changes internally.

---

① UNSCHULD P U. Huang Di Nei Jing Su Wen: An Annotated Translation of Huang Di's Inner Classic: Basic Questions [M]. Los Angeles: University of California Press, 2011: 45, 46-49.

② 中医出版中心. 黄帝内经素问 [M]. 北京: 人民卫生出版社, 2012: 9.

③ VEITH I. Huang Ti Nei Ching Su Wen: The Yellow Emperor's Classic of Internal Medicine [M]. Los Angeles: University of California Press, 2002: 104.

If one acts contrary to the qi of summer, then

The major yang does not stimulate growth.

The heart qi is empty internally.

If one acts contrary to the qi of autumn, then

the major yin does not collect.

The lung qi burns and there is fullness.

If one acts contrary to the qi of winter, then

the minor yin does not store.

The kidney qi is turbid and in the depth. ①

(例 13) 正月二月，天气始方，地气始发，人气在肝。三月四月，天气正方，地气定发，人气在脾。五月六月，天气盛，地气高，人气在头。②

威译：In the first and the second month the heavenly breath created the earth, the breath of the earth created man, and the breath animated his liver. In the third and fourth month the heavenly climate firmly established the earth, and the climate of the earth brought forth a definite form for man, and the breath animated his spleen. In the fifth and sixth month the heavenly climate flourished and the climate of the earth elevated man, and the breath animated his head. ③

文译：In the first month and in the second month,

the qi of heaven begins

to spread;

the qi of the earth begins to be effused;

the qi of man is in the liver.

In the third month and in the fourth month,

the qi of heaven spreads properly;

the qi of the earth is effused firmly;

the qi of man is in the spleen.

In the fifth month and in the sixth month,

the qi of heaven is abundant;

① UNSCHULD P U. Huang Di Nei Jing Su Wen：An Annotated Translation of Huang Di's Inner Classic：Basic Questions [M]. Los Angeles：University of California Press，2011：53-54.

② 中医出版中心. 黄帝内经素问 [M]. 北京：人民卫生出版社，2012：62-63.

③ VEITH I. Huang Ti Nei Ching Su Wen：The Yellow Emperor's Classic of Internal Medicine [M]. Los Angeles：University of California Press，2002：155.

the qi of the earth has moved upward;

the qi of man is in the head. ①

上述三例覆盖了《素问》气论中的天地之气、四时之气以及人体之气。"语言国情学认为，凡是含有国情的概念均应音译，以利于保持其内涵。中医基本理论中的核心概念均含有国情……这些概念在英语语言中基本上没有完全对应的说法，翻译时无论直译还是意译都无法完全表达清楚原文的内涵。"② 比读威译的原文和译文可以发现威斯对《素问》之气没有采用音译法，而是使用英文语汇替代原文术语。这说明她在此没有奉行一种置中医与西医于平等地位的伦理倾向。

在医学等科技文本翻译中，对于同一类型的术语应该使用统一的译文，然而威斯没有做到。例11中的"天气以急，地气以明"，例13中"天气始方，地气始发""天气正方，地气定发""天气盛，地气高"等论述的都是同一类型的气，即天地之气。根据医学术语翻译原则，对于同类型的"气"威斯应该使用统一的译文，但威斯将例11中的天地之气翻译为"atmosphere"，将例13中的天地之气翻译为"breath"。无独有偶，例11中的"使秋气平""此秋气之应"和例12中的"逆春气""逆夏气""逆秋气""逆冬气"论述的都是四时之气，威斯将例11中的四时之气翻译为"breath"，却又将例12中的除"逆春气"外的四时之气全部翻译为"atmosphere"。

除了同种类型的"气"没有使用统一的译名，威斯对于不同种类型的"气"还混用同一个译名。《素问》中的天地之气、四时之气、人体之气是本体之气在不同际域中的表现形式，具有不同的内涵及属性。如果没有统一使用音译，则需要在不同的际域中使用不同的译文。然而威斯没有这样做。例12阐释了两种类型的气。一是由"春气""夏气""秋气"和"冬气"呈现的四时之气。这类气具有阴阳两种属性，蕴含着滋养人体的物质。二是由"肝气""心气""肾气"和"肺气"呈现的脏腑之气。这类气不仅是推动人体脏器新陈代谢的基础，也是人类精神活动的基础。比读原文和译文可以看出，在用"atmosphere"翻译"逆春气"之外的四时之气之后，威斯又使用"atmosphere"翻译脏腑之气，这是一种极其不尊重原作的行为。脏腑之气是脾胃运化的水谷之精

---

① UNSCHULD P U. Huang Di Nei Jing Su Wen: An Annotated Translation of Huang Di's Inner Classic: Basic Questions [M]. Los Angeles: University of California Press, 2011: 257 – 258.

② LI Z G. Yellow Emperor's Canon of Medicine: Plain Conversion [M]. Beijing: World Publishing Corporation, 2005: 20.

气与人体吸入的自然之气相结合，再融合运行于人体各脏腑中的受之于父母的先天之精气而成，与"atmosphere"迥异。然而威斯将二者混用，足见其对《素问》折射中医生命体构成观的术语的随意性和其对《素问》英译的西医俯视型伦理倾向。

秉承学人启智型伦理倾向的文树德又是如何翻译同样的原文呢？我们且看文译对上述术语的翻译。在例 11 中的"天气""地气""神气""秋气""肺气""秋气"分别被翻译成"The qi of heaven""The qi of the earth""the spirit qi""the autumn qi""the lung qi""the autumn qi"。在例 12 中的"春气""夏气""秋气""冬气"分别被翻译成"the qi of spring""the qi of summer""the qi of autumn""the qi of winter"，"肝气""心气""肺气""肾气"依次被翻译成"The liver qi""The heart qi""The lung qi""The kidney qi"。在例 13 中的"天气""地气""人气"被逐一翻译成"the qi of heaven""the qi of the earth""the qi of man"。从上述三例中我们可以清楚看出对于承载中医药文化本质属性的气，文树德一律采用音译法翻译。音译一方面凸显了该术语的民族属性和国情属性，另一方面也能对译文读者进行中医之气层面的启智，可见文树德的学人启智型伦理倾向。

《素问》文译本在西方世界问世后，"文先生上述翻译法或被讥为'不科学'"①。对于这样的指责文树德做了如下解释：其一，文树德指出②"气"在中医两千余年的发展历程中衍生出了许多内涵，英语中没有哪一个术语能涵盖"气"的所有内涵。西方中医研究界现行的以"energy"翻译"气"的方法根本没有再现"气"的本质含义，所以他采用汉语拼音"qi"翻译《素问》中的"气"。其二，"许多中文词汇已经进入英文，中医特有术语也完全可以逐渐被西文采用，不必曲意套用与原始隐喻含义并不相符的现代医学术语。"③ 文树德之所以可以采用上述策略英译《素问》是因为他的翻译活动由三个前后衔接的环节组成。在第一个环节，他的课题组完成并出版了《〈黄帝内经·素问〉：古代中国医经中的自然、知识与意象》，向文译本的目标读者阐释了《素问》的生命观、人体观、病理病因观、养生思想、诊断治疗法则以及五运六气学说。在第二个环节，他的课题组完成并出版了《〈黄帝内经·素问〉词典》，向文译本的目标读者详细阐释了《素问》中的"气""阴""阳""风""象""五行"等中

---

① 郑金生．文树德教授的中国医学研究之路［J］．中国科技史杂志，2013，34（1）：10．

② UNSCHULD P U. Huang Di Nei Jing Su Wen：An Annotated Translation of Huang Di's Inner Classic：Basic Questions［M］．Los Angeles：University of California Press，2011：19-20．

③ 郑金生．文树德教授的中国医学研究之路［J］．中国科技史杂志，2013，34（1）：10．

医术语。这两部著作为文译本的目标读者阅读文译本做了很好的铺垫。文译本的目标读者在正式阅读文译本之前应该先领会前两部著作的主旨内容。即便没有事先阅读前两部著作，读者在阅读过程中如果遇到中医术语问题也可以查阅前两部著作。有了前两部著作，尤其是《〈黄帝内经·素问〉词典》对《黄帝内经》之"气"的详细阐述，再加上译文中围绕《素问》中各类"气"的阐释信息以及脚注，文译本的读者在此处基本不会对其译文产生误解。

　　总之采用音译法将《素问》中的"气"统一翻译成"qi"的策略一方面尊重了"气"的语言国情属性，对原文求真，另一方面做到了术语译名统一，使得文树德避免犯威斯所犯的同类型"气"译名不一致，不同类型的"气"译名混用这样的错误。这对长期囿于西医术语体裁规约的西方读者而言无疑是一种启智举措。

（2）阴阳论英译策略

　　秉承西医俯视型伦理倾向的威斯在翻译中医生命体构成观元素——"气"时，对于同种类型的术语不采用统一的译名，对于不同种类型的术语混用同一个译名。这个问题也存在于威斯对中医生命体构成观的另一组建模块——"阴""阳"的翻译中，且看以下译例：

　　（例14）阳气者，若天与日，失其所，则折寿而不彰。故天运当以日光明，是故阳因而上，卫外者也。①

　　威译：The atmosphere of Yang is similar to Heaven and to the Sun. Those who lose this (atmosphere) shorten their lives and do not prolong it. The movements of Heaven are illuminated by the Sun. Yang rises up to protect man's body externally. ②

　　（例15）脉有阴阳，知阳者知阴，知阴者知阳。凡阳有五，五五二十五阳。所谓阴者，真藏也，见则为败，败必死也。③

　　威译：The pulses consist of Yin and Yang, the two principles in nature. When the proportion of Yang is known Yin is revealed; and when the proportion of Yin is known Yang is revealed. The five viscera are permeated by the Yang element, and each of the five viscera has five Yang elements; thus, there are

---

① 中医出版中心．黄帝内经素问［M］．北京：人民卫生出版社，2012：10.

② VEITH I. Huang Ti Nei Ching Su Wen: The Yellow Emperor's Classic of Internal Medicine ［M］. Los Angeles: University of California Press, 2002: 106.

③ 中医出版中心．黄帝内经素问［M］．北京：人民卫生出版社，2012：35.

five times five, or twenty-five Yang elements. Of the intestines some belong entirely to the Yin element, and when these become visible, they become impaired; and when these intestines are impaired death follows. ①

例 14、例 15 是《素问》中从阴阳维度论述中医生命体构成观的内容。比读原文和威译可以看出威斯采用音译法翻译《素问》中的阴、阳，但这并不能说明威斯在此秉持一种不同的伦理倾向，而是因为阴、阳的音译词"yin""yang"早在威斯翻译《素问》之前就被西方汉学界接受。事实上西医俯视型伦理倾向仍然规约着威斯对阴、阳的阐释。《素问》中的阴、阳可分为两类，一类指两种相互对立却又相互依存，相互融合的属性，另一类指自然界尤其是人体内的阴阳二气。即便译者统一采用"Yin""Yang"翻译"阴""阳"，在翻译表属性的阴阳和表阴阳二气的阴阳时也应区别对待。同一类阴阳的译名应当统一，不同类型的阴阳的译名应当彰显区别，如此方能准确地从阴阳维度阐释中医生命体构成观。在例 14 中，"阳气者若天与日"中的"阳"和"是故阳因而上"中的"阳"都表示阳气，威斯却没有采用统一的译名。前者被威斯翻译成"The atmosphere of Yang"，后者被翻译成"Yang"，这很容易令译文读者误解"是故阳因而上"中的"阳"表示阳属性，而不是表示人体内的阳气。在例 15 中，阳不表示阳气，而是表示属性。在表示属性时阴阳不指具体的物质元素，而是指抽象的性质。王洪图指出②在"凡阳有五，五五二十五阳"中阳表示阳脉，即脉有胃气。胃气的强弱及运行方式将阳脉分成五种主要类型。每个大类型都包含五个小类型，所以阳脉共计 25 种运行方式。另外例 15 中的"阳"表示的是阳属性，而不是具体的物质或元素。然而秉承西医俯视型伦理倾向的威斯罔顾中医阴阳的本质属性，基于西方自然科学对元素的认知将阳属性解读为阳物质，将"凡阳有五"翻译成"The five viscera are permeated by the Yang element"。这就变成了五脏中都驻有阳元素，很明显背离了原著的本意。按照王洪图的阐释，"所谓阴者，真藏也"指的是"脉中没有胃气，人体真元之气已经暴露出来"。从"the Yin element"来看威斯似乎将此处的"阴"定性为阴物质，但这样一来"Of the intestines some belong entirely to the Yin element"意思就讲不通，因为这就等于在说"一些脏腑属于阴物质"。

---

① VEITH I. Huang Ti Nei Ching Su Wen: The Yellow Emperor's Classic of Internal Medicine [M]. Los Angeles: University of California Press, 2002: 127-128.

② 王洪图，贺娟. 黄帝内经素问白话解 [M]. 北京：人民卫生出版社，2005：52.

　　纵观整部威译本，威斯对阴阳二属性和阴阳二气的态度一直不够严谨，区分得不够清晰，缺少解释性信息，对中医生命体构成观持明显的西医俯视型伦理倾向，这无疑会给译文读者留下《素问》科学性不足的印象。

　　秉承学人启智型伦理倾向的文树德又是如何翻译阴阳？我们且看文树德对相同内容采取的翻译策略。

　　（例16）阳气者，若天与日，失其所，则折寿而不彰。故天运当以日光明，是故阳因而上，卫外者也。①

　　文译：As for the yang qi [in man],

　　this is like heaven and sun.

　　If [the sun] were to lose its location,

　　then this would reduce longevity [of man]

　　and [his physical appearance] would not look fine.

　　The fact is,

　　the movements [of the celestial bodies] in heaven

　　require the sun to be lustrous and brilliant.

　　Hence the yang [qi] follows [the sun] and rises;

　　it is that which protects the outside. ②

　　（例17）脉有阴阳，知阳者知阴，知阴者知阳。凡阳有五，五五二十五阳。所谓阴者，真藏也，见则为败，败必死也。③

　　文译：The [movement in the] vessels may be yin or yang.

　　If one knows the yang [nature of a movement],

　　one [also] knows the yin [nature, if one knows the yin [nature of a move-ment],

　　one [also] knows the yang [nature of a movement].

　　Altogether, there are five yang [movements in the vessels].

　　Five times five results in 25 yang [movements].

　　{As for the so-called yin [qi], these are the true [qi of the] depots.

---

① 中医出版中心. 黄帝内经素问 [M]. 北京：人民卫生出版社，2012：10.

② UNSCHULD P U. Huang Di Nei Jing Su Wen：An Annotated Translation of Huang Di's Inner Classic：Basic Questions [M]. Los Angeles：University of California Press，2011：61-62.

③ 中医出版中心. 黄帝内经素问 [M]. 北京：人民卫生出版社，2012：35.

When they appear, this indicates destruction. Destruction entails death. ①

两处文译显示秉承学人启智型伦理倾向的文树德对阴阳属性和阴阳二气作了清晰的界定。在例16中，"是故阳因而上"中的"阳"表示的是阳气，文树德将其翻译为"Hence the yang [qi] follows [the sun] and rises"。很明显他将此处的"阳"界定为阳气，而非阳属性。文树德缘何将此处的"阳"翻译成"the yang [qi]"而非不带[]的"the yang qi"呢？这是他学人启智型伦理倾向的又一体现。众所周知，《素问》等中国古代医学典籍为方便记诵和传世，采用文言文行文，其目标读者是对中医有着足够认知的人，故医著者基于其和读者之间的视域交集省略了一些在他看来是彼此都明了的信息。由于文译本的目标读者同原著者在中医知识层面不一定存有足够的视域交集，因此在翻译成英文时，译者必须将被原著者省略的这部分信息补充上以协助读者理解原著医理。为了在协助读者理解《素问》医理的同时对原文求真，文树德用"[]"表示这部分信息为译者添加的内容，相关内容在原著中没有以文字的形式呈现，而是隐含在了上下文当中。除了"the yang [qi]"，例16译文中的"the yang qi [in man]""If [the sun]""[his physical appearance]"中的"[]"，例17中的"The [movement in the] vessels""the yang [nature of a movement]""five yang [movements in the vessels]"中的"[]"都是文树德基于学人启智伦理倾向对添加信息做出的标记。例15还清楚显现文树德对阴阳属性和阴阳二气做了区分。在原文"所谓阴者"之前的部分当中，阴阳都表示属性，文树德采用"yin""yang"附[nature]的形式翻译。文树德首先将"脉"定性为"The [movement in the] vessels"，准确地告知译文读者"五五二十五阳"指的是阳脉有二十五种运行方式。在翻译"所谓阴者"部分时，文树德通过"yin [qi]""the true [qi of the] depots"告知译文读者此处之"阴"不是表示阴属性，而是表示阴精之气，即脉中见不着胃气，人体真元之气已经暴露出来。

2. 病因病理观英译策略

《素问》病理病因观主要体现在其风论当中。源于西医俯视型伦理倾向和学人启智型伦理倾向的翻译策略是否同样应用于威斯和文树德对风论的翻译中？我们且以下文为例：

---

① UNSCHULD P U. Huang Di Nei Jing Su Wen: An Annotated Translation of Huang Di's Inner Classic: Basic Questions [M]. Los Angeles: University of California Press, 2011: 137 - 139.

（例18）故风者，百病之始也，清净则肉腠闭拒，虽有大风苛毒，弗之能害，此因时之序也。①

威译：Thus wind is the cause of a hundred diseases. When people are quiet and clear, their skin and flesh is closed and protected. Even a heavy storm, afflictions, or poison, cannot injure those people who live in accord with the natural order. ②

文译：The fact is,

the wind is the origin of the one hundred diseases.

In case [a person is] clear and calm, the flesh and the interstice [structures]

are firmly closed up and resist.

Even though there is a strong wind [which is] a violent poison,

it will be unable to harm that [person].

This is [so because one] follows the sequence of the seasons. ③

（例19）因于露风，乃生寒热。是以春伤于风，邪气留连，乃为洞泄。④

威译：If then the evening dew and the wind touch one, they will cause chills and fever. This is how one is hurt by the wind, and then the evil influences will remain in the body and create a leakage. ⑤

文译：If subsequently one exposes [oneself and is affected by] wind,

this generates cold and heat.

Hence,

if one was harmed in spring by wind,

<the evil qi stays for long>

---

① 中医出版中心. 黄帝内经素问 [M]. 北京：人民卫生出版社，2012：12.

② VEITH I. Huang Ti Nei Ching Su Wen: The Yellow Emperor's Classic of Internal Medicine [M]. Los Angeles: University of California Press, 2002: 108.

③ UNSCHULD P U. Huang Di Nei Jing Su Wen: An Annotated Translation of Huang Di's Inner Classic: Basic Questions [M]. Los Angeles: University of California Press, 2011: 72.

④ 中医出版中心. 黄帝内经素问 [M]. 北京：人民卫生出版社，2012：14.

⑤ VEITH I. Huang Ti Nei Ching Su Wen: The Yellow Emperor's Classic of Internal Medicine [M]. Los Angeles: University of California Press, 2002: 109.

then this causes a pipe flush①

　　《素问》之"风"有三类。第一类是因空气流动引发的自然现象。第二类是虚邪贼风，它们或是没有在恰当的时节形成，或是没有在正常的生发方位生发，或是没有在人体适合接受它们的时机袭来，总之虚邪贼风是对人体造成侵害的一个气态的外部力量。第三类风是指虚邪贼风入侵人体后产生的病位游移难定、行无定处，患者呈现动摇不定、轻扬开泄等症状的疾病。这一类风多伴有肝、心、脾、肺、肾等限定词，将限定词翻译出来即可令译文读者基本理解译文所对应的原文的内涵，故这类风的翻译基本折射不出译者的伦理倾向。第二类风的前面有时带有限定词，有时不带限定词，容易与第一类风相混淆，此时译者的伦理倾向就非常影响其对《素问》病理病因观的翻译了。

　　例18中"固风者"中的"风"属于虚邪贼风。如果在译文中不提供足量的解释性信息，直接将其翻译成"wind"很难令译文读者明白原著中此处"风"的真正所指。它到底是指因空气流动产生的一种自然现象，还是指其他？威译显示秉持西医俯视型伦理倾向的威斯在译文中没有提供任何解释性信息。例18"大风"中的"风"也属于虚邪贼风，但威斯将其翻译成"storm"，很明显她把"大风"定性为气象学视域下那种给环境造成巨大破坏的风雨交加的狂风。在原著中，作为虚邪力量很强的"大风"可能拥有气象学视域下的那种强大的破坏力，但也有可能不具备那种破坏力。它可能和暴雨一起袭来，也有可能单独袭来。从例18的威译中还可以发现，威斯不仅没有准确传达原著中此处"风"的内涵，对"风""大风"这两个同种类型的术语也没有采用统一译名，导致原文两处内涵一致的"风"被硬生生列入不同类别的"风"。这种源于西医俯视型伦理倾向的翻译策略根本不可能向译文读者明示这样一个道理，即原文中的"大风"与"风"本质一样，都属于在错误的节气、错误的地理位置生发，在错误的时机吹向人体的，引发疾病的风。

　　在例19中，"因于露风"中的"风"是一个表示自然现象的中性词，"春伤于风"中的"风"则指对人体有害的风邪，尤其是指那种没有在人体适合接受它的时机袭来的风。威斯在这里对两类"风"也没有做出区分，一律翻译成了"wind"。她根本无视这种策略对《素问》病理病因观传播的危害，足见其对《素问》及中医的西医俯视型伦理倾向。

---

① UNSCHULD P U. Huang Di Nei Jing Su Wen: An Annotated Translation of Huang Di's Inner Classic: Basic Questions [M]. Los Angeles: University of California Press, 2011: 78-79.

两个例子中的文译则显示文树德将"风"都翻译成"wind"。这种策略也有令译文读者混淆《素问》不同类型的风的风险，但是文树德早就做了防范方案。文译《素问》是一个三阶段工程。文译本是最后一个阶段的成果，它建立在前两个阶段的成果即《〈黄帝内经·素问〉：古代中国医经中的自然、知识与意象》和《〈黄帝内经·素问〉词典》之上。在这两部著作中，文树德对《素问》中不同类型的"风"做了专门的论述。译者的每个翻译活动都会有特定的目标读者，译者会评估目标读者的能力，基于评估实施翻译操作，同时对目标读者也会有一个期待。文树德基于学人启智型伦理倾向，基于中医文化本身，而非基于西医文化翻译《素问》。这就决定了他期待文译本的目标读者在阅读译本之前已经熟谙《〈黄帝内经·素问〉：古代中国医经中的自然、知识与意象》和《〈黄帝内经·素问〉词典》，也期待这些读者愿意查阅这两部著作以解决阅读过程中的疑惑。如此种种，对于《素问》病理病因观最重要的组建模块——风，他可以统一翻译成"wind"。

将"风"统一翻译成"wind"是文树德学人启智型伦理倾向在《素问》病理病因观翻译层级的一个体现，"［ ］""〈 〉"等符号的使用是该伦理倾向在这一层级的又一个体现。文树德基于中医文化本身翻译《素问》，但并不是全然不顾译文读者的阅读诉求。《素问》以文言文形式传载医学信息，很多信息被医著者当作常识而隐含在上下文当中。但是这部分信息对现代英语读者理解中医医理必不可少，所以译者必须将其明确地呈现在译文当中。例 18 中的"清净则肉腠闭拒"省略了主语——人，在译文中添加"a person is"有助于减少译文读者的阅读障碍。然而不作任何标记的添加会令目标读者误以为"a person is"在原著中有对应的文字。文树德通过将"a person is"置于"［ ］"中，告诉译文读者在原著中该信息没有对应文字，而是隐含在了上下文之中，"［ ］"部分是译者为了方便译文读者理解中医医理在立足原著上下文的基础上所添加的信息。除了"a person is"，例 18 中的"［structures］""［which is］""［person］""［so because one］"，例 19 中的"［oneself and is affected by］"都是文树德源于学人启智型伦理倾向对所添加的信息所做的标记。另外，例 19 中的添加性信息"the evil qi stays for long"被植入了"〈 〉"当中，这是文树德在学人启智型伦理倾向的指引下告诉译文读者"〈 〉"内的信息是经译者考证后确认不是《素问》的原初内容，而是在流传过程中由编辑人员添加的文内评注。

3. 诊治方略观英译策略

《素问》中医诊治方略观由象思维和五行思维两个模块构成，象思维包括原象、类象、拟象和大象，五行思维主要为木、火、土、金、水相生相克理论。

（1）象思维英译策略

秉持西医俯视型伦理倾向的威斯没有翻译《素问》中的"五运六气"学说，故而舍弃了《素问》的大象思维。所以我们在此只能通过比读威、文二位的伦理倾向对他们原象、类象和拟象翻译的影响。因为类象为多个原象集合在一起提炼的整体象念，从类象当中可以抽取出单个原象。为避免重复，本研究以威斯和文树德对《素问》类象和拟象的翻译为例，来阐释两位译者的伦理倾向在各自《素问》象思维翻译中的体现，不再单独谈论威斯、文树德二位伦理倾向对各自《素问》原象英译的影响。

（例 20）五脏之气，故色见青如草兹者死，黄如枳实者死，黑如炲者死，赤如衃血者死，白如枯骨者死，此五色之见死也。①

威译：and the state of the viscera can be observed by the appearance and color of their related external organs. When their color is green like grass they are without life; when their color is yellow like that of oranges they are without life; when their color is black like coal they are without life; when their color is red like blood they are without life; when their color is white like dried and withered bones they are without life. This is how the five colors manifest death. ②

文译：Hence,

if the complexion appears

green-blue like young grasses, death [is imminent];

yellow like hovenia-fruit, death [is imminent];

black like soot, death [is imminent];

red like rotten blood, death [is imminent];

white like withered bones, death [is imminent];

This is how death is visible in the five complexions. ③

在"色见青如草兹者死"中，《素问》医著者基于枯死之草呈现出来的那种死黄色对人们视觉感官的冲击，以及长时间的冲击给人们留下的长时记忆和

---

① 中医出版中心. 黄帝内经素问［M］. 北京：人民卫生出版社，2012：49.

② VEITH I. Huang Ti Nei Ching Su Wen: The Yellow Emperor's Classic of Internal Medicine［M］. Los Angeles: University of California Press, 2002: 141.

③ UNSCHULD P U. Huang Di Nei Jing Su Wen: An Annotated Translation of Huang Di's Inner Classic: Basic Questions［M］. Los Angeles: University of California Press, 2011: 187.

知觉表象来模拟、象征死症的象念，即如果人的面部呈现出了死草色预示着体内某个脏腑器官患上了不治之症。这是人的感觉器官（主要是视觉器官）在对事物的长期感受过程中获得的视、听、触、嗅、味等象。这种象就是原象，它既可以是人们当下对所感知事物的感觉表象，也可以是人们对某个事物的长时期的感觉表象。威斯在翻译"色见青如草兹者死"之前，将"五脏之气"翻译为"the state of the viscera can be observed by the appearance and color of their related external organs"。这显示她认为人体各个内部器官在人体外表都有各自的关联部位，每个内部器官的病变都会导致各自体表关联部位的色泽发生变化。这种翻译是不准确的，因为在《素问》藏象思维中，"五脏之气"的意思是"面部颜色与光泽的变化，是五脏之气盛衰的反映"①。也就是说体内器官病变与否可以通过面部颜色与光泽的变化来判别，而非通过多个体外部位的色泽来判定。由于对原著象思维的立论基础翻译有误，威斯对"色见青如草兹者死"这个原象以及这个原象和其后面的多个原象集合在一起构建的类象的翻译也不太准确。就"色见青如草兹者死"这个原象论述而言，威斯将"草兹"定性为普通的"grass"，将"青"定性为"green"，而事实上原著中的"草兹"为死草，"青"为绿色植物病变枯死之后呈现的土黄之色。"green like grass"造就的象与原文"枯死之草的土黄色"造就的象大相径庭。威斯翻译的是医学著作，其使用者除了西方世界的汉学家还有医学研究者。威斯应该清楚她对原著象思维的阐释直接影响着医学类读者的诊断思路，这是个关乎生死的问题。面对生死攸关的问题却依然行事草率，可见西医俯视型伦理倾向对威斯《素问》英译的操纵。除了"色见青如草兹者死"这个原象翻译有误，威斯对"黑如炱者""赤如衃血者"两个原象的翻译也不准确。"炱"在原著中指煤炭或植物类燃料燃烧时在炉壁上留下的烟炱，"衃血"指的是瘀血、凝血。威斯却将二者简单化为"coal"与"blood"，这如何能正确传达"炱"和"衃血"构建的原象！又如何能准确传达原著中五个原象集合而成的类象！

　　受学人启智型伦理倾向指引的文树德立足中医本身阐释、翻译《素问》的原象和类象思维。文树德将例20中的"色"定性为"complexion"，即五脏之病变在人肤色（尤其是面部肤色）上的征象，较为准确地阐释了中医望诊的基础——观面色。另外文树德将"黑如炱""衃血""枯骨"等原象分别阐释、翻译为"black like soot""rotten blood""withered bones"。这些都是他基于中医医理，抛弃西医的滤镜做出的较为准确的阐释。对这些原象的准确阐释为准确

---

①　王洪图，贺娟. 黄帝内经素问白话解［M］. 北京：人民卫生出版社，2005：75.

翻译由这些原象集合在一起提炼出的整体象念——类象奠定了坚实的基础。

例20原文中的"死"并不是说患者立即死亡，而是指临近死亡。"临近"在原文中没有以文字的形式体现，而是隐含在上下文当中。文树德将译文中的"is imminent"植入"［　］"中，在方便译文读者理解中医医理的同时告诉他们"is imminent"在原文中没有对应文字，是隐含在了上下文当中。这无疑又是其基于中医医理本身阐释中医医理，对原著求真，对译文读者启智的伦理倾向的又一体现。

再看威斯、文树德二人的伦理倾向在《素问》拟象思维翻译层面的体现。《素问》拟象思维主要体现在其三阴三阳系统模型中。

（例21）圣人南面而立，前曰广明，后曰太冲，太冲之地，名曰少阴，少阴之上，名曰太阳，太阳根起于至阴，结于命门，名曰阴中之阳。中身而上，名曰广明。广明之下，名曰太阴，太阴之前，名曰阳明，阳明根起于厉兑，名曰阴中之阳。厥阴之表，名曰少阳，少阳根起于窍阴，名曰阴中之少阳。是故三阳之离合也，太阳为开，阳明为阖，少阳为枢。三经者，不得相失也，搏而勿浮，命曰一阳。①

威译：The ancient sages faced the South and thus they established themselves. Whatever was before them was spoken of as shining space（广明），and whatever was behind them was called the great thoroughfare or the Great Yang. The Great Yang is located within the soil and in it is the lesser Yin. When this lesser Yin rises above the Earth，it comes under the influence of the Great Yang. The Great Yang is the foundation of existence from the beginning to the end. The Great Yin is the connecting link between life and the 'Gate of Life' and thus it becomes evident that within the Yin there is also a Yang. It is within the body and above and it is called shining space；but if this shining expanse sends its rays below then it is spoken of as the Great Yin. The front of the Great Yin is known to be illuminated by the 'sunlight'. The 'sunlight' is the foundation of everything，it permeates everything and it is therefore known as the Yang within the Yin. If Yin becomes apparent externally then it is known as the lesser Yang. " The lesser Yang is the foundation of and brings to life the orifices of Yin，and hence it is called the lesser Yang within the Yin. This then is the parting and the

---

① 中医出版中心．黄帝内经素问［M］．北京：人民卫生出版社，2012：33-34.

meeting of the three Yang. The Great Yang acts as opening factor, the 'sunlight' acts as covering factor, and the lesser Yang acts as axis or central point. The three main arteries must not miss each other; they must be drawn together and when their pulse does not sound superficial then its name is one Yang pulse. ①

文译: When the sages stand facing the South,

the front side [of the body] is called broad brilliance;

the back is called great thoroughfare.

The [vessel on the] earth [-side] of the great thoroughfare is called minor yin [vessel].

[The vessel] above the minor yin [vessel] is called major yang [vessel].

{The major yang [vessel] originates from the Extreme Yin [hole], and ends in the gate of life. It is called yang in the yin. }

The [region from the] center of the body upwards is called broad brilliance.

[The vessel] below the broad brilliance is called major yin [vessel].

The [vessel in] front of the major yin [vessel] is called yang brilliance [vessel].

{The yang brilliance [vessel] originates from the Grinding Stone Hole.

It is called yang in the yin. }

The [vessel] outside of the ceasing yin [vessel] is called minor yang [vessel].

{The minor yang [vessel] originates from the Orifice Yin [hole].

It is called minor yang in the yin. }

Hence

in the division and unity of the three yang [vessels],

the major yang is the opening;

the yang brilliance is the door leaf;

the minor yang is the pivot.

[These] three [yang] conduits cannot lose each other.

---

① VEITH I. Huang Ti Nei Ching Su Wen: The Yellow Emperor's Classic of Internal Medicine [M]. Los Angeles: University of California Press, 2002: 126.

If they beat, but not at the surface, this is called "one yang"①.

在运用拟象思维构建人体三阴三阳系统时，《素问》使用了广明、太冲、少阴、太阳、至阴、命门、太阴、阳明、厉兑、厥阴、少阳、窍阴等共计12个术语。这些术语中有的表示人体部位，有的表示人体穴位，有的表示人体之气运行的经脉。根据王洪图②、张其成③的阐释，中国古代的医者大多时候不通过解剖尸体来观察人体结构，而是基于天人合一的哲理把人放在自然界中去观察。原文中"圣人南面而立，前曰广明，后曰太冲"便是此法的运用。这句话的意思是说圣人面向南面站立。由于中国地处北半球，南方温度较高，阳气旺盛，北方温度较低，阴气密布。人与天地相应，人体朝南的部分，即人体前面部分感受的阳气比较广大，因此叫作"广明"，人体朝北的部分，即人体后面部分就叫作太冲，感受到的主要是虚静和谐的阴气。这说明广明、太冲表示的是人体部位，而非穴位或经脉。除了从前后两个位置观察人体，《素问》还从上下两个位置观察人体。"中身而上，名曰广明。广明之下，名曰太阴"即此法的运用，意思是说人体上半段阳气旺盛，因而叫作广明，人体下半段属阴，为太阴。这表明此处的广明、太阴也是表示身体部位。

王洪图④、张其成⑤等还在阐释中指出上文中的至阴、命门、厉兑、窍阴都是表示穴位，少阴、太阴、厥阴、太阳、阳明、少阳都是表示经脉（人体内的气经由多个穴位形成的运行路线，与解剖学上经脉的内涵不同）。

比读原文和威斯译文可以看出以西医俯视型伦理倾向为指引的威斯对拟象系统的阐释、翻译与《素问》研究专家的阐释存在很多不相符的地方。我们先看她对拟象系统12个术语的翻译。

表5 《素问》拟象系统术语威斯译文

身体部位	广明	shining space
	太冲	the great thoroughfare/ the Great Yang

① UNSCHULD P U. Huang Di Nei Jing Su Wen: An Annotated Translation of Huang Di's Inner Classic: Basic Questions [M]. Los Angeles: University of California Press, 2011: 129 - 132.
② 王洪图，贺娟. 黄帝内经素问白话解 [M]. 北京：人民卫生出版社，2005：49.
③ 张其成. 张其成全解黄帝内经·素问 [M]. 北京：华夏出版社，2021：125.
④ 王洪图，贺娟. 黄帝内经素问白话解 [M]. 北京：人民卫生出版社，2005：49.
⑤ 张其成. 张其成全解黄帝内经·素问 [M]. 北京：华夏出版社，2021：125.

续表

穴位	至阴	the Great Yin
	命门	the Gate of Life
	厉兑	不译
	窍阴	the orifices of Yin
经脉	少阴	the lesser Yin
	太阴	the great Yin
	厥阴	不译
	太阳	the Great Yang
	阳明	the sunlight
	少阳	the lesser Yang

　　首先从表 5 中可以看出对于承载中医拟象思维，带有中医民族属性的 12 个术语，威斯没有采用音译。这表明她没有基于中医与西医是平等的这种伦理倾向审视《素问》。其次威斯没有将三阴三阳系统的术语全部翻译。她舍弃了厉兑（穴）和厥阴（经）两个术语，这势必无法完整呈现《素问》的拟象系统。不仅如此，威斯还没有对其所翻译的 10 个术语分门别类，导致译文读者无法根据其译文确定哪些术语表示身体部位，哪些表示穴位，哪些表示经脉。更糟糕的是威斯对部分术语的翻译很混乱。如 "the Great Yang" 既被她用来表示太冲，又被她用来表示太阳。"the Great Yin" 既用来表示 "少阴"（经），又用来表示至阴（穴）。这种混乱很有可能会令其译文读者错误地认为《素问》中的医学术语原本就很混乱，不够严谨。

　　再看威斯对三阴、三阳系统之间的交互关系的翻译。

　　①太冲之地，名曰少阴

　　这句话是说 "运行于太冲部位的经脉是少阴经"[①]。威斯将其翻译为 "The Great Yang is located within the soil and in it is the lesser Yin"。这就等于向译文读者传达 "太冲的位置在人脚所站立的土壤的下面，少阴在太冲的里面"。

　　② "太阴之前，名曰阳明，阳明根起于厉兑，名曰阴中之阳。

---

　　① 张其成. 张其成全解黄帝内经·素问［M］. 北京：华夏出版社，2021：125.

这句话的意思是说"在太阴经脉之前的是阳明经，阳明经的下端起始于足二趾端的厉兑穴。因为阳明经与太阴经结合，互为表里，所以又叫作'阴中之阳'"①。威斯把这句话翻译成"The front of the Great Yin is known to be illuminated by the 'sunlight'. The 'sunlight' is the foundation of everything, it permeates everything and it is therefore known as the Yang within the Yin"。这就会令译文读者认为太阴的前面被阳光（阳明）照耀着。阳光（阳明）是一切生命的基础，它普照一切，所以又称为阴中之阳。

③ "厥阴之表，名曰少阳，少阳根起于窍阴，名曰阴中之少阳。

这句话的意思是说"少阳经与厥阴经互为表里，少阳经脉的下端起始于足四趾外端的窍阴穴。人体之气运行至厥阴脉时，气之阴属性已经快要消失，开始重新向阳属性转化，所以厥阴经脉又称为'阴中之少阳'"②。但是威斯把这句话翻译成"If Yin becomes apparent externally then it is known as the lesser Yang. The lesser Yang is the foundation of and brings to life the orifices of Yin, and hence it is called the lesser Yang within the Yin"。这无疑是在对译文读者说如果阴在体表明显呈现，阴就演化成少阳。少阳是基础，它赋予厥阴生命，因此又被称为阴中之少阳。这样的翻译与《素问》本来的意思相去甚远。

可见秉持西医俯视型伦理倾向的威斯对《素问》拟象思维阐释得不够严谨，存在不少错误。

自 1949 年首次发行以来，威译本先后出版了 4 次。首版因为翻译条件所限存在这样那样的不足尚可理解。自首版问世之后，有不少专家学者"指出了该版中存在的许多错误，甚至重译了一些重要的段落乃至章节"③，但是威斯在译本再版时并没有对错误进行修订与校正，足见其对中医药文化以及《素问》英译奉行的西医俯视型伦理倾向。

相比之下秉承学人启智型伦理倾向的文树德对《素问》拟象思维的翻译要胜过威斯一大筹。首先，文树德将原文构建拟象系统的 12 个术语全部翻译（见表 6），威斯则舍弃了"厉兑""厥阴"两个术语。其次，文树德准确区分了原

---

① 张其成. 张其成全解黄帝内经·素问［M］. 北京：华夏出版社，2021：125.

② 张其成. 张其成全解黄帝内经·素问［M］. 北京：华夏出版社，2021：125.

③ SIVIN N. Book Review on Ilza Veith Huang Ti Nei Ching Su Wen. The Yellow Emperor's Classic of Internal Medicine（New Edition）［J］. The University of Chicago Press Journals，1968，59（2）：230.

文12个术语的类别，威斯则不作区分。文树德通过在"至阴""厉兑""窍阴"三个术语后添加"hole"告知译文读者这些术语表示的是人体穴位。"the gate of life"后虽然没有附上"hole"，但文树德①对这个术语做了注解。他在注解中指出"'Gate of life' refers to the Essence Brilliance（精明）hole at the inner canthus"。这足以令译文读者明白"the gate of life"指的是人体穴位，而非其他。文树德通过在"少阴""太阴""厥阴""太阳""阳明""少阳"等术语后添加"vessel"以明示这些术语表示的是人体经脉。对于所有基于原著上下文添加的信息，文树德都将其植入"［　］"中，借此告知译文读者这些信息在原著中是隐含在上下文当中的。

表6　《素问》拟象系统术语文树德译文

身体部位	广明	broad brilliance
	太冲	the great thorougfare
人体穴位	至阴	the Extreme Yin ［hole］
	命门	the gate of life
	厉兑	the Grinding Stone Hole
	窍阴	the Orifice Yin ［hole］
人体经脉	少阴	minor yin ［vessel］.
	太阴	major yin ［vessel］
	厥阴	the ceasing yin ［vessel］
	太阳	major yang ［vessel］
	阳明	yang brilliance ［vessel］
	少阳	minor yang ［vessel］

此外，秉承学人启智型伦理倾向的文树德力争清楚地呈现原文拟象系统内各子系统之间的关系，且以威斯犯错误的几处为例：

①太冲之地，名曰少阴。

文译：The ［vessel on the］ earth ［-side］ of the great thoroughfare is called minor yin ［vessel］.

---

① UNSCHULD P U. Huang Di Nei Jing Su Wen：An Annotated Translation of Huang Di's Inner Classic：Basic Questions ［M］. Los Angeles：University of California Press，2011：130.

将译文回译成中文大意是运行于太冲临近地面一侧区域的经脉被称为少阴脉。这与国内《素问》研究专家①对原文的解读基本一致。

②太阴之前，名曰阳明，阳明根起于厉兑，名曰阴中之阳。

文译：The [vessel in] front of the major yin [vessel] is called yang brilliance [vessel].

{The yang brilliance [vessel] originates from the Grinding Stone Hole.

It is called yang in the yin.}

文树德对这段译文做了两处脚注②。一处引用王冰对阳明脉的解释，指出阳明脉的一部分位于人体胃部，属阳，脾位于胃之后，太阴脉的一部分运行于其中，故脾属阴，另一处脚注阐释厉兑穴居于足大趾之端。结合两处注解将这段译文回译大意就是位于太阴脉前面的经脉是阳明脉。阳明脉起始于足大趾之端的厉兑穴，与太阴脉互为表里，所以被称为阴中之阳。这也与张其成、王洪图等人的解读基本一致。

③厥阴之表，名曰少阳，少阳根起于窍阴，名曰阴中之少阳。

文译：The [vessel] outside of the ceasing yin [vessel] is called minor yang [vessel].

{The minor yang [vessel] originates from the Orifice Yin [hole].

It is called minor yang in the yin.}

文树德对译文中的"minor yang [vessel]"援引了王冰的注解。注解指出少阳脉的一部运行于人体胆部，厥阴脉的一部运行于肝脏。在中医医理中，肝和胆都具有阴中之阳的属性。结合注解回译这段译文大意就是运行于厥阴脉运行区域之外经脉被称为少阳脉，少阳脉起源于足部窍阴穴，因此少阳脉又被称为阴中之少阳。这也与张其成、王洪图等人的解释大体一致。

持西医俯视型伦理倾向的威斯认为《素问》前34章内容基本呈现了这部著作的主旨内容，舍弃了后面的章节，故而没有翻译《素问》中的大象理论。受学人启智型伦理倾向指引的文树德则不愿舍弃原著中的任何内容，是首位英译

---

① 王洪图，贺娟. 黄帝内经素问白话解 [M]. 北京：人民卫生出版社，2005：49；张其成. 张其成全解黄帝内经·素问 [M]. 北京：华夏出版社，2021：125.

② UNSCHULD P U. Huang Di Nei Jing Su Wen：An Annotated Translation of Huang Di's Inner Classic：Basic Questions [M]. Los Angeles：University of California Press，2011：131.

《素问》大象理论的西方译者。

(例22) 太虚寥廓，肇基化元，万物资始，五运终天，布气真灵，揔统坤元，九星悬朗，七曜周旋，曰阴曰阳，曰柔曰刚，幽显既位，寒暑弛张，生生化化，品物咸章。①

文译: The extension of the Great Void is boundless;

It is the basis of [all] founding and it is the principal [source] of [all] transformation.

The myriad beings depend on [the Great Void] to come into existence,

[and it is because of the Great Void that] the five periods complete their course in heaven.

[The Great Void] spreads the true magic power of qi,

and it exerts control over the principal [qi] of the earth.

[Hence] the nine stars are suspended [in heaven] and shine and

the seven luminaries revolve in a cycle.

[This] is called yin; [this] is called yang.

[This] is called soft; [this] is called hard.

[Hence] when that which is in the dark and that which is obvious have assumed their positions,

there is cold and summer heat, relaxation and tension.

Generation [follows upon] generation, transformation [follows upon] transformation,

[with the result that] all the things come into open existence. ②

原文论述中的"太虚""五运""气""九星""七曜""阴阳"在现实中并无具体的物象原型，它们交织在一起构建了一幅宇宙初始化的景象。这种景象"不具形质形体、精微纤细、氤氲弥漫、原创原发、生成流变，正是'大象'的突出特征"③。"'大象'是最高境界。这种'象'与它的'道'基本上处在一

---

① 中医出版中心. 黄帝内经素问 [M]. 北京：人民卫生出版社，2012：248.

② Huang Di Nei Jing Su Wen: An Annotated Translation of Huang Di's Inner Classic: Basic Questions (vol 2) [M]. Los Angeles: University of California Press, 2011: 177-179.

③ 蒋谦. 哲学论意象思维在中国古代科技发展中的地位与作用 [J]. 江汉论坛，2006 (5)：27.

个层面（当然‘象’受‘道’控制，是‘道’演化的一个阶段）。"① 中国古代宇宙论在论述宇宙起源时，往往将"象"论与"气"论融为一体。"气"是中国古代宇宙观中最基本、最广泛、内涵最为丰厚复杂的范畴之一。"气"可以转化为形，"气"最终也会转化为"气"。当一切有形之物都化为"气"后，整个宇宙即为太虚（本原之气）。因此"气"既有形也无形，具有大象属性。

从原文中我们可以看出《素问》告诉世人宇宙始于本原之气。在五运、九星、七曜的催动下，本原之气分阴阳，之后生化出形态各异、属性不一的世间万物。从译文中我们可以看出文树德正是基于气来阐释大象。他首先基于原著上下文在"五运终天"的译文前添加"and it is because of the Great Void that"，从而在"太虚"（本原之气）和"五运"之间建立联系，即太虚是五运的基础。随后文树德在"布气真灵，揔统坤元"的译文前添加"The Great Void"，从而实现以太虚（本原之气）统领之后的论述，向译文读者阐明气、真、灵都是太虚在特定阶段的形态。很明显文树德基于中国古代宇宙观阐释《素问》的大象理论。这对被西方宇宙大爆炸理论熏陶的西方读者而言，这不啻一次启智行为。为协助译文读者理解大象理论，文树德一共添加了 17 处信息。正如他在翻译《素问》其他内容时所做的那样，他勇于跳出现代医学英语规约的桎梏，每一处添加的信息都用"［ ］"表示，以告诉译文读者相关信息在原文中是以隐性的方式呈现，其学人启智型伦理倾向的影响可见一斑。

（2）五行思维英译策略

《素问》"主要是以与阴阳五行有应合关系来论‘象’的"②。威斯的西医俯视型伦理倾向和文树德的学人启智型伦理倾向在《素问》五行思维翻译策略中又有何体现？

《素问》在"藏气时法论篇"中阐释了何谓五行以及五行思维之作用力，在"阴阳应象大论篇"中论述了以金木水火土为统领的五行与五色、五气、五方、五味、五时等系统之间的相生相克关系。

（例 23）五行者，金木水火土也，更贵更贱，以知死生，以决成败，而定五藏之气，间甚之时，死生之期也。③

---

① 蒋谦. 哲学论意象思维在中国古代科技发展中的地位与作用 [J]. 江汉论坛, 2006 (5): 27.

② 蒋谦. 哲学论意象思维在中国古代科技发展中的地位与作用 [J]. 江汉论坛, 2006 (5): 26.

③ 中医出版中心. 黄帝内经素问 [M]. 北京: 人民卫生出版社, 2012: 96.

威译: The five elements are metal, wood, water, fire, and earth. Their changes, their increasing value, their increasing depreciation and worthlessness serve to give knowledge of death and life and they serve to determine success and failure. They determine the strength of the five viscera, and establish their important division according to the four seasons and their dates of life and death. ①

文译: As for the five agents,

these are metal, wood, water, fire, and soil.

Alternately they resume high and low ranks.

Through them one knows [whether a patient] will die or survive.

Through them one decides about completion or destruction and

[through them] one determines the [status of the] qi in the five depots,

the time when [a disease] is light or serious, and

the time of [a patient's] death or survival. ②

原文中的五行是诊治方略之五行，而非宇宙运行之五行。因此所谓"更贵更贱，以知死生，以决成败"表示的是人体内金、木、水、火、土五种属性之气中的每一种都会有盛衰的更迭，从它们的更迭中可以"推测辨明疾病的轻重，分析治疗效果是成功还是失败"③。秉持西医俯视型伦理倾向的威斯基于自己的西医学背景，基于自己对中医及《素问》的不够全面的认知对原文五行思维妄加揣度。首先，威斯在译文中没有明晰原文五行论述的基点是疾病诊断。她的译文"Their changes, their increasing value, their increasing depreciation and worthlessness serve to give knowledge of death and life and they serve to determine success and failure"很容易令译文读者误以为《素问》认为五行可以预测人的命运、富贵、贫贱、成败乃至生死。这完全曲解了《素问》五行理论的本义。其次，"定五藏之气，间甚之时，死生之期也"的本义是五行能"进而确定五脏之气的盛衰，疾病轻重的时间，以及病人死生的日期"④。但威斯的译文"establish their important division according to the four seasons and their dates of life and death"中的

---

① VEITH I. Huang Ti Nei Ching Su Wen: The Yellow Emperor's Classic of Internal Medicine [M]. Los Angeles: University of California Press, 2002: 198-199.
② UNSCHULD P U. Huang Di Nei Jing Su Wen: An Annotated Translation of Huang Di's Inner Classic: Basic Questions [M]. Los Angeles: University of California Press, 2011: 383.
③ 王洪图，贺娟. 黄帝内经素问白话解 [M]. 北京: 人民卫生出版社，2005: 163.
④ 张其成. 张其成全解黄帝内经·素问 [M]. 北京: 华夏出版社，2021: 299.

两个"their"貌似都是指"the five viscera"。这样一来她的阐释就变成了五行决定五脏的生死,这很明显背离了《素问》五行理论的主旨。可见威斯在翻译《素问》五行论时,态度不够严谨,对原著理论妄加揣测,西医俯视性态度比较明显,一定程度上损害了《素问》的科学性。

由于威斯在翻译上段论述时没有将五行定性为诊治方略层面的五行,故而使得其译文透射出浓郁的玄学色彩,扭曲了原文的主旨。文树德则本着对原文求真,向目标读者启智的伦理倾向,依据原著上下文在"以知死生"部分增加了"whether a patient",从而向目标读者明示此处的五行乃中医诊治方略层面的五行,而非玄学层面的五行,呈现了《素问》相关论述的真实主旨。通过在"而定五藏之气"处添加"through them"和"status of the",文树德告知目标读者"定五藏之气"说的是判断五脏气机的类型及属性,而非威斯所说的"the strength of the five viscera"①。通过在"间甚之时,死生之期也"处添加"a disease""a patient's",文树德进一步向译文读者强调《素问》在此处论述的是中医学层面的五行,讲述的是依据五脏之气的五行变化,医者可以判断病患五脏气机的类型、病症的轻重缓急,以及病人存活或死亡的概率。对于在以上几处添加的信息,文树德没有顺应现代医学英语重行文流畅的规约,而是将添加的信息置于"〔 〕"中,以向目标读者展示相关信息在《素问》中的呈现方式,在《素问》中医行文层面对他们进行启智。

我们再看威斯的西医俯视型伦理倾向和文树德的学人启智型伦理倾向在两位译者五行相生理论翻译中的体现。

(例24)东方生风,风生木,木生酸,酸生肝,肝生筋,筋生心,肝主目。其在天为玄,在人为道,在地为化。②

威译:The East creates the wind; wind creates wood; wood creates the sour flavor; the sour flavor strengthens the liver; the liver nourishes the muscles; the muscles strengthen the heart; and the liver governs the eyes. The eyes see the darkness and mystery of Heaven and they discover Tao, the Right Way, among mankind. Upon earth there is transformation and change which produce the five

① VEITH I. Huang Ti Nei Ching Su Wen: The Yellow Emperor's Classic of Internal Medicine [M]. Los Angeles: University of California Press, 2002: 199.

② 中医出版中心. 黄帝内经素问 [M]. 北京: 人民卫生出版社, 2012: 24.

flavors. ①

　　文译：The East generates wind；

wind generates wood；

wood generates sour［flavor］；

sour［flavor］generates the liver；

the liver generates the sinews；

the sinews generate the heart；

<The liver rules the eyes. >

In heaven it is darkness，

in man it is the Way，

on the earth it is transformation. ②（Unschuld 2011：106）

　　对于《素问》的五行相生理论，张其成③指出由于中国地处东半球，每逢春季，风便从东边吹拂而来。春季阳气上升，布散而成风。风滋养木气，故能使草木萌生成长。木气能运化出酸的属性。由此可见，不是"东方"生了"风"，而是春日阳气运动生发了风。这股风从东方吹来。不是"风"生了"木"，而是春风能促进草木生长。不是"木"制造了"酸"，而是"木"能促进身体运化"酸"。可见，"东方生风，风生木，木生酸"中三个"生"的含义不一样。第一个"生"应该作"来源于"解释，后面两个"生"可作"促进""有助于"等解释。上文威译显示威斯并没有对几个"生"作区分，而是无一例外地翻译成了"create"。结果其译文就成了东方创造了风，风创造了木，木创造了酸。

　　中医的五行实质上为阴阳二气更为细致的运行方式。《素问》的五行论立足其阴阳论。故《素问》研究者们认为"其在天为玄，在人为道，在地为化"中的"其"意指阴阳五行生化、生克之规律、原理。然而威斯将"其"阐释为"肝主目"中的"目"。结果造就了译文"The eyes see the darkness and mystery of Heaven and they discover Tao"走错了方向。不仅如此，威斯还强行将"在地为化"和"在天为玄，在人为道"割裂开来，破坏了五行相生理论的整体性。其

---

①　VEITH I. Huang Ti Nei Ching Su Wen：The Yellow Emperor's Classic of Internal Medicine［M］. Los Angeles：University of California Press，2002：118.

②　UNSCHULD P U. Huang Di Nei Jing Su Wen：An Annotated Translation of Huang Di's Inner Classic：Basic Questions［M］. Los Angeles：University of California Press，2011：106.

③　张其成. 张其成全解黄帝内经·素问［M］. 北京：华夏出版社，2021：101-102.

西医俯视型伦理倾向可见一斑。

得益于《〈黄帝内经·素问〉：古代中国医经中的自然、知识与意象》和《〈黄帝内经·素问〉词典》对《素问》中医术语的专门阐释，奉行学人启智型伦理倾向的文树德在翻译五行相生相克理论时保持了术语的一致性。文译显示原文五行相生理论中的"生"都翻译成了"generate"，而不是像威斯那样，一会儿翻译成"create"一会儿又翻译成"nourish""strengthen"等。文译还显示译者认为"肝主目"并非《素问》固有的内容，而是在《素问》流传过程中编撰者对原著相关内容所作的评论。这是文树德自己的考证，不一定是《素问》研究界的共识，所以他没有将"肝主目"删除，而是将其植入"〈 〉"中，让译文读者有机会进行进一步的考证。此外，对于原文中东、风、木、酸、肝、筋、心、目等五行系统诸模块之间的相生关系，文树德也是依照原文医理翻译，而不是像威斯那样妄加揣度。

4. 中医文体英译策略

《素问》呈现的中医学理论不仅为后世中医学著作提供了坚实的立论基础，其开创的中医学文体也为后世中医学典籍效仿。对于《素问》中医文体的功能，秉承学人启智型伦理倾向的文树德①指出正是因为使用了韵脚和工整句式，《素问》的内容才更容易被记忆，口口相传，才能在印刷术尚未出现、尚未成熟的年代得以流传。因此他竭力向西方世界呈现《素问》的文体特征，尤其是《素问》的韵文语篇。受西医俯视型伦理倾向指引的威斯则认为《素问》的文体"使得读者阅读《黄帝内经》变得困难"②，所以在翻译中完全无视《素问》的韵文语篇。

《素问》的韵文语篇以四言句式为主，常见的押韵模式有五种：OAOA（偶数押韵），AAOA（一、二、四句押韵），AOAO（奇数押韵），ABAB（一三，二四押韵）以及 AAAA（全文押一个韵）。且看两位译者对这五种类型韵文语篇的翻译。

（例 25）OAOA：吸则内针，无令气忤，静以久留，无令邪布，吸则转针，以得气为故，候呼引针，呼尽乃去。③

威译：When the needle is inserted, one should rest it there for a moment,

---

① UNSCHULD P U. Huang Di Nei Jing Su Wen: An Annotated Translation of Huang Di's Inner Classic: Basic Questions [M]. Los Angeles: University of California Press, 2011: 22.

② VEITH I. Huang Ti Nei Ching Su Wen: The Yellow Emperor's Classic of Internal Medicine [M]. Los Angeles: University of California Press, 2002: xviii.

③ 中医出版中心. 黄帝内经素问 [M]. 北京: 人民卫生出版社, 2012: 116.

and the breathing of the patient must be quiet. One should not allow evil influences to enter the body. While the patient is still inhaling one should give a little turn to the needle. The needle should be taken out at the time of exhalation, but it should not be taken out suddenly; and when the breath is completely exhaled one should withdraw the needle. ①

文译：[When the patient] inhales, insert the needle;

do not let the [proper] qi revolt

[Hold the needle] calmly and let it remain [inserted] for a long time;

do not let the evil [qi] spread.

[When the patient] inhales, twist the needle

to get a hold of the qi.

Wait until [the patient] exhales to pull the needle [out].

When the exhalation is completed, [the needle] is removed. ②

原文由八个句子③组成，每个句子长短一致。前后相邻的两个句子组成一个逻辑意义单位，共计四个逻辑意义单位。威斯改变了原文信息组合模式，将原文一、三两个句子的信息重新整合以建构译文一、二句，同时用这两个句子构成译文逻辑意义单位一。译文将原文第二个句子删除不译，仅用原文第四句信息构建译文逻辑意义单位二。原文五、六两句组成原文逻辑意义单位三。译文将原文第六句删除不译，仅用原文第五句的信息构建译文逻辑意义单位三。原文七、八两句组成原文逻辑信息单位四。译文增加了一个信息模块"but it should not be taken out suddenly"，将这个新增模块同原文七、八两句合并在一起组建译文逻辑意义单位四。为使得逻辑意义单位与原文一致，译文改变了原文句子的组合方式，这势必会破坏原文韵文语篇机理。从押韵模式上看，原文由八个小句每四个一组构成 OAOA 式韵文语篇。韵文语篇共计两组，两个组合都是奇数行不押韵，偶数行押 [u] 韵。译文由于信息模块数与原文不一致，自然无法再现原文两组 OAOA 式韵文语篇文体特征。

---

① VEITH I. Huang Ti Nei Ching Su Wen：The Yellow Emperor's Classic of Internal Medicine [M]. Los Angeles：University of California Press，2002：224.

② UNSCHULD P U. Huang Di Nei Jing Su Wen：An Annotated Translation of Huang Di's Inner Classic：Basic Questions [M]. Los Angeles：University of California Press，2011：450.

③ 由于《素问》是一部诗歌体中医学著作，一个标点符号代表一个小句，故本研究进行例证时，无论是中文引文还是英文引文都以标点符号数量作为句子数量。

文译则不同。从体裁上看，原文是四言诗歌体，一共8行①。译文也采用了诗歌体，也是8行，在诗行数目上与原文一致。虽然由于英汉两种语言的差异，译文无法做到与原文在字数上保持一致，但也是竭力让每行译文字数齐整。从押韵方式上看，原文由两组OAOA诗句组成，偶数行押韵，韵脚是［u］。译文前四行也是偶数行押韵，韵脚是爆破音［t/d］。后面四行由于语言差异导致译者无法同时做到既要准确传达原文的含义，又要再现原文的押韵特征。但是译者并没有因此放弃在译文中呈现原文韵文特征的努力，而是在最后两行押韵，韵脚也是爆破音［t/d］。这样译文基本就如同原文那样所有押韵行都押同一个韵脚。

（例26）AAOA：形乎形，目冥冥，问其所病，索之于经。②

威译：What is the body? The body is regarded as holding that which is subtle and minute, and it is held responsible and investigated for its diseases. By searching into it and pondering over its regular conduct, much will become apparent;③

文译：The physical appearance, ah! the physical appearance!

For the eyes it is obscure.

One inquiries about the location of the disease.

One searches for it in the conduits. ④

原文由四个句子构成。一、二两句组成一个逻辑意义单位，两个句子长短一致。三、四两句构成第二个逻辑意义单位，两个句子也是长短一致。威译是五个句子，每个句子长短差别很大。译文之所以多出一个句子是因为译者在原文第二句的后面添加了一个信息模块"and it is held responsible and investigated for its diseases"。译者将这个模块与原文一、二两句合并组建译文逻辑意义单位一。原文采用的是中国古代四言诗歌常采用的一、二、四句押韵模式，以［i］为韵脚。译文最后两句虽然都以［t］收尾，但这只是巧合，并不是译者有意呈现原文的韵文语篇特征。

相比之下文译则以诗译诗。原文由四句组成，译文也是由四句构成，在诗行

---

① 由于文树德采用诗歌体翻译《素问》，所以本研究以文译本语句数量为其诗行数量。

② 中医出版中心. 黄帝内经素问［M］. 北京：人民卫生出版社，2012：114.

③ VEITH I. Huang Ti Nei Ching Su Wen：The Yellow Emperor's Classic of Internal Medicine ［M］. Los Angeles：University of California Press，2002：222.

④ UNSCHULD P U. Huang Di Nei Jing Su Wen：An Annotated Translation of Huang Di's Inner Classic：Basic Questions ［M］. Los Angeles：University of California Press，2011：444.

数目上与原文一致。原文一、二、四句押韵，韵脚为［ing］。译文也是一、二、四句押韵，韵脚为［s/ts］，在押韵方式上也做到了与原文的对应。原文一、二句字数相同，都是三个。译文一、二句字数也相同，都是六个。原文三、四句字数相同，都是四个。译文第三句为八个词，第四句为七个词，句子长短相近。

（例 27）AOAO：太阳脉至，洪大以长；少阳脉至，乍数乍疏 ①

威译：The pulses of the regions of the lesser Yin sound near at first, but then they change abruptly to more distant sounds；②

文译：The arrival of a major yang ［movement in the］ vessels,

it is vast, big, and extended.

The arrival of a minor yang ［movement in the］ vessels,

it is at times frequent,

at times spaced,

at times short,

at times extended. ③ （Unschuld 2011：318）

原文由四个句子组成。一、二两句合并组成一个逻辑意义单位，三、四两句合并成另一个逻辑意义单位，两个意义单位字数一致。威译删除了原文一、二两个句子，只保留三、四两句，在句子数量上没有和原文保持一致。另外原文是四言诗歌体，奇数行押［i］韵，偶数行不押韵。威译放弃了原文的诗歌文体，没有押韵。

文译则依旧是以诗译诗。原文由四句构成，译文前三句与原文前三句一一对应。由于原文最后一句"乍数乍疏"很难用一句说清，译者不得已将其具体化为四行信息。虽然因语言差异造成了译文的诗行数量未能与原文保持一致，但译者仍然没有放弃呈现原文押韵模式的努力。对于解释"乍数乍疏"的四行信息，译者全部使用爆破音［t/d］收尾，凸显了原文偶数行押韵的特征。在诗行字数层面，译文虽然没有做到像原文那样每一诗行字数都相同，但也努力做到了一、三行字数一致，五、六、七行字数一致。在句式层面，原文一、三句

---

① 中医出版中心. 黄帝内经素问 ［M］. 北京：人民卫生出版社，2012：78-79.

② VEITH I. Huang Ti Nei Ching Su Wen：The Yellow Emperor's Classic of Internal Medicine ［M］. Los Angeles：University of California Press，2002：173.

③ UNSCHULD P U. Huang Di Nei Jing Su Wen：An Annotated Translation of Huang Di's Inner Classic：Basic Questions ［M］. Los Angeles：University of California Press，2011：318.

采用了相同的句式，译文也是一、三句采用相同的句式。可见文树德是在尽一切可能翻译《素问》传载的中医文体，秉持着学人启智型伦理倾向。

（例 28）ABAB：死阴之属，不过三日而死；生阳之属，不过四日而已。①

威译：When death is brought about by a disease of Yin, it will take but three days for death to occur; and life, produced by Yang alone, lasts but four days and then death occurs. ②

文译：In cases of [diseases] belonging to the 'killing yin' [type],
death follows within three days.

In cases of [diseases] belonging to the 'generating yang' [type],
death follows within four days. ③

就文体而论，原文是四言诗歌体。两个奇数行字数一致，两个偶数行也是字数一致。一、二句组合逻辑信息模块一，三、四句组合逻辑信息模块二，两个信息模块采用相同的句式。除此之外原文奇数行和偶数行各押一个韵脚。威译若以分号计数，也是两个信息模块，但两个模块没有采用相同的句式。其实译者在组合译文三、四句时，完全可以采用 "when death is brought about by a disease of Yang, it will take four days for death to occur" 这样的句子。这样译文无论在信息模块数量上，还是在句式上，都能与原文保持一致。不仅如此，原文的押韵模式在译文中也能得到基本体现。但是威斯没有这么做，这表明威斯在此处不是不能再现原文中医文体，而是根本置之不理，足见其对中医及《素问》秉持的西医俯视型伦理倾向。

文译则一如既往地竭力呈现原文韵文语篇。原文是四言四句诗歌体，译文也是由四句组成的诗歌。原文一、三句押同一个韵脚 [u]，二、四句押另一个韵脚 [i]。译文是一、三句押同一个韵脚 [p]，二、四句押另一个韵脚 [z]，也是奇数行和偶数行各押一个韵脚。原文一、三两句字数相同，二、四两句字数一致。译文也是一、三句字数相同，二、四句字数一致。在句式层面，原文

① 中医出版中心. 黄帝内经素问 [M]. 北京：人民卫生出版社，2012：37.
② VEITH I. Huang Ti Nei Ching Su Wen: The Yellow Emperor's Classic of Internal Medicine [M]. Los Angeles: University of California Press, 2002: 129.
③ UNSCHULD P U. Huang Di Nei Jing Su Wen: An Annotated Translation of Huang Di's Inner Classic: Basic Questions [M]. Los Angeles: University of California Press, 2011: 148.

一、三句使用了相同的句式，二、四两句使用另一种句式，译文也是一、三两句使用同一种句式（in case of...），二、四两句使用同一种句式（death follows within...）。

  （例29）AAAA：所谓逆四时者，春得肺脉，夏得肾脉，秋得心脉，冬得脾脉，①

  威译：With those who are called 'in discord with the four seasons' one can feel their pulse of the lungs in Spring, their pulse of the kidneys in Summer, their pulse of the heart in Fall, and their pulse of the spleen in Winter. ②

  文译：The so-called [movement] 'opposing the four seasons' [is as follows]:

In spring one notices a lung [movement in the] vessels;

in summer one notices a kidney [movement in the] vessels;

in autumn one notices a heart [movement in the] vessels;

in winter one notices a spleen [movement in the] vessels. ③

  原文自"所谓逆四时者"之后为四言诗歌体。威译改原文五句为四句，句数上与原文不对应。此外原文四言部分通篇押 [ai] 韵，威译未做押韵处理。虽然"summer"和"winter"都以 [ə] 收尾，但这只是巧合，绝非译者刻意为之。

  相比之下文译用"The so-called [movement] 'opposing the four seasons' [is as follows]"对应"所谓逆四时者"。这一句后面也跟随了四句，保证了译文在诗行数量上与原文保持一致。原文四言部分通篇押同一个韵脚 [ai]，文译对应部分也是通篇押同一个韵脚 [z]。不仅如此，为营造通篇押韵的氛围，文译第一句也以 [z] 收尾。原文"所谓逆四时者"之后四个句子采用了相同的句式，每个句子字数相同，译文"The so-called [movement] 'opposing the four seasons' [is as follows]"之后的四个句子也采用了相同的句式，每句字数也相同，可见学人启智型伦理倾向在文树德《素问》中医文体翻译层面的影响。

---

① 中医出版中心. 黄帝内经素问 [M]. 北京：人民卫生出版社，2012：87.

② VEITH I. Huang Ti Nei Ching Su Wen：The Yellow Emperor's Classic of Internal Medicine [M]. Los Angeles：University of California Press，2002：184-185.

③ UNSCHULD P U. Huang Di Nei Jing Su Wen：An Annotated Translation of Huang Di's Inner Classic：Basic Questions [M]. Los Angeles：University of California Press，2011：348.

五、本章小结

本章从伦理学视域比读威斯和文树德两位《素问》西方译者的伦理倾向。研究首先从成长社会伦理环境、人生际遇、《素问》英译活动社会伦理环境三个维度探究影响两位译者《素问》英译活动的伦理倾向。威斯出生并成长于一个被西医统领，对中医药奉行俯视型伦理倾向的社会环境当中。她成年之后同中医药及《素问》的缘识也是处于西医俯视型伦理的笼罩之下。威斯《素问》英译活动也处于对中医药秉承俯视型伦理倾向的社会伦理环境之中。这三个西医俯视型伦理环境使得威斯在其《素问》英译活动中建构了一种西医俯视型伦理倾向。在文树德成长阶段，中医药在德国所处的社会伦理环境较威斯时期已经有了改善。较为科学的针灸技术开始为德国民众服务。德国医学界、教育界以及学术界对针灸的心理发生了积极变化。中医理论知识也开始得到正式的传播。文树德自幼与医药结缘，其医药家庭环境以及其对东方世界的兴趣使得他有机会同中国以及中医药结缘。文树德到中国台湾地区研习中医药的经历使他成为德国及西方汉学界屈指可数的熟谙中医药的专家。在文树德《素问》英译活动开展期间，西方人"希望回归绿色的、天然的、非对抗性的医疗，中医疗法正好具有这些特点"①，故而"对中医等传统医学的认识逐渐改变"②。文树德对中医药孜孜不倦的研究，与中国中医药界的交流与合作使得他一改西方汉学界戴着西医文化滤镜审视中医药的窠臼，希望立足中医药本身向西方世界传播《素问》。再加上较为有利的翻译活动社会伦理环境，最终使他能够以其人生际遇为平台建构一种学人启智型伦理倾向。

秉持西医俯视型伦理倾向的威斯戴着现代西医学的滤镜审视中医及《素问》，没有选择最权威的原文文本。在翻译中医生命体构成观、病理病因观、诊治方略观时对于同种类型的术语没有采用统一的译名，频频混用不同种类术语的译名。在这种伦理倾向的影响下，威斯舍弃了《素问》的大象理论，全然不顾《素问》开创的中医文体，对中医原象、类象以及拟象理论的阐释、翻译也是频频出错。奉行学人启智型伦理倾向的文树德抛弃了现代西医学的滤镜，立足中医学本身翻译《素问》。在这种伦理倾向的指引下，文树德选择了最权威的原文文本，翻译了原文文本的所有内容。对于折射语言国情属性的中医术语，文树德一律采用音译，而不是将之替换成西医学术语；对于原著基于共享知识

---

① 郑金生. 文树德教授的中国医学研究之路［J］. 中国科技史杂志，2013，34（1）：6.
② 郑金生. 文树德教授的中国医学研究之路［J］. 中国科技史杂志，2013，34（1）：6.

隐藏在上下文中的内容，文树德采用增译，以向译文读者准确传达《素问》传载的折射中西医本质区别的医理。文译将此类增译的内容置于"［ ］"中，以告知译文读者该部分信息在原著中是以隐含的方式呈现，而不是屈从医学英语规约直接将补充信息融入译文中的其他信息。此外，文树德对《素问》原著进行了大量的考证。对于《素问》不同年代编撰者评注的内容用"＜ ＞"表示，对于原来与《素问》医理内容分开排列的评注，在流传过程中混入医理文字的那部分内容用"｛｝"表示，对《素问》中的评注进行二次评注的那部分内容用"｛｛…｝｝"表示，对因排版、印刷错误而导致的与上下文明显不匹配的内容用"＞…＜"表示。凭借着上述策略，文树德较为准确、全面地翻译了《素问》传载的中医生命体构成观、病理病因观以及诊治方略观。此外，学人启智型伦理倾向还促使文树德努力呈现《素问》传载的中医文体特征。译文在体裁，句数、句式、韵脚甚至是句子字数都尽量与原著保持一致。

第五章

《黄帝内经·素问》英译华裔译者伦理倾向

秉持西医俯视型伦理倾向的威斯戴着西医学的滤镜翻译《素问》，对中医生命体构成观、病理病因观、诊治方略观的翻译存在不少错误之处。尽管国内外中医学界在威译本首版后就指出了其在多方面存在的错误，但是威斯似乎没有正视这些批判。尽管威译本几度再版，但初版中的错误并没有得到纠正。于是活跃于西方世界的华裔中医师们便先后重译《素问》。1978 年加拿大华裔中医师吕聪明出版译作 *A Complete Translation of The Yellow Emperor's Classic of Internal Medicine*。1995 年美国华裔中医师倪懋兴的译本 *The Yellow Emperor's Classic of Internal Medicine：A New Translation of Neijing Suwen with Commentary* 问世。1997 年吴连胜、吴奇父子的译本 *The Yellow Emperor's Canon of Internal Medicine* 进入读者视野。吕译本的目标读者是译者在加拿大温哥华市创办的中医针灸医药学校的学生，受众的范围狭小，发行量有限，影响力微弱，故本研究不打算将吕聪明的《素问》英译伦理倾向纳入研究范围，只考察倪懋兴以及吴氏父子的伦理倾向。为同西方译者《素问》英译伦理倾向形成对照，彰显华裔译者伦理倾向对其《素问》英译的影响，在比读倪译本、吴译本时，作者使用的案例与在比读威译本和文译本时使用的案例相同。

翻译是一种伦理行为。《素问》诸译者基于各自的伦理倾向实施翻译。他们的伦理倾向由各自的成长社会伦理环境、人生际遇以及《素问》英译活动社会伦理环境三个部分合力构建。构建倪懋兴和吴氏父子伦理倾向的三个组成部分有何异同？这些异同使得他们各自构建了何种类型的伦理倾向？相关伦理倾向如何体现在他们对《素问》各个层级的翻译当中？本章将一一解答。

一、倪译本、吴译本概述

（一）倪译本概述

倪译本由美国华裔中医师倪懋兴翻译，美国马萨诸塞州香巴拉出版社

(Shambhala Publications) 1995 年首次出版, 2011 年再版。首版译本由前言、翻译说明、致谢、译本拼音说明、正文、参考书目、译者介绍以及中医术语索引 8 个部分组成。在"前言"部分, 译者指出西方现代科技一方面促进了人类文明的发展, 另一方面也给人类健康带来了巨大危害。中国古代医学科技尤其是《黄帝内经》(《素问》) 所传载的医学科技能够为应对现代人类健康危机提供很多启示。译者随后详细阐述了《素问》的整体医学观, 以及这种医学观对解决困扰现代人类健康的诸多问题的意义。在"翻译说明"部分, 译者指出《素问》内容包罗万象, 博大精深, 用古汉语撰写。这就决定了学术型翻译不仅要求译者在各个学科领域均有不俗的造诣, 同时要求译者具备丰富的古汉语学识。译者感觉他的学识达不到这种程度, 因此他"无意翻译出一个学术型译本……而是从一个临床医师的视角翻译《素问》, 以便于中医实践及中医医理专业学生、对中医有兴趣的门外汉理解译本内容"①。2011 年版倪译本除了上述几个部分, 还在"前言"之前添加了出版社对《素问》的简要推介, 以及美国医学杂志——《美国针灸杂志》(American Journal of Acupuncture) 对该译本所作的简评。

(二) 吴译本概述

吴译本由美籍华裔人士吴连胜 (Nelson Wu)、吴奇 (Andrew Wu) 父子翻译, 中国科学技术出版社 1997 年正式出版。吴译本在第三届世界传统医学大会上斩获了"世界传统医药突出贡献国际金奖"。同倪译本相比吴译本有以下不同之处: (1) 倪译本正文之前有"译者序言""翻译说明""致谢"以及"拼音索引"等内容, 吴译本没有这些内容, 仅放置了五张照片。第一、二张照片是吴氏父子在第三届世界传统医学大会上的获奖照片, 第三张是吴译本所获的"世界传统医药突出贡献国际金奖"证书照片。这三张照片显示了吴译本的学术价值。第四、五张照片记录了吴氏父子在其美国中医诊所里同学生们探讨学术的情景, 含蓄地显示了他们的中医学术造诣以及译本的可信度。(2) 倪译本的目录部分只有英文目录, 吴译本的目录则由《素问》原著章节标题、章节汉语拼音标题、章节英文标题三部分组成。(3) 倪译本正文部分只有英译文, 吴译本则由原著文言文和英译文两部分组成。

二、倪懋兴、吴氏父子伦理倾向构成元素

指引译者翻译《素问》的伦理倾向由译者的成长社会伦理环境、人生际遇

---

① NI M X. The Yellow Emperor's Classic of Medicine: A New Translation of the Neijing Suwen with Commentary [M]. Boston & London: Shambhala, 1995: xv.

以及《素问》翻译活动社会伦理环境三个部分合力建构。倪懋兴、吴氏父子在这三个层面存在哪些相同点和不同点？

（一）倪懋兴伦理倾向构成元素

1. 成长社会伦理环境

社会伦理环境由社会心理、社会思潮以及社会意识形式三部分组成。倪懋兴 1940 年前出生于中国浙江省温州市，1949 年随其父迁往中国台湾地区居住至 1975 年，之后又随其父从中国台湾地区移居美国。1940—1975 年间中国浙江省和中国台湾地区的中医药处于何种社会伦理环境当中？这就不得不说这段时间西医与中医在中国江浙一带及中国台湾地区的角力。

中医是中国古代劳动人民在同疾病长期斗争的过程中形成的医学智慧的结晶，数千年来一直护佑着国人的健康。中医长期以来一直置身于良好的社会伦理环境当中。中国历史上的各个王朝都重视中医科技的发展和流传。唐朝、宋朝、明朝及清朝政府都曾组织专人修订中医圣典《黄帝内经》。北宋时期的王安石变法曾就中医药的发展做出了专门的规划。进入 16 世纪后，西医伴随着西方传教士一起进入中国。自此之后，西医在中华大地与中医一起治病救人，同时也与其争夺医疗市场和发展空间。鸦片战争之前，来华传教士的人数少，活动范围小，西医触及区域有限，对中国民众影响甚微，无法挑战中医的权威地位。鸦片战争之后，在西学东渐运动、洋务运动、维新运动、新文化运动以及军阀混战的助推下，西医逐渐将中医拉下了圣坛。维新运动时期，批判中医是诸多社会名流乐此不疲的业务。经学大师俞樾①在《废医论》中妄断中医自古就和占卜、巫术、迷信等搅在一起，没有科学性，而且有许多中药对疾病没有治疗作用。新文化运动时期，先锋人物陈独秀②批判中医既不了解人体生理结构，也不分析中药的药性、药理，更不了解细菌、病毒的致病原理，只知道附会阴阳五行解释疾病。新文化运动另一中坚人物鲁迅也在《呐喊》《父亲的病》等文中批判中医不过是有意无意的骗子。在海外学成归来的西医学界人士更是不遗余力地攻击中医。代表人物余云岫③撰写长篇大论《灵素商兑》，大肆攻击《黄帝内经》的气论、阴阳论、藏象论以及中医药等。他罔顾中医与西医基于不同医学理论基础的事实，依据自己所学的西医知识以及其他自然科学知识来验

① 俞樾. 废医论 ［M］//春在堂. 俞楼杂纂：卷四十五. 南京：凤凰出版社，2021：·29-47.

② 陈独秀. 敬告青年 ［J］. 青年杂志，1915（1）：1.

③ 余云岫. 灵素商兑 ［M］//余云岫，恽铁樵.《灵素商兑》与《群经见智录》. 北京：学苑出版社，2007：1-78.

证和批判《黄帝内经》的理论，妄图从理论上彻底否定中医、消灭中医。

辛亥革命之后，中华大地陷入了军阀混战的局面。西医在那个年代医治战争创伤尤其是外伤的时效性优于中医，这使得它最终获得了权力部门的青睐。权力部门不断推行有利于西医发展的法规、政策，甚至不惜压缩中医发展空间以促进西医更快地发展。1912 年，北洋政府教育部将大学课程划分为文、理、医、法、农、工、商 7 类。医学类课程共计 103 门，竟无一门是中医学课程。南京国民政府成立后，政府召开的第一届中央卫生委员会会议代表竟然没有一人是中医出身。会议一次性通过了四个废止中医的提案，即《废止旧医以扫除医事卫生障碍案》《拟请规定限制中医生及中药材之办法案》《限定中医登记年限》《统一医士登录办法》，妄图彻底毁灭中医的生存空间。

倪懋兴的出生地——温州是较早被辟为通商口岸，受到西医影响的城市。到了 20 世纪 40 年代，西医在中国浙江省的各个中心城市已经完全碾压中医。根据朱德明①的考证，中华民国国民政府训政时期，浙江省卫生行政管理机构——浙江省政府民政厅第 5 科成立于 1927 年 7 月。该科以及下辖管理机构的负责人全部是西医出身。在医学教育领域，截至 1949 年，浙江各中心城市先后建立的各类西医学校有 40 多所，但同时期建立的中医学校仅 10 余所，且这些学校基本为中西医兼修学校，由西医背景人士管理、运作。

1949—1975 年间倪懋兴在中国台湾地区生活。这一时期中医药在中国台湾地区又处于什么样的社会伦理环境当中？

黄劲松②在论文《台湾中医药的历史和现状》中从四个维度解析了 1949—1975 年间中医药在中国台湾地区所处的社会伦理环境。就管理体制而论，国民党败退台湾初期，中医药被纳入台湾地区卫生部门管辖。1971 年后受当局"行政院卫生署"管辖，但管辖人员当中没有一人是中医出身，所有调控中医药的条令、制度皆出自西医管辖人员之手。就医疗机构而论，1949—1975 年间，整个中国台湾地区没有一所公立中医医院，想看中医的民众只能去私立中医诊所，而同时期的中国台湾地区每一个县市都至少有一所公立西医医院。就医师考试制度而论，中国台湾地区卫生管理部门对中医师的考试规则、考试科目、参考书目、录取分数等一改再改，竭力在中医师考试中加入西医元素。如要求所有参加中医师考试的人员必须修习西医学科目。就医学教育而论，国民党败退台

---

① 朱德明. 自古迄 1949 年浙江医药发展概论 [J]. 医学与哲学（A），2012，33（4）：78-80.

② 黄劲松. 台湾中医药的历史和现状 [J]. 福建中医药，1988（1）：47-49.

湾初期，台湾地区当局不批准建立中医学校。直到 1958 年，当局才批准建立台湾地区第一所中医院校——中国医药学院，但不予以任何财政资助和政策支持。学校条件简陋，运营困难，几度濒临倒闭。直到 1972 年陈立夫担任了学院董事长，学校的办学条件才稍稍得到改善。

不难看出在 1940—1975 年间，中医无论是在浙江省还是在台湾地区一直都处于歧视、压制中医的社会伦理环境当中。

2. 人生际遇

在倪懋兴的人生际遇中，有三段经历对其《素问》英译活动影响甚大。第一个是他的西医求学经历，第二个是尼克松访华以及由此引发的美国"针灸热"，第三个是友三针灸中医药学校的建立。

倪懋兴出身中医学世家，父亲倪清和是浙江名医。虽然自幼与中医结缘，但倪懋兴一开始对中医并没有多少兴趣，他的兴趣点在西医。倪懋兴①在倪译本"前言"中坦率承认自己曾跟随父亲学习一段时间中医医理，当了一段时间中医学徒之后，放弃了中医，转投西医，学习西医内科学、医学心理学以及物理学等。尽管在父亲的期望与要求下倪懋兴学习过《素问》，但他对这部中医学圣典的理解并不深入。西医学业完成之后，倪懋兴开始从西医视角审视中医以及《素问》，他认为直到这时他才开始真正地理解《素问》。

1972 年美国时任总统尼克松成功访华。这次访华不仅迈出了中美外交关系正常化的第一步，也引发了美国社会的"针灸热"。在尼克松正式访华之前，美国《纽约时报》资深记者詹姆斯·赖斯顿（James Reston）于 1971 年 7 月先行来华访问。7 月 16 日，赖斯顿突患急性阑尾炎，随即被送往北京协和医院。医院在征得赖斯顿的同意后对其采用西医疗法，实施阑尾切除手术。手术一切都很顺利，但术后第三天，赖斯顿感到腹部肿胀不适，随后接受了李占元（Dr. Li Chang-Yuang）医师的建议采用针灸疗法缓解不适。仅仅经过一次治疗，赖斯顿的腹部不适症状就大大缓解了。几次针灸治疗后，不适症状完全消失。赖斯顿对针灸治疗的效果大为震撼，随即撰写了著名的纪实报道——《让我告诉你们，我在北京的阑尾炎手术》（Now Let Me Tell You about My Appendectomy in Peking）。该报道发表于 1971 年 7 月 26 日的美国《纽约时报》。

出乎赖斯顿和其他人意料的是这篇报道在美国社会引起了强烈的反响，影响力甚至超过了《纽约时报》同一日头版头条刊发的"阿波罗 15 号载人登月飞

---

① NI M X. The Yellow Emperor's Classic of Medicine: A New Translation of the Neijing Suwen with Commentary [M]. Boston & London: Shambhala, 1995: xii.

行"专题报道。尼克松甚至在访华行程中增加了参观针刺麻醉手术的计划。1972 年 2 月 24 日上午八点半,尼克松访华团 30 余人抵达北京医科大学第三附属医院参观针刺麻醉右肺上叶病灶切除手术。针刺麻醉的神奇效果令访问团所有在场人员叹为观止。

赖斯顿和尼克松访华观摩团的相关报道和评论给美国社会带来了强烈的震撼,在美国社会引起了一股"针灸热"。美国国立卫生研究院(NIH)于 1972 年 7 月成立"针刺疗法特别委员会",集合经神病专家、麻醉科专家以及生理学家研究针灸文献及针灸治疗成功案例,不定期举行针灸学术研讨会等。1973 年 1 月至 3 月间,美国医学界出版了两份针灸杂志,一份是《美国中医杂志》(*The American Journal of Chinese Medicine*),于 1973 年 1 月发行,为季刊,另一份是《美国针灸杂志》(*American Journal of Acupuncture*),于 1973 年 3 月发行,亦为季刊。此外美国全国针灸研究学会等研究中医针灸科技的学术团体也纷纷成立。

"针灸热"使得美国社会对针灸及中医学人才的需求量增加,于是倪懋兴 1975 年随其父一起移民至美国"针灸热"最兴盛的区域——加州。加州是美国华裔族群最集中的区域,也是中医发展环境最好的区域。根据陈二员的考证①,加州于 1975 年通过了首个赋予针灸医师合法地位的法案,而此时美国绝大多数州的针灸医师的行医活动还不受法律保护。更为难得的是到了 20 世纪 80 年代,加州开始允许设立中医教育机构。加州针灸学院、旧金山针灸学院、旧金山美国中医学院等都是在这一时期创建。借着这股春风,倪懋兴与其父倪清和、兄长倪道兴于 1989 年在美国加州创立友三针灸中医药大学(Yo San University of Acupuncture and Traditional Chinese Medicine)。该学校的主打专业是针灸学,此外还开设中医养生学、中医妇幼护理学以及太极、气功等课程。学校学员大部分来自美国华裔、亚裔族群,还有一部分来自美国以及其他西方国家。学校的建立一定程度上扩大了中医在美国社会的影响,增加了倪懋兴在美国的名望,也为其在美国翻译、出版《素问》积累了资质。

3.《素问》英译活动社会伦理环境

倪译本翻译于 20 世纪 80 年代末 90 年代初。此时中医在美国处于何种社会伦理环境当中? 我们且看这一时段美国社会与中医药相关的社会心理、社会思潮以及社会意识形式。

---

① 陈二员. 中医在美国的发展历程与现状 [J]. 中国中医药信息杂志, 2008, 15 (7): 1.

学界研究①显示，在 20 世纪 80 年代末 90 年代初的美国，中医众多领域当中只有针灸在美国州层面获得了一定程度的法律认可。截至 1995 年，全美有 29 个州对针灸进行了立法，赋予针灸师合法行医的权利，但是美国联邦政府没有赋予针灸疗法法律地位。虽然针灸疗法因其卓越的疗效于 1991 年被美国国家卫生研究院承认，但是直到 1995 年美国食品药品管理局才将针灸疗法使用的针具列入"医疗器械"管理目录。注意这只是赋予针灸器具合法地位，依旧没有赋予针灸疗法合法地位。针灸疗法在 20 世纪八九十年代的美国"仍属'实验性'医疗方法。针灸师受西医控制，病人须先看西医，由西医监督。绝大部分的医疗保险公司不支付针灸医疗费，看中医的病人往往是西医没法治的病人"②。

除了获得半合法地位的针灸，中医其他领域在美国仍旧得不到法律的认可。这个时候"进入美国市场的绝大部分中药并没有真正作为药品进入，而是以保健食品、茶、饮料或化妆品进入"③。20 世纪 90 年代，美国中医诊所已经广泛使用中草药以及中成药，大型超市也经常售卖中药制品。但是即便如此，美国国会 1994 年 10 月通过的《膳食补充剂法》依旧仅将中草药定性为一种膳食补充剂，地位与维生素、氨基酸、蛋白粉等营养品类似，与其在中国国内享有的药品地位相去甚远。

百年大计，教育为本。西医在 19 世纪 40 年代正式大规模地传入中国，19 世纪七八十年代便在中国站稳了脚跟。到了 20 世纪 20 年代，在中国政治、经济发展的中心区域，西医就在同中医的竞争中取得了压倒性胜利。西医在中国之所以能取得这样的成就，除了其在某些领域（如外科领域）独特的优势，完善的教育体系以及人才培养体系也起到了至关重要的作用。从早期的教会医院、教会医学研究所，到西方人在中国创建的大学中的医学院，再到众多的医学专科学校，西医在中国逐渐发展，完善了人才培养体系，使得其在同中医的竞争过程中获得了源源不断的力量补给。相比之下，中国本土的中医也是于 18 世纪40 年代传入美国。由于长期处于被歧视、抹黑、打压的社会伦理环境中，中医在美国根本没有机会如同西医在中国这样发展自己的人才培养体系。所以，即便到了 20 世纪 80 年代，中医在美国的人才培养模式还是传统的家族式、师徒

---

① 王本显，马文礼．中医药及针灸在美国的历史、现状与展望［J］．中国针灸，1999，19（8）：503-506；吴伯平．美国中医药纵横谈［J］．国外医学（中医中药分册），2003，25（1）：9-12，7；陈二员．中医在美国的发展历程与现状［J］．中国中医药信息杂志，2008，15（7）：1.

② 李华．中医药在美国［J］．国际科技交流，1993（7）：30.

③ 李华．中医药在美国［J］．国际科技交流，1993（7）：30.

式模式。20世纪80年代，得益于中美建交引发的"针灸热"的积极效应，美国部分州开始允许建立中医学校，但"美国的针灸学院、中医学院没有被列入正规医学教育体系"①，中医教育在美国的属性是职业教育、业余教育。即便有大学或医学院有针灸、中药、中医医理等课程，但也只是选修课甚至是讲座。没有一所大学或学院开设专门的中医专业。

就医师资质审核体制而论，美国没有专门的官方机构来组织中医师获取医师资质。美国针灸师资格鉴定及营业执照颁发机构"国家针灸执照委员会"（National Certification Commission of Acupuncture），以及两家针灸及中医学院资质鉴定与审查机构"针灸/中医学院顾问委员会"（Councils of Colleges Acupuncture and Oriental Medicine）"针灸/中医鉴定委员会"（Accreditation Commission for Acupuncture and Oriental Medicine）都是民间机构。这样的人才培养体制根本不可能使中医在美国获得高层次的发展。

（二）吴氏父子伦理倾向构成元素

1. 成长社会伦理环境

吴译本虽然列出了吴连胜、吴奇两位译者，但主译应该是吴奇。据许天虎考证②，吴连胜主攻经济学，1936年考入南开大学经济学系。抗日战争爆发后，吴连胜随校迁往昆明，1941年毕业于西南联大经济学系。吴奇主攻中医药学，1977年考入天津中医学院（天津中医药大学的前身）中医系，在此之前还有近十年的中医学徒经历。从中医学造诣来看只有吴奇才能胜任《素问》英译。《中国科学人》杂志1996年第12期刊发了"第三届世界传统医学大会在美举行 中国传统医药研究水平国际领先"简讯，列出了世界传统医药突出贡献奖获奖名单。名单中只有吴奇，没有吴连胜，这也说明了吴译本主要由吴奇翻译。因此本研究对译者成长社会伦理环境的探究聚焦于吴奇的成长社会伦理环境。这么做不是否认吴连胜的译者地位。毕竟一个译本的出版除了要将原文翻译出来之外还涉及其他许多事情，吴连胜对吴译本的问世以及后来的正式出版肯定做出了不小的贡献，将其列入译者行列也是合理的。

吴奇1948年出生于中国天津，1982年大学毕业后进入天津中医药大学第一附属医院中医内科工作。这一时期中医药在天津处于何种社会伦理环境之中？

在新中国成立之前，天津基本上是北京的附属城市，是北京的军事防御屏

---

① 吴伯平. 美国中医药纵横谈［J］. 国外医学（中医中药分册），2003，25（1）：11.

② 许天虎. 传播学视角下中医药文化外宣翻译的"降噪"研究：以《黄帝内经·素问》的9个英译本对比分析为例［D］. 上海：上海外国语大学，2019.

障。天津的政治氛围、经济架构、社会思潮、社会心理与北京基本一致。因此考察吴奇成长期间北京地区与中医药相关的法令、政策、社会思潮及社会心理，即可大体确定构建吴奇伦理倾向的成长社会伦理环境。

自明成祖时起，北京即为中国政治、经济、军事、文化中心，有着庞大的医疗需求，汇集了全国最优秀的中医医疗团队。鸦片战争之后，虽然西医在众多通商口岸区域迅速扎根，并逐渐在同中医的竞争中占据了优势，但由于京津地区中医底蕴极为深厚，中医团体医疗技术较全国其他区域更为高超，有着强大的民众支持，所以中医药在京津地区一直处于良好的社会伦理环境当中。对于北洋政府、南京国民政府推行的一系列扶持西医、压制中医的法令、政策，京津中医药界一直进行着不屈不挠的抗争。北洋政府教育部将中医学从大学医学专业课程中去除之后，京津中医药界迅速联合全国中医药界代表人士组成"医药救亡请愿团"，向北洋政府时任教育总长的汪大燮递交请愿书。代表们呼吁教育部将中医学纳入大学医学类课程体系，为中医药专科学校设立专门的教育章程。代表们还就中医学的发展提出了 8 条具体措施。在历经多重困难之后，以京津中医药界专家为主力军的全国中医力量最终促使北洋政府全国教育联合会于 1925 年 11 月在长沙作出决议，将中医学课程纳入大学医学院以及中医药专科学校课程体系。1927 年，南京国民政府通过四个废止中医提案后，京津中医药界立即发出强烈抗议。北京四大名医之首汪逢春、名中医梁保和等立即组织"华北请愿团"赴南京向国民党中央政府请愿。请愿团先后提交《明令收回废止中医案，并于下届卫生委员会加入中医，以维国本而定民心事》《请求排除中医药发展之障碍以提高国际上文化地位》两份请愿书，取得了很大战果。

南京国民政府训政期间，虽然全国其他区域中医药发展日趋衰落，但京津区域的中医药事业仍然得到了较快的发展。《中国医学百科全书·医学史》将南京国民政府时期京津区域中医发展成绩总结为四方面[①]：（1）中医药团体增多，中医队伍不断壮大。北洋政府时期，京津一带中医药团体只有北平中医学社一家，成员大多是清末御医，到了 20 世纪 30 年代，团体已有 10 多家。（2）中医药学校得以创立。北京中医界人士先后创立北平国医学院、华北国医学院、中央国医馆北京分馆，中医药界有了专门的后备人才培养基地。（3）中医药学术刊物逐渐增多。北洋政府时期，学术刊物仅《通俗医事月刊》一家，且创立后不久就停刊。经历了"废止中医案"后，京津中医药界意识到了学术舆论力量

---

① 中国医学百科全书编辑委员会．中国医学百科全书·医学史［M］．上海：上海科技出版社，1987．

的重要性，积极办刊，数量多达 12 家。（4）中医师执业考试制度得以恢复并逐渐成熟。南京国民政府成立后一段时间内曾中断了中医师执业考试，在中医药界抗击"废止中医案"逐步取得胜利之后，考试方得以恢复。

新中国成立之后，人民政府在继承根据地中医科学化经验基础上颁布了多项推进中医药事业发展的法令、政策。为促进中医现代化、科学化，政府设立了专门的中医执业考试制度以遴选出合格的中医队伍。1954 年，中央人民政府正式确立了"中西医结合"的中医发展方针。1959 年 1 月 25 日，《人民日报》刊发的"认真贯彻党的中医政策"社论中指出"中医中药的不可否认的疗效，证明了中医学有合理的和有用的实际内容"①，在政府层面肯定了中医的贡献，授予了中医与西医同等的发展地位。

虽然京津地区的中医药发展在 20 世纪六七十年代遭受了一定的挫折，但此后社会伦理环境又朝着有利于中医发展的方向迈进。1970 年 11 月 30 日到 1971 年 2 月 18 日，卫生部军管会在北京召开全国"中西医结合"工作会议。会议形成了中医发展五条决议："一、加强领导，认真贯彻党的中医政策；二、总结中西医结合经验，进一步落实西医学习中医的指示，促进'中西医结合'；三、发展群众性的新医疗法和中草药运动；四、发挥老中医、老药公、老草医的作用，把他们的经验学到手；五、树立雄心壮志，创造我国的新医学、新药学。"② 在此之后京津地区的中医药事业开启了新一轮的发展。

由此可见，在吴奇成长阶段，京津地区的中医药发展虽然经历了不少波折，但总体上处于良好的社会伦理环境当中。

2. 人生际遇

在吴奇的人生际遇中，有三段经历与其《素问》英译密切相关。第一段是其兄长的哮喘病医治经历，这段经历使他目睹了西医的技术缺陷以及中医的神奇疗效。第二段是美国加州第二股"针灸热"，这股热潮使得加州以及美国其他区域对中医人才的需求量增加。最后一段是美国对华移民政策的调整，这次调整使得吴奇得以顺利移民美国，切身实地地感受中医药在美国所处的社会伦理环境。

吴奇兄长自小患有严重的哮喘病，自懂事时起，吴奇就陪着哥哥一起求医问药。吴奇的兄长一开始求助西医，病情不仅没有得到缓解，反而日渐恶化，

---

① 贯彻对待中医的正确政策 [N]. 人民日报，1959-01-25（1）.

② 赵含森，游捷，张红. 中西医结合发展历程 [M]. 北京：中国中医药出版社，2005：117.

生命垂危。在西医对兄长的病痛束手无策之际，吴奇一家开始求助中医。一位老中医使用针灸竟然大大缓解了吴奇兄长的病痛，然而为时已晚，吴奇兄长最终因常年未获有效治疗而夭折。虽然中医最终也未能挽救兄长的生命，但大大缓解了兄长生命最后时日的痛楚。针灸的神奇疗效使得吴奇矢志学习中医。机缘巧合之下，他有幸拜入天津著名中医王季儒门下，跟随其学习针灸之术。出师之后，吴奇又有幸先后拜入天津另外两位著名中医颜耀宗和李儒生门下，学习中医盆浴技术，极大地拓展了其中医学认知领域。学习中医近十年之后，吴奇借着高考制度恢复的春风以第一名的成绩考入天津中医学院中医系。1982 年吴奇又以中医系第一名的成绩毕业，进入天津中医药大学第一附属医院中医内科室工作至 1988 年。

尼克松访华引发的美国第一股"针灸热"使得中医疗法惠及范围由美国华裔、亚裔族群开始向其他族群拓展，推动了美国许多州专门就针灸立法。20 世纪 80 年代末 90 年代初，美国加州兴起了第二股"针灸热"。在这股热潮的推动下，中医学校得以在加州建立。据云卿考证①，截至 1985 年，加州针灸考试委员会先后批准 10 余所中医学校招生。这些学校包括加州针灸学院、旧金山中医针灸大学、旧金山针灸学院、圣地亚哥的亚美针灸学院、旧金山美国传统中医学院、洛杉矶的美国中医健康科学大学等。众多中医药学校的建立使得加州对中医药人才的需求量激增，他们纷纷从中国引进人才。1988 年，吴奇应美国旧金山中医针灸大学的邀请赴美执教，1989 年他考取了加州针灸执业执照，在美国开设了自己的中医针灸诊所。

1990 年美国政府颁布了美国历史上第三部系统的移民法。庄炎林、伍杰②在《华侨华人侨务大辞典》中指出这部移民法优先引进高级技术专业人才以及科学、艺术、运动等领域的杰出人才。20 世纪 90 年代"我国公民向美国移民正是依据此法进行的"③。作为旧金山中医针灸大学引进的高级人才，吴奇在此移民法界定的高级技术专业人才之列。他也于 20 世纪 90 年代初移民美国，切身实地感受中医药在美国所处的社会伦理环境。

3.《素问》英译活动社会伦理环境

伦理立足于特定区域的社会经济基础以及建立在这个基础之上的上层建筑，但经济基础及上层建筑的变化具有一定的滞后性。20 世纪 60 年代之后，美国政

① 云卿. 美国建成一批中医院校 [J]. 中医药信息，1986（4）：6-7.

② 庄炎林，伍杰. 华侨华人侨务大辞典 [M]. 济南：山东友谊出版社，1997.

③ 万晓宏. 美国对华移民政策研究（1848—2001 年）[D]. 广州：暨南大学，2002：44.

府虽然陆续废除了一些反华、排华法案，但这些法案已经在美国社会实施了百余年，已经成了美国社会伦理的一部分。这些伦理理念不会因新法案的实施立刻消失，它会长时间地以习俗、信仰的形式存在于美国社会当中。自19世纪40年代与美国华裔移民一同进入美国社会时起，由于在生命体构成观、病理病因观、诊治方略观上与西医有着巨大的区别，在经济层面与西医存在一定的冲突，加之美国主流族群长期以来对华裔族群的歧视、打击与迫害，一百多年来，中医药在美国一直处于被歧视、打压、限制的社会伦理环境当中。20世纪70年代之后，中医药在美国所处的社会伦理环境有一些改善，但依旧不容乐观。

吴氏父子在美国几乎与倪懋兴同时开展《素问》英译活动，因此吴氏父子《素问》英译活动所处的社会伦理环境与倪懋兴《素问》英译活动所处的社会伦理环境一样。就法律地位而论，中医药诸领域中只有针灸获得了有限的法律认可，中医其他领域尚未获得承认。中医药也只是被纳入食品、保健品范畴。就经济层面而论，虽然针灸疗法使用的针具被美国许多州纳入医疗保险报销名录，但仍未被联邦政府层面医疗保险制度认可。就教育及人才培养体系而论，虽然一定数量的中医药教育机构被允许建立，但它们都未被纳入美国正规的医疗教育体系，办的是职业教育、业余教育。总之虽然中医药在美国得到了一定的发展，但在大多数美国人心目中，针灸即中医，对于中医其他领域的医理，美国人的认识不多。

三、倪懋兴、吴氏父子伦理倾向类型

我们从倪懋兴和吴氏父子的成长社会伦理环境、人生际遇以及《素问》英译活动社会伦理环境中可以提炼出他们《素问》英译的伦理倾向。

（一）倪懋兴：医师实用型伦理倾向

就成长社会伦理环境而言，倪懋兴生活在一个总体上歧视、打压中医的社会伦理环境中。就人生际遇而言，倪懋兴对中医经历了两次摇摆，第一次摇摆是"背叛"中医，"投靠"西医，第二次摇摆是"回归"中医。倪懋兴出生在中医世家，一出生便承载着振兴倪氏中医的期望，所以他自然而然地自幼被安排学习中医理论知识，当中医学徒。然而倪懋兴辜负了家族的期望，学习一段时间中医之后他放弃了中医，改学西医。这次摇摆表明在倪懋兴的伦理视域内，中医不及西医。这种伦理理念决定了虽然他接受过相当正规的中医理论教育和

中医实践培训，但他"没有真正地理解中医"①。西医学业结束之后，倪懋兴"回归"中医。但这次回归不是放弃西医，而是从中医中寻找契合西医医学认知的元素，从西医视角阐释中医，在西医设定的框架内运用中医。由于中医是倪懋兴在美国安身立命之技，将此技发扬光大符合其根本利益，这使得他不可能一直戴着西医透镜筛选中医医理，他必须将一部分折射中医本质属性的元素传播给目标读者，如此方能最大限度地实现其利益。就《素问》英译活动社会伦理环境而论，倪懋兴的翻译活动依旧处于一个总体上歧视、防范、限制中医的社会伦理环境当中。可以看出，参与构建倪懋兴《素问》英译伦理倾向的成长社会伦理环境模块和《素问》英译活动社会伦理环境模块属性类似。倪懋兴人生际遇存在众多属性矛盾的元素。西医学习经历要求他带着西医滤镜筛选翻译内容。中医家庭背景以及倪懋兴在美国的安身立命之倚仗要求他传播原汁原味的中医医理。华裔阶层属性一方面使得他很多时候需要屈从美国主导建立的医学规约以得到主流社会的接纳，另一方面使得他有时候又必须突破这种规约以实现自身利益的最大化。上述三个模块决定了倪懋兴多数时候基于西医学图式框架，而非中医医理本身建构《素问》英译伦理倾向，但有时又会逾越西医学图式框架。

　　倪懋兴在译本"翻译说明"② 中从译本类型、目标读者、翻译原则三个层面阐释了他基于何种伦理倾向翻译《素问》。就译本类型而论，倪懋兴根本没打算翻译出一个学术型译本。他宣称这种翻译只有深谙中医学和古汉语的汉学家方可实施，而他只是一个中医临床医师，能力远远没有达到这一步，所以他的目标是翻译出一个实用型或曰中医临床操作型文本。就目标读者而论，他的目标读者不是研究中医文化的学术型读者，而是以就业为目的中医临床技术学习者。就翻译原则而论，他不是以忠实于原文为目标，而是以传播实用型临床医学知识为目标，所以他的译文不强调译文的叙述价值和文化价值，而是强调语言的流畅性和可读性。我们将这种以中医临床技术学习型译文读者为尊，以对他们实用为目的，基于这个实用目的更改《素问》原文，凸显操作型知识，弱化《素问》医学文化民族属性，甚至置原文于不顾的伦理倾向称为医师实用型伦理倾向。

　　（二）吴氏父子：中医医理传输型伦理倾向

　　就成长社会伦理环境而言，吴奇身处一个总体上对中医友好的社会伦理环

---

① NI M X. The Yellow Emperor's Classic of Medicine：A New Translation of the Neijing Suwen with Commentary［M］. Boston & London：Shambhala, 1995：xii.

② NI M X. The Yellow Emperor's Classic of Medicine：A New Translation of the Neijing Suwen with Commentary［M］. Boston & London：Shambhala, 1995：xv.

境当中。就人生际遇而论，吴奇自幼与中医结缘，倾慕中医的疗效，且有着十余年的师承制中医学习经历以及系统的高校中医学习经历，可以说他的人生际遇颇受中医的福泽；就《素问》英译活动社会伦理环境而论，吴氏父子的翻译活动处于一个总体上对中医药文化奉行打压、压制、防范的社会伦理环境当中。可以看出，构建吴氏父子《素问》英译活动伦理倾向的前两个模块和第三个模块属性不一致，存在冲突。这样一来吴氏父子就面临着如下选择：（1）基于前两个模块建构伦理倾向。（2）基于《素问》英译活动社会伦理环境建构伦理倾向。（3）调和《素问》英译活动社会伦理环境模块与前两个模块之间的冲突，寻找一个平衡点，基于这个平衡点建构伦理倾向。不过这种调和有一个前提条件，即第三个模块和前两个模块之间的矛盾和冲突可以调和。倘若不可调和，那吴氏父子只能基于（1）或者（2）建构其《素问》英译伦理倾向。

20 世纪 80 年代末，美国政府的一系列反华行径使得中美关系跌入了一个低谷。对刚到美国，尚未站稳脚跟的吴氏父子而言，他们无法调和也不知如何调和这一时期美国社会环境伦理同译者成长社会伦理环境及人生际遇之间的矛盾和冲突。因此指引他们的《素问》英译伦理倾向只能基于（1）或（2）构建。

吴译本没有阐释吴氏父子《素问》英译活动的"前言"或其他论述。笔者遍寻学界相关资料库也未寻获吴氏父子论述其《素问》英译活动的资料。因此吴氏父子的伦理倾向只能从他们对《素问》原文文本的选择、英译内容的选择以及英译策略的选择三个维度去挖掘。从笔者的研究结果来看，吴氏父子主要基于他们的成长社会伦理环境以及人生际遇建构了一种中医医理传输型伦理倾向。这种伦理倾向以英语世界的精英读者为目标读者，注重考证、阐释《素问》中医医理，注重呈现《素问》原著篇章结构，但不注重译文与原著字句的对应。

四、倪懋兴、吴氏父子伦理倾向对《黄帝内经·素问》英译的影响

伦理具有层级性。人们因某种善即伦理追求一个或几个事物，他们对这种伦理折射在他们对一个或多个事物的追求中。倪懋兴、吴氏父子的伦理倾向自然也就折射在他们《素问》各个层级的翻译中。我们且看他们的伦理倾向在他们《素问》原文文本选择、英译内容选择以及英译策略选择上的体现。

（一）倪懋兴、吴氏父子伦理倾向与原文文本

1. 医师实用型伦理倾向与倪懋兴《素问》原文文本选择

《黄帝内经》主要有两种流传方式，一是《素问》《灵枢》单本流传，但《素问》《灵枢》单行本冠以《黄帝内经》之名，二是《素问》《灵枢》合本，

冠以《黄帝内经》之名流传。唐代以前以单行本形式流传的各种《素问》古本到了唐代之后均已散佚。我们现在所看到的《素问》都源自唐代天宝、宝应年间王冰整理注释后的《素问》。王冰本《素问》流传至宋代时被林忆等人校正。林忆等将全元起《素问训解》的部分注文纳入王冰本《素问》，将新本定名为《重广补注黄帝内经素问》，又称王林本《素问》。现存最早的王林本《素问》刻本为宋刻本，此外还有二十四残卷金刻《素问》；元代古林书堂刻十二卷本《素问》；明代正统道藏五十卷本《素问》；明代种德书堂重刻十二卷本《素问》；明嘉靖居敬堂刻十二卷本《素问》；明嘉靖二十九年顾从德刻二十四卷宋本《素问》；明代万历十二年刻《素问》；清道光宋仁甫刻二十四卷本《素问》；清咸丰钱熙祚守山阁本《素问》；清光绪京口文成堂刻本《素问》等。因宋代二十四卷本《素问》业已散佚，明顾从德本《素问》（简称顾本《素问》）翻刻自宋刻二十四卷本《素问》，故其价值最高。

秉持医师实用型伦理倾向的倪懋兴没有明示他以哪个版本的《素问》为原文文本。这并不难理解，因为他做的不是学术型翻译，他翻译的重点是摘取《素问》中的中医临床操作技术，而且是基于西医学知识背景阐释、翻译这些技术，所以他不会以忠实原文为目标，自然也就不会纠结使用哪个版本的《素问》为原文文本。此外各个版本的《素问》传载的中医临床操作技术大同小异，秉持医师实用型伦理倾向的倪懋兴自然不会刻意去关注版本的类型。

倪译本共计81章内容，包括"刺法论"和"本病论"两章。所以他的翻译蓝本可能是以上述版本中的一个版本为基础，再添加"刺法论"和"本病论"两章内容。

2. 中医医理传输型伦理倾向与吴氏父子《素问》原文文本选择

关于吴译本的原文文本，除了译本封面上"（唐）王冰原注"，别无其他信息。我们从这一条信息中无法得知吴译本选择哪个版本的《素问》为原文文本。不过从该译本中文部分内容来看，它是以人民卫生出版社《黄帝内经·素问》为基础，同时参照《千金方》《太平圣惠方》《圣济总录》《病沅》《类说》，熊本《黄帝内经》《外台》等医学典籍。译者吴奇长年研习中医，虽以人卫版《素问》为翻译基础，但以批判的眼光对待该书内容，常常引经据典或考证或阐释该书内容，同时将考证及阐释内容融入人卫版《素问》，以考证及阐释后的文本作为翻译的原文文本。例如，人民卫生出版社版《黄帝内经·素问·阴阳别论》在论述人体内阴阳失衡时这样写道：

（例30）阴争于内，阳扰于外，魄汗未藏，四逆而起，起则熏肺，使人喘鸣。阴之所生，和本曰和。①

吴译本的中文部分是这样：

阴争于内，阳扰于外，魄汗未藏，四逆而起，起则熏〔"熏"应作"动"，"动"作"伤"解，杨上善说"内伤于肺"〕肺，使人喘鸣。阴之所生，和本曰和〔《太素》"和"作"味"，杨上善说："和气之本曰五味也。"〕。②

吴译本的英文部分是这样：

When Yin is contending inside and Yang is disturbing outside, Yin and Yang will be out of balance. When Yang is not dense outside, the sweat gland will be wide open, and continuous sweating will occur, When Yin is out of order inside, the Yin essence will be outlet and cause coldness of the extremities. When the heat of Yang hurts the lung, it will cause dyspnea and bronchial asthma. As Yin depends on the harmony of Yin and Yang to generate all things, so the generation of Yin of the five solid organs all depends on the nourishments of the five tastes. ③

"the heat of Yang hurts the lung" 显示译者翻译的是"起则伤肺"，而不是"起则熏肺"，"depends on the nourishments of the five tastes" 显示译者翻译的是"和本曰味"，而非"和本曰和"。由此可以看出译者以考证内容取代人卫版《素问》相应处的内容或者说以经过其考证阐释过的人卫版《素问》为翻译的原文文本。这就在原文文本层面显示吴氏父子秉持的是一种中医医理传输型伦理倾向。

---

① 中医出版中心. 黄帝内经素问 [M]. 北京：人民卫生出版社，2012：37.

② WU L S, WU Q. Yellow Empero's Canon：Internal Medicine [M]. Beijing：Chinese Science & Technology Press, 1997：51.

③ WU L S, WU Q. Yellow Empero's Canon：Internal Medicine [M]. Beijing：Chinese Science & Technology Press, 1997：51-52.

（二）倪懋兴、吴氏父子伦理倾向与英译内容

1. 医师实用型伦理倾向与倪懋兴《素问》英译内容

医师实用伦理倾向在倪懋兴《素问》英译内容选择上的一个体现是他将"刺法论"和"本病论"两章纳入了翻译范围。大多数基于王冰《素问》修订的《素问》版本都没有收录"刺法论"和"本病论"，原因自然是"详此二篇，亡在王注之前。按《病能论》篇末王冰注云：世本即缺第七十二篇，谓此二篇也。而今世有《素问》亡篇及《昭明隐旨论》，以谓此三篇，仍托名王冰为注，辞理鄙陋，无足取者"①。"刺法论"是论述针灸疗法的名篇，"《刺法论》中'正气存内，邪不可干'已成经典之论"②。"本病论""结合了当时的医学成就和实践，用以论证运气学说"③。《素问》威译本令西方世界知晓了《黄帝内经》是最权威的中医典籍之一，因此将"刺法论"和"本病论"列入《素问》英译本，无疑能为针灸疗法提供坚实的理论支撑和公信力支持。这对于在美国开设中医诊所，创办中医学校的倪懋兴自然有着重要意义。20世纪90年代美国医疗制度只将针灸用针纳入医疗保险报销名录。倪懋兴的诊所虽然号称中医诊所，但在此医疗制度下，倪懋兴只能对病患实施针灸治疗。病患既然前来倪懋兴的诊所，就算对中医了解不多，但至少听说过《黄帝内经》和《素问》。因此将"刺法论""本病论"纳入《素问》英译内容，无疑能增加病患和学员对针灸医理的认可度和对针灸技术的信心。这对倪懋兴的诊所和中医学校的发展有着不可小觑的实用价值。

医师实用型伦理倾向在倪懋兴《素问》英译内容选择上的另一个体现是他对原著内容的整合与选取方法。倪懋兴以翻译《素问》中的实用型临床医学知识为目标，他习惯给所译章节设定一个主题，这个主题有时候是原著相关章节的核心主题，有时候不是。当倪懋兴设定的主题不是原著相关章节的核心主题时，他就以他所设定的主题为轴整合相关章节内容，保留凸显其所设主题的内容，舍弃其他内容，有时甚至植入原著相关章节没有的内容。我们且看倪懋兴对《素问·金匮真言论篇》的翻译。

根据王洪图等人④的论述，《素问·金匮真言论篇》一共论述了三个议题：（1）四时气候与五脏的关系以及五脏的四时易发病变；（2）天地阴阳与人体脏腑组织阴阳属性之间的关系；（3）中医五行思维。倪懋兴没有以原文路径串联

① 牛兵占，肖正权. 黄帝内经素问译注［M］. 北京：中医古籍出版社，2003：10.
② 牛兵占，肖正权. 黄帝内经素问译注［M］. 北京：中医古籍出版社，2003：10.
③ 牛兵占，肖正权. 黄帝内经素问译注［M］. 北京：中医古籍出版社，2003：10.
④ 王洪图，贺娟. 黄帝内经素问白话解［M］. 北京：人民卫生出版社，2005：23-28.

翻译内容，他以单一的议题——病理以及相应的针灸疗法串联所翻译的内容，我们以下段文字的翻译为例：

（例31）东风生于春，病在肝，俞在颈项；南风生于夏，病在心，俞在胸胁；西风生于秋，病在肺，俞在肩背；北风生于冬，病在肾，俞在腰股。①

倪译：In the spring the wind comes from the east. Illness then occurs in the liver channel and rises to the head, *causing bleeding from the nose.* <u>Acupuncture points on the neck and gallbladder channel should be used for treatment.</u> In the summer the wind arises in the southern direction *and affects the heart.* <u>To treat this, points on the chest and ribs should be employed.</u> The westerly wind of autumn will affect the lungs, *manifesting in malaria with alternating chills and fever.* <u>Points on the shoulders and upper back are useful in treatment.</u> The northern winds of winter will affect the kidneys and limbs, *manifesting in bi syndrome, a condition of obstruction of qi and blood, which typically results in stiffness, immobility, and pain in the joints.* <u>Acupuncture points on the lower back and buttocks can be used to treat this condition.</u> ②

原文主题是四时气候与五脏的关系以及五脏的四时易发病变，论述路径为四时气候—人体发病位置—四时疾病症状，疾病症状没有紧随发病位置。倪译显示倪懋兴以病理及针灸疗法为主题，以四时气候—人体发病位置—疾病症状—针灸疗法为路径串联原文内容。他首先将原文后半部分论述疾病症状的文字分割成四个部分，分别置于四时发病位置之后（译文斜体字部分），然后在每个疾病症状之后分别植入凸显针灸疗法的内容（译文画线部分），而这些内容在原文中根本不存在。

再看倪懋兴对《素问·生气通天论篇》中一段文字的翻译：

（例32）阳气者，烦劳则张，精绝，辟积于夏，使人煎厥。目盲不可以视，耳闭不可以听，溃溃乎若坏都，汩汩乎不可止。③

倪译：When one is overworked and overstressed, the yang will overheat, e-

---

① 中医出版中心. 黄帝内经素问［M］. 北京：人民卫生出版社，2012：15.

② NI M X. The Yellow Emperor's Classic of Medicine: A New Translation of the Neijing Suwen with Commentary［M］. Boston & London: Shambhala, 1995: 106-107.

③ 中医出版中心. 黄帝内经素问［M］. 北京：人民卫生出版社，2012：11.

148

ventually depleting the yin and jing/essence. If this continues into the summer, the body fluidsand yin will be dehydrated. This is known as the jian jue syndrome, syncope caused by the consumption of yin fluids, with symptoms of blurred vision, deafness, and ear congestion. ①

原文论述了过度劳累容易使体内阳气扩张得过于旺盛,从而引发疾病。原文用"溃溃乎若坏都,汩汩乎不可止"来形容疾病来势之凶猛,但在译文中这部分内容被舍弃。之所以舍弃这部分内容自然是因为它只是医著者抒发的感慨,在倪懋兴看来,这些内容对其所强调的中医临床实用技术传播没有多大意义。

2. 中医医理传输型伦理倾向与吴氏父子《素问》英译内容选择

同倪懋兴相比,秉持中医医理传输型伦理倾向的吴氏父子立足他们所确定的原文文本的内容进行翻译。从篇章数量来看,他们校订过的人民卫生出版社版《素问》虽列有81章,但"刺法论""本病论"仅有标题,没有对应内容。吴译本也列81章,对"刺法论"和"本病论"也仅仅列了标题,而不是像倪译本那样还为这两个章节匹配了未得到学界公认的内容。

吴氏父子以向译文读者传播《素问》中医医理为目标。与倪懋兴不同的是他们尊重原著章节所设立的主题和主题论述路径,不对其作更改。例如,在翻译《素问·金匮真言论篇》时,吴译就不像倪译那样重新设立章节主题,而是严格翻译原著章节论述的三个议题,以吴译对倪译更改过的语篇为例:

(例33)东风生于春,病在肝,俞在颈项;南风生于夏,病在心,俞在胸胁;西风生于秋,病在肺,俞在肩背;北风生于冬,病在肾,俞在腰股。②

吴译:The east wind occurs in spring, and the wind is normal. If the liver energy (liver energy associates with spring) of a man declines, he will be hurt by the wind-evil and contracts disease, what is more, his shu-points will be damaged first. As liver-shu is on the neck, so the disease will come about on the neck. The south wind occurs in summer, and the wind is normal. If the heart energy (heart associates with summer) of a man declines, his shu-points will be hurt

① NI M X. The Yellow Emperor's Classic of Medicine: A New Translation of the Neijing Suwen with Commentary [M]. Boston & London: Shambhala, 1995: 8.

② 中医出版中心. 黄帝内经素问 [M]. 北京: 人民卫生出版社, 2012: 15.

first. As the heart-shu is on the chest and hypochondria, so the disease will occur on his chest and hypochondria. The west wind occurs in autumn and the wind is normal. If the lung energy (lung associates with autumn) of a man declines, his shu-points will be hurt first. As the lung-shu is on the shoulder and back, the disease will occur on his shoulder and back. The north wind occurs in winter and the wind is normal. If the kidney energy (kidney associates with winter) of a man declines, his shu-points will be hurt first. As the kidney shu is on the loins, the disease will occur on his loins. ①

可以看出，对于原文的主题——四时气候与五脏的关系以及五脏的四时易发病变，吴译没有更改，而是围绕这一主题进行翻译。对于原文四时气候—人体发病位置—疾病症状的论述路径，吴译也没有改变，依旧是循径翻译。

对秉持中医医理传输型伦理倾向的吴氏父子而言，《素问》医著者对病症抒发的感慨具有原象属性，应该被视为中医医理的一部分，因此他们的译文也涵盖这部分内容，而没有像以摘取实用技术为目标的倪译那样将之舍弃。以倪译翻译《素问·生气通天论篇》时删除的那部分内容的翻译为例：

（例 34）阳气者，烦劳则张，精绝，辟积于夏，使人煎厥。目盲不可以视，耳闭不可以听，溃溃乎若坏都，汩汩乎不可止。②

吴译：When one is over-worked, the Yang energy in his body will become hyperactive and excretes outside causing the exhaustion of Yin. If the disease is protracted, and the weather is hot in summer, the disease of anterior jue will occur. The disease is characterized by the syndromes of hearing nothing as if the ears are being stopped, and seeing nothing as if the eyes are dim-sighted, like the dash of water in swift and irresistible momentum which can hardly be controlled. ③

由 "like the dash of water in swift and irresistible momentum which can hardly be

---

① WU L S, WU Q. Yellow Empero's Canon: Internal Medicine [M]. Beijing: Chinese Science & Technology Press, 1997: 25.

② 中医出版中心. 黄帝内经素问 [M]. 北京：人民卫生出版社，2012：11.

③ WU L S, WU Q. Yellow Empero's Canon: Internal Medicine [M]. Beijing: Chinese Science & Technology Press, 1997: 19-20.

controlled"可以看出吴译没有像倪译那样舍弃原文中"溃溃乎若坏都，汩汩乎不可止"这一原象型信息，而是将其翻译出来。

（三）倪懋兴、吴氏父子伦理倾向与英译策略

在医师实用型伦理倾向的指引下，倪懋兴主要采取以下5种策略翻译《素问》传载的中医本质性元素。（1）立足译文读者中医医理认知水平而非所翻译的中医医理本身架构机理翻译原著。倪译频繁使用摘译、编译等手段弱化原著中医医理，同时以西医临床实用型技术为倚仗阐释中医医理，改道为器，改抽象属性事物为形象属性事物。（2）在译文中植入大量的阐释。这些阐释中的一部分是在原文阐释框架内的阐释，更多的是脱离了原文阐释框架的阐释。（3）对于添加的阐释性内容，译者未做出任何标记，以至于无法分辨出译文中哪些是源于原文的译文，哪些是译者自己的阐释。（4）重整原著论述路径，按照对译文读者实用性的需要或删减内容，或增添内容，导致译文频繁与原文对不上。（5）对于《素问》一切立论的基础——气，译者的翻译策略摇摆不定，时而采用西医学术语"encrgy"，时而采用音译名"qi"。

立足中医医理阐释型伦理倾向的吴氏父子对《素问》折射的中医本质元素主要采取了以下4种策略：（1）采用中英文并置的编排方式。无论是标题部分还是正文部分，吴译都采用了中英文并置的编排范式，以方便译文读者进行中英文比读。（2）全译原著内容，视需要对其进行拓展性阐释。吴译详尽阐释对译文读者而言医理阐述不够翔实的内容，且所增加信息都以原文核心句为轴，不脱离原文设定的医理阐释界限。（3）对人民卫生出版社版《素问》进行考证。吴译在译本中文部分将考证内容都置"［］"中，提示译文读者英译文基于［］中的内容所译。（4）以中医医理传输为皈依，不注重译文在字句层面与原著的对应。

我们且看倪懋兴和吴氏父子伦理倾向在各自中医生命体构成观、病理病因观、诊治方略观以及中医文体翻译上的体现。由于倪译本只有英文，吴译本中英文并置，不方便将两个译本合并论述，因此本节先论述医师实用型伦理倾向在倪译生命体构成观翻译、病理病因观翻译、诊治方略观翻译、中医文体翻译等层面的体现，然后再论述中医医理传输型伦理倾向在吴译本生命体构成观翻译、病理病因观翻译、诊治方略观翻译、中医文体翻译等层面的体现。

1. 医师实用型伦理倾向与倪译《素问》英译策略选择

（1）生命体构成观英译策略

①气论英译策略

（例35）秋三月，此谓容平，天气以急，地气以明，早卧早起，与鸡俱兴，使志安宁，以缓秋刑，收敛神气，使秋气平，无外其志，使肺气清，此秋气之应，养收之道也。①

倪译：In the three months of autumn all things in nature reach their full maturity. The grains ripen and harvesting occurs. The heavenly energy cools, as does the weather. The wind begins to stir. This is the changing or pivoting point when the yang, or active, phase turns into its opposite, the yin, or passive, phase. One should retire with the sunset and arise with the dawn. Just as the weather in autumn turns harsh, so does the emotional climate. It is therefore important to remain calm and peaceful, refraining from depression so that one can make the transition to winter smoothly. This is the time to gather one's spirit and energy be more focused, and not allow desires to run wild. One must keep the lung energy full, clean, and quiet. This means practicing breathing exercises to enhance lung qi. Also, one should refrain from both smoking and grief, the emotion of the lung. This will prevent kidney or digestive problems in the winter. If this natural order is violated, damage will occur to the lungs, resulting in diarrhea with undigested food in winter. This compromises the body's ability to store in winter. ②

　　原文论述的是四时之气中秋气的特征，以及人如何在秋季顺应天地之气实现身体康健。对中医最重要的生命体构成元素——气，原文出现了三类，分别是四时之气（秋气）、天地之气（天气、地气）以及人体之气（神气、肺气）。倪译将原文地气、秋气内容全部删除，仅保留了神气、肺气内容。这无疑是对原文天、地、时、人四元素构建的天人合一中医医理所做的不合理、简单化的处理。对折射语言国情的中医生命体构成术语——气，译者没有采用统一的译名。他将"天气"中带有道属性的"气"弱化为西方医学中的"energy"，但又将"肺气"中的"气"翻译成"qi"，这无疑是医师实用型伦理倾向的矛盾属性对译者中医生命体构成观翻译的影响。

　　为了便于译文读者理解所译内容，译者在译文中对原文多处内容做了信息添加。原文"此谓容平"的意思为"是万物成熟而平定收敛的季节"③。译者在

① 中医出版中心. 黄帝内经素问 [M]. 北京：人民卫生出版社，2012：7.

② NI M X. The Yellow Emperor's Classic of Medicine: A New Translation of the Neijing Suwen with Commentary [M]. Boston & London: Shambhala, 1995: 5-6.

③ 王洪图，贺娟. 黄帝内经素问白话解 [M]. 北京：人民卫生出版社，2005：9.

其后添加了 "The grains ripen and harvesting occurs"。这个添加没有超出原文阐释框架设定的界限。原文 "天气以急" 的意思是 "天高风急"。译者在其后添加了 "This is the changing or pivoting point when the yang, or active, phase turns into its opposite, the yin, or passive, phase"。这个添加有些逾越原文设定的阐释框架。因为虽然进入秋季之后，阳气会渐渐减弱，阴气会渐渐盛开，但原文在此处没有提及阴、阳。如果说此处的添加与原文还有些联系的话，译者在 "使肺气清" 下面一大段信息是完全置原文于不顾的添加了。

> This means practicing breathing exercises to enhance lung qi. Also, one should refrain from both smoking and grief, the emotion of the lung. This will prevent kidney or digestive problems in the winter. If this natural order is violated, damage will occur to the lungs, resulting in diarrhea with undigested food in winter. This compromises the body's ability to store in winter. ①

抛开这一大段信息在原文中没有对应文字不说，译者在添加的信息中劝告读者要戒烟。难道在两千多年前，中华大地民众就已经盛行抽烟了吗？当然不是。

译文还显示译者按照现代医学英语规约重整了原文的论述路径。原文中的总结性表述 "此秋气之应，养收之道也" 在译文中被删除，取而代之的是 "This compromises the body's ability to store in winter"。译者这么做自然是为了凸显其所设定的 "养肺气" 主题。我们从译文中还可以发现，译者对于在译文中添加的各类信息没有做出任何提示。译文读者如果不将译文与原著对照，很容易误解这些信息是原文固有的信息。

（例36）逆春气，则少阳不生，肝气内变。逆夏气，则太阳不长，心气内洞。逆秋气，则太阴不收，肺气焦满。逆冬气，则少阴不藏，肾气独沉。②

倪译：If one does not follow the play of the elemental energies according to the seasons, the liver energy will stagnate, resulting in illness in spring. In summer, the heart energy becomes empty and the yang energy is exhausted. During

---

① NI M X. The Yellow Emperor's Classic of Medicine: A New Translation of the Neijing Suwen with Commentary [M]. Boston & London: Shambhala, 1995: 6.
② 中医出版中心. 黄帝内经素问 [M]. 北京：人民卫生出版社，2012: 9.

the autumn there will be congestion of the lung energy. In winter the kidney will be drained of jing. ①

原文论述了违逆四时之气会对人体内的阴阳二气以及脏腑之气产生什么样的危害，呈现的是四时之气—经脉之气—脏腑之气为一体的中医气机论。为了阐释这一医理，原文使用了"春气""夏气""秋气""冬气""少阳""太阳""太阴""少阴""肝气""心气""肺气""肾气"共计 12 个中医概念。译文显示译者弱化了原文的中医医理。首先是将"春气""夏气""秋气""冬气"等概念弱化为春、夏、秋、冬四个季节概念。其次是删除"少阳""太阳""太阴""少阴"四处论述。如此一来原文四时之气—经脉之气—脏腑之气为一体的气论就降格成季节变化与人体脏器病变之关联的论述。这种处理虽然一定程度上使得译文读者理解译文更加容易，但在相当程度上扭曲了原文的医理。

对于折射中医生命体构成观的最重要的概念"气"，译者在此处基于自身西医医理的先识和译文读者的医理认知将所有的"气"都翻译成"energy"。为凸显季节变化与人体脏器病变之关联这一论述，译者重新整合了原文的行文，并按照英语语篇规约在原文违逆四时之气的内容前面添加主题句"If one does not follow the play of the elemental energies according to the seasons"。对于所添加的内容，译者没有作任何标记，对于其删除的"少阳""太阳""太阴""少阴"等内容，译者也没做任何说明，足见其为了论述方便，凸显其欲强化的主题，置原文于不顾的医师实用型伦理倾向。

②阴阳论英译策略

（例 37）阳气者，若天与日，失其所，则折寿而不彰。故天运当以日光明，是故阳因而上，卫外者也。②

倪译：The yang qi of the body is like the sun. If the sun loses its brilliance or illuminating effect，all things on earth become inactive. The sun is the ultimate yang. This heavenly energy of the sun，yang qi，surrounds the earth. Correspondingly，in the body this means that the yang qi circulates around

---

① NI M X. The Yellow Emperor's Classic of Medicine：A New Translation of the Neijing Suwen with Commentary［M］. Boston & London：Shambhala，1995：7.

② 中医出版中心. 黄帝内经素问［M］. 北京：人民卫生出版社，2012：10.

the center or core and has the function of protecting the body. ①

原文是中医生命体构成观的另一个构成元素——阴阳的论述。《素问》中的阴阳可分为两类，第一类阴阳指两种相互对立却又相互依存、相互融合的两种属性，第二类阴阳是指自然界尤其是人体内的阴阳二气。在例37中，"阳气者，若天与日"中的"阳"和"是故阳因而上"中"阳"类型一样，都是指人体内的阳气。

译文显示倪懋兴把握住了原文中"阳"的真正内涵，向目标读者明示了"是故阳因而上"中"阳"指的是阳气。对于"气"的两个译名"energy"和"qi"，倪懋兴在此处选择的是"qi"，折射了他对西医学图式框架的一点突破。但是受医师实用型伦理倾向影响的倪懋兴不可能以向译文读者传授原汁原味的中医医理为目标，在西医学框架内整合原著信息并使之契合译文读者的认知基础是其操作的基本标杆。在例37中，原文以太阳对地球万物的佑护作用比拟人体内的阳气对人体的护佑作用。为了向目标读者凸显这一主题，译者将"故天运当以日光明"改写为"The sun is the ultimate yang. This heavenly energy of the sun, yang qi, surrounds the earth"以向译文读者明示阳气向外的特点，随后他将原文隐含于上下文中的信息明晰化为"Correspondingly, in the body"，从而将论述由太阳能量与地球万物之关联牵引至阳气与人体的关联，之后又将"是故阳因而上"改写为"this means that the yang qi circulates around the center or core"对这段论述作一个总结。

译者的所有改写依照的都是现代医学英语的规约。如果说译者的上述改写基本在原著阐释框架设定的范围之内，但是对"是故阳因而上"的改写有违原著医理。"是故阳因而上"指的是"阳气有向上和向外的特点"②，或"人的阳气就像太阳一样向上向外"③。也就是说此处强调的是人体阳气向上、向外的特点，而改写后的译文"the yang qi circulates around the center or core"变成了人体阳气环绕在中心周围，这就不符合原著医理了。

（例38）脉有阴阳，知阳者知阴，知阴者知阳。凡阳有五，五五二十

---

① NI M X. The Yellow Emperor's Classic of Medicine: A New Translation of the Neijing Suwen with Commentary [M]. Boston & London: Shambhala, 1995: 8.

② 王洪图, 贺娟. 黄帝内经素问白话解 [M]. 北京: 人民卫生出版社, 2005: 16.

③ 张其成. 张其成全解黄帝内经·素问 [M]. 北京: 华夏出版社, 2021: 58.

五阳。所谓阴者，真藏也，见则为败，败必死也。①

倪译：The five normally variable yang pulses due to season and the five individual pulses of the zang organs actually combine to make up twenty-five pulses. Yang pulses reflect the health of the stomach qi. A yin pulse that shows no stomach qi is called the pulse of zhen zang. Zhen zang, or decaying pulse, indicates that the stomach qi is drained and exhausted and the prognosis is usually death. Why? Because a yin pulse reflects absence of yang and thus absence of life activity. If you can distinguish the presence or absence of the stomach pulse, you can know where the disease is located and give the prognosis for life or death, and even know when death might occur. ②

原文中的阴、阳不是表示阴、阳二气，而是表示阴阳两种属性。王洪图指出③阳脉柔软，从容和缓，预示人体内的胃气比较旺盛；阴脉僵持，丝毫没有柔软的迹象，预示人体内的胃气孤悬将绝，且脏腑真气已经暴露，很快将衰竭。秉持医师实用型伦理倾向的倪懋兴依照英文语篇凸显主题的规约重新整合了原文信息。原文一共论述了三个议题，第一个是阴阳二脉之间的关系，第二个是阳脉的特征，最后一个是何谓阴脉以及阴脉特征。三个议题平行论述，不分主次。译者更改了原文的议题。首先，改原文三议题论述为两议题论述，删除了阴阳二脉关系的议题。其次，更改原文二、三两个议题平行并置、不分主次的架构，将论述的中心放在了何谓阴脉以及阴脉的特征之上，并为此添加了大量阐释性信息。不可否认，译者的策略使得译文主题更加突出，主题信息更翔实，但是舍弃阴阳二脉关系这一议题是对原著的不尊重。此外，对于为凸显阴脉议题所添加的信息，译者没有做任何标记，这无疑会令译文读者误以为这些信息在原著中本来就有。如果这些添加的阐释性信息符合中医医理则无损《素问》的科学性，倘若阐释有误，那《素问》就要蒙受不白之冤了。

王洪图在注释"见则为败，败必死也"时指出，"医生在临床诊断中，能够辨别出脉象中的胃气，在发现某一部位的脉象中胃气不足时，便可以根据这一部位与内脏的特定联系，判断出疾病所在的脏腑；能够辨别出真脏脉，就可以

---

① 中医出版中心. 黄帝内经素问 [M]. 北京：人民卫生出版社，2012：35.

② NI M X. The Yellow Emperor's Classic of Medicine：A New Translation of the Neijing Suwen with Commentary [M]. Boston & London：Shambhala，1995：30-31.

③ 王洪图，贺娟. 黄帝内经素问白话解 [M]. 北京：人民卫生出版社，2005：52.

按照五行相克的理论，推断出死亡的时间"①。倪译对"见则为败，败必死也"
做出了这样的阐释：

> If you can distinguish the presence or absence of the stomach pulse, you can
> know where the disease is located and give the prognosis for life or death, and e-
> ven know when death might occur."②

这段文字回译成中文，大意是如果你能够确定胃阳之脉的存在与否，你就
能搞清楚病人的发病部位，确定病人是生还是死，甚至能确定病人何时会死亡。
这个阐释与王洪图的阐释还是有些出入的。

（2）病理病因观英译策略

（例39）因于露风，乃生寒热。是以春伤于风，邪气留连，乃为洞
泄。③

倪译：When one is attacked by wind and exposed to fog, a condition of heat
and cold will ensue. If during spring one is affected by wind evil that is not ex-
pelled, it will attack the spleen, causing diarrhea, indigestion, and food reten-
tion.④

（例40）故风者，百病之始也，清净则肉腠闭拒，虽有大风苛毒，弗
之能害，此因时之序也。⑤

倪译：Pathogenic wind is the root of all evil. However, if one is centered
and the emotions are clear and calm, energy is abundant and resistance is strong;
even when confronted with the force of the most powerful, vicious wind, one will
not be invaded.⑥

---

① 王洪图，贺娟. 黄帝内经素问白话解 [M]. 北京：人民卫生出版社，2005：52.

② NI M X. The Yellow Emperor's Classic of Medicine: A New Translation of the Neijing Suwen
with Commentary [M]. Boston & London: Shambhala, 1995: 31.

③ 中医出版中心. 黄帝内经素问 [M]. 北京：人民卫生出版社，2012：14.

④ NI M X. The Yellow Emperor's Classic of Medicine: A New Translation of the Neijing Suwen
with Commentary [M]. Boston & London: Shambhala, 1995: 11.

⑤ 中医出版中心. 黄帝内经素问 [M]. 北京：人民卫生出版社，2012：12.

⑥ NI M X. The Yellow Emperor's Classic of Medicine: A New Translation of the Neijing Suwen
with Commentary [M]. Boston & London: Shambhala, 1995: 10.

针灸是中医治疗风症的常见疗法，华佗、孙思邈等中医大家皆擅长此道。《千金方》有云："治百种风，灸脑后项大椎平处，两厢量二寸三分，须取病人指寸量两厢各灸百壮得差。"以针灸为安身立命之技的倪懋兴对于"风"的理解自然比较深刻。协助译文读者理解并接受《素问》病理病因观的主体建构元素——"风"对倪懋兴的事业有着非同寻常的意义，因此秉持医师实用型伦理倾向的他基本上立足中医医理本身翻译《素问》中的"风"，基本向译文读者准确传达了"风"的中医内涵。

《素问》论述了三种类型的"风"。第一类表示因空气流动形成的风。第二类表述虚邪贼风，它们或是没有在恰当的时节形成，或是没有在正常的生发方位生发，或是没有在人体适合接受风的时机袭来。总之"虚邪贼风是有害于人体的气态外部力量"①。第三类风指的是虚邪贼风入侵人体后产生的以病位游移难定、行无定处，患者呈现动摇不定、轻扬开泄等症状的疾病。对《素问》中被"虚""邪""贼"等修饰语修饰的"风"，译者基本不会误译，对于没有相关修饰语但实质上表示虚邪贼风的"风"容易误译。我们且看受医师实用型伦理倾向指引的倪懋兴对"风"的翻译。

在例 39 中，"因于露风"中的"风"是一种自然现象，与英语中的"wind"指的是同一种事物，译者将这类风翻译成"wind"是准确的。"是以春伤于风"中"风"不是表示自然现象的风，而是表示风邪，通过在"wind"后面添加"evil"，倪懋兴较为准确地传达了这类风的准确含义。在例 40 中，"固风者，百病之始也"中的"风"前没有修饰语，通过"百病之始也"可以确认此风不是表示自然现象，而是表示中医病理病因观主体的建构元素——风。通过在其前添加"pathogenic"，倪懋兴呈现了其中的真正医理。虽然立足中医之风本身翻译"风"，但倪懋兴依旧没有脱离医师实用型伦理倾向的影响，对于其在翻译"风"时添加的诸多信息，如"a condition of heat and cold will ensue""pathogenic"等依旧不做出任何标记，唯恐违背了英语科技文体的规约，有损译作的实用性。

（3）诊治方略观英译策略

倪懋兴对《素问》诊治方略观的翻译也深受其医师实用型伦理倾向的影响，且看他如何翻译《素问》象思维和五行思维。

---

① 张其成. 张其成全解黄帝内经·素问［M］. 北京：华夏出版社，2021：21.

①象思维英译策略

（例41）五脏之气，故色见青如草兹者死，黄如枳实者死，黑如炲者死，赤如衃血者死，白如枯骨者死，此五色之见死也。①

倪译：The qi of the five zang organs manifests in the face. If we see green as in the color of a dying plant, or if we see yellow similar to Fructus ponceri, or if we see black as in ashes, as in stuck, bruising, coagulated blood, or white as in bones, these are the colors of death. ②

原文是《素问》中鲜见的行文比较贴近现代医学英语行文规约的论述，也是倪懋兴少见的依照原文语篇路径翻译的文字，但医师实用型伦理倾向依旧促使倪懋兴对原文实施了信息重整。

原文基于五行原理论述了五色与五脏之间的关系，一共呈现了"青如草兹""黄如枳实""黑如炲""赤如衃血""白如枯骨"五个原象，以及由这五个原象集合在一起提炼出来的整体象念——类象。原文预示死症的类象由五个原象构成，少了其中任何一个原象，这个类象就不完整。我们从译文中可以看出，倪懋兴没有呈现"赤如衃血"这个原象，如此处理应该是受其西医学先识的影响。在西医学中赤/红色是生命力旺盛的体现，西医不用红而是习惯用黑描述死症症状，故倪懋兴舍弃原文"赤如衃血"原象，将"如衃血"并入"黑如炲"中。这种处理无疑会损伤原文的类象象念，也会损伤原文的五行—五脏—五色医理的传输。

我们再看看医师实用型伦理倾向在倪懋兴《素问》拟象思维翻译层面的体现。

（例42）圣人南面而立，前曰广明，后曰太冲，太冲之地，名曰少阴，少阴之上，名曰太阳，太阳根起于至阴，结于命门，名曰阴中之阳。中身而上，名曰广明。广明之下，名曰太阴，太阴之前，名曰阳明，阳明根起于厉兑，名曰阴中之阳。厥阴之表，名曰少阳，少阳根起于窍阴，名曰阴中之少阳。是故三阳之离合也，太阳为开，阳明为阖，少阳为枢。三经者，不得相失也，搏而勿浮，命曰一阳。③

① 中医出版中心. 黄帝内经素问［M］. 北京：人民卫生出版社，2012：49.
② NI M X. The Yellow Emperor's Classic of Medicine: A New Translation of the Neijing Suwen with Commentary［M］. Boston & London: Shambhala, 1995: 42.
③ 中医出版中心. 黄帝内经素问［M］. 北京：人民卫生出版社，2012：33-34.

倪译：The sage stands facing south. In front of him isguang ming or broad expanse, in back of him is tai chong or great fall. Traveling in this lower region of tai chong is a channel called shaoyin or minor yin. Above this is the taiyang or major yang/bladder channel. The lower part of the taiyang/bladder channel begins at the outside of the small toe at the point zhiyin. The upper part connects with jingming in the face near the eyes.

The taiyang/bladder channel is coupled with the shaoyin/kidney channel. The taiyang/bladder is lateral and exposed to the sun and is considered external. The shaoyin is medial and is in the shade and is considered internal. We call this yang within yin.

Now let us take a look at the upper part of the body. The upper is yang and is called guang ming. The lower is yin and is called taiyin or major yin. Anterior to the taiyin area is the yangming or moderate yang. The most distal point of the yangming/stomach channel ends on the tip of the second toe at the lidui point. Because the yangming is the exterior that is exposed to the sun, relative to the taiyin, it is also called yang within yin.

The interior of the body is yin. Just exterior to that gives rise to the minor yang, as it is gradually exposed to the sun. This is called shaoyang, which is the pivot between the interior and the exterior. The shaoyang/gallbladder channel begins at the zhuqiaoyin point. Jueyin is the extreme of yin and the end of yin, and it gives birth to the beginning of yang. We call this shaoyang within yin. Now we should differentiate and summarize the three yang channels.

Taiyang is on the surface, and its nature is open and expansive; it is the outside. The yangming is internal and its action is storing; thus it is the house. The shaoyang, which is between the internal and external, acts as a bridge and is considered the hinge between interior and exterior. The three yang, however, do not act separately, but rather in unison. So, collectively we call them one yang. ①

这是《素问》基于《易经》拟象思维建构的人体三阴三阳系统，三阴包括少阴、太阴、厥阴三个子系统，三阳包括太阳、阳明、少阳三个子系统。三阴

① NI M X. The Yellow Emperor's Classic of Medicine: A New Translation of the Neijing Suwen with Commentary [M]. Boston & London: Shambhala, 1995: 27-28.

三阳拟象理论由广明、太冲、少阴、太阳、至阴、命门、太阴、阳明、厉兑、厥阴、少阳、窍阴等共计12个术语组成，有的术语表示人体部位，有的表示人体穴位，有的表示经脉。

表 7　《素问》拟象系统术语倪懋兴译文

身体部位	广明	Guangming/ broad expanse
	太冲	Taichong/ great fall
	太阴	the taiyin area
穴位	至阴	the point zhiyin
	命门	jingming
	厉兑	the lidui point
	窍阴	the zhuqiaoyin point
经脉	少阴	the shaoyin/kidney channel
	太阴	taiyin or major yin
	厥阴	Jueyin
	太阳	The taiyang/ major yang/ bladder channel
	阳明	the yangming /stomach channel
	少阳	The shaoyang/gallbladder channel

　　从表7中可以看出倪懋兴以便于译文读者的实用操作为指引对原文12个术语分门别类。他通过在英译词后添加"point"表示穴位，添加"channel"表示脉络，没有添加信息的术语则表示身体部位。这种策略能够协助把译文当作临床操作指南尤其是针灸操作指南的读者一目了然地把握相关术语的具体所指。倪懋兴主要采用音译策略翻译12个术语，传达了这些术语的中国国情属性，但他还是竭力将这些概念朝西医学概念拉近。在少阴、太阳、阳明、少阳四脉的拼音后加"kidney""bladder""stomach""gallbladder"四个西医学术语无疑是倪懋兴在医师实用型伦理倾向的驱使下行使的操作。如此一来，以译文为操作指南的读者就可以将相关人体器官作为坐标来解读少阴、太阳、阳明、少阳四条经脉。添加过渡性语句也是倪懋兴源于医师实用型伦理倾向的一个操作。例如，他通过添加"Traveling in this lower region of tai chong"告知译文读者接下来论述的少阴脉、太阳脉都位于人体太冲区域即人体后半身的下半段，通过添加"Now let us take a look at the upper part of the body"告知读者原文接下来论述的阳明脉位于人体上半部分。另外，为协助读者理解原文两处"阴中之阳"以及

一处"阴中之少阳"的内涵，译者也是添加了阐释性文字，对读者循循善诱。此外"now""let us""we should""we call"等表达法的添加使得倪译实用操作指南的风格愈加显露。

（例43）太虚寥廓，肇基化元，万物资始，五运终天，布气真灵，揔统坤元，九星悬朗，七曜周旋，曰阴曰阳，曰柔曰刚，幽显既位，寒暑弛张，生生化化，品物咸章。①

倪译：It states that in the vast void of the universe exists the primordial origin of life. The five elemental phases follow the cycles of heaven and combine with the six original cosmic energies that encompass and embrace the entire universe. They set the rhythm for the growth, development, maturation, and death of all things. The nine stars illumine the skies. The seven stars circulate in the solar system. In the circulation of the heavens there is the change of yin and yang. On planet earth there is nurturing and destruction. Day and night contrast with each other. The four seasons have cold and heat. All the myriad things follow this rhythm in their entire life spans. ②

原文是《素问》中折射大象思维的一段论述，《素问》借由此论述告诉世人宇宙始于本原之气——太虚。在五运、九星、七曜催动下，本原之气分阴阳，之后生化出形态各异、属性不一的万物。"太虚""五运""气""九星""七曜""阴阳"在现实中并无具体的物象原型，它们交织在一起构建了一幅宇宙初始化的大象象念。

由于原文论述的是《素问》宇宙观，带有深邃的哲学意蕴，与中医临床操作关系不是太大，为使译文对目标读者有实用意义，秉持医师实用型伦理倾向的倪懋兴对其采取了如下操作。

首先，改原文"道"层面的概念为"器"层面的概念。根据王洪图的阐释③，"九星"为奇门遁甲中的天蓬、天英、天芮、天柱、天冲、天任、天辅、天心、天禽，它们折射了中国先民朴素的宇宙观。为了降低以获取中医临床技术为目的的译文读者的阅读困难，倪懋兴不惜改"道"为"器"，将大象层面

---

① 中医出版中心. 黄帝内经素问 [M]. 北京：人民卫生出版社，2012：248.

② NI M X. The Yellow Emperor's Classic of Medicine: A New Translation of the Neijing Suwen with Commentary [M]. Boston & London: Shambhala, 1995: 236.

③ 王洪图，贺娟. 黄帝内经素问白话解 [M]. 北京：人民卫生出版社，2005：403.

的"九星"具体化为西方天文学上的九颗星星（具体哪九颗译者也未说明）。

其次，弱化原文论述的外延。"生生化化，品物咸章"的意思是"这样生化不息，万物自然就会明显地繁荣昌盛了"①。倪懋兴将其简化为"All the myriad things follow this rhythm in their entire life spans"（万千事物在其生命周期内都遵循此规律），大大削减了原文论述的外延意蕴。

最后，译者还改变原文以"太虚"为提纲挈领的论述路径，将其调整为并列式行文。王洪图认为②"太虚"在原文中是"肇基化元，万物资始，五运终天，布气真灵，揔统坤元，九星悬朗，七曜周旋"的根源和归宿，是"阴阳""刚柔""幽显""寒暑""生化"的原初动因，但"太虚"这种功能在译文中全部消失。

②五行思维英译策略

《素问》"主要是以与阴阳五行有应合关系来论'象'的"③。五行在中医诊治中的功用以及五行相生相克理论是《素问》五行理论的主要内容。

（例44）五行者，金木水火土也，更贵更贱，以知死生，以决成败，而定五藏之气，间甚之时，死生之期也。④

倪译：When we talk about the five elements, we are discussing the dynamics of the creative and control cycles, the changes of excess and deficiency, and so forth. By understanding the principles underlying these changes, we can apply them to disease progression. We can determine the severity of a problem and its changes on an hourly basis to the very time of death. We can analyze the success or failure of a treatment method. ⑤

原文阐释了五行是什么以及五行在中医诊治中的功用。比读译文和原文可以看出译者重新设置了论述主题。原文由两个议题组成，一个是五行的组建模块，另一个是五行在中医诊治中的功用。译者删除了原文五行组建模块的论述，

---

① 王洪图，贺娟. 黄帝内经素问白话解 ［M］. 北京：人民卫生出版社，2005：404.

② 王洪图，贺娟. 黄帝内经素问白话解 ［M］. 北京：人民卫生出版社，2005：404-404.

③ 蒋谦. 哲学论意象思维在中国古代科技发展中的地位与作用 ［J］. 江汉论坛，2006（5）：26.

④ 中医出版中心. 黄帝内经素问 ［M］. 北京：人民卫生出版社，2012：96.

⑤ NI M X. The Yellow Emperor's Classic of Medicine：A New Translation of the Neijing Suwen with Commentary ［M］. Boston & London：Shambhala，1995：90.

保留下来的内容专门陈述五行之诊治功用。如此安排自然是为了剔除在译者看来无用的信息，以方便译文读者获取实用操作指引。为凸显五行之诊治功用这个主题，译者对原文进行了大幅度改写，将原本处于论述中间位置的"以决成败"置于论述的末尾，将"以知死生"和"死生之期也"合并，将"间甚之时"与"更贵更贱"融合，置于整段论述的前端。此外译者还通过添加第一人称代词"we"构建"When we talk about""we can apply them""We can determine""We can analyze"等具有呼告属性的表达法，对读者循循善诱，强化了译文的操作型文本属性。

（例45）东方生风，风生木，木生酸，酸生肝，肝生筋，筋生心，肝主目。①

倪译：With the arrival of spring the weather warms the earth. All plants begin to sprout and put forth green leaves, so the color associated with spring is green. Since most fruits and trees are immature and unripe at this time, their taste is sour. This sour taste can strengthen the liver, and the liver can then nourish the tendons and tendomuscular channels. The wood element of the liver can produce the fire element of the heart; thus, it is said that the tendons produce the heart. Liver connects with the eyes through its channels, and thus it is said that the upper orifice of the liver is the eyes. ②

这是《素问》"阴阳应象大论篇"中一段论述五行相生理论的文字。五行系统并非只包括金、木、水、火、土五个模块，而是由五方（东南中西北）、五气（风热湿燥寒）、五行（木火土金水）、五味（酸苦甘辛咸）、五脏（肝心脾肺肾）、五体（筋血肉皮/毛骨）、五窍（目舌口鼻耳）、五色（苍/青赤黄白黑）、五音（角徵宫商羽）、五声（呼笑歌哭呻）、五动（握忧哕咳栗）以及五志（怒喜思忧恐）组成的一个庞大的循环系统。在这个系统中每个模块都不可或缺，少了任何一个模块，五行运行就不完善。原文涵盖了五方中的东方，五气中的风，五行中的木，五味中的酸，五体中的筋骨，五脏中的肝与心以及五窍中的目。

---

① 中医出版中心. 黄帝内经素问［M］. 北京：人民卫生出版社，2012：24.

② NI M X. The Yellow Emperor's Classic of Medicine: A New Translation of the Neijing Suwen with Commentary［M］. Boston & London: Shambhala, 1995: 20.

倪译本的译文读者是中医医理初学者，甚至是对中医医理一无所知的"门外汉"，这些人学习中医及《素问》是为了就业。为使译文具备对这些读者而言实用的属性，倪懋兴在医师实用型伦理倾向的指引下对原文五行医理进行了弱化处理。首先，删除五方、五气两个模块，将原文由五方、五气、五行、五味、五体、五脏构建的系统降格为只包括五行、五味、五体、五脏的论述。其次，将五行中的木简化为"fruits and trees"，事实上木在此处表示的并不是植物，而是一种木属性的存在体，即具有曲直、升发、生长、调达、舒畅等特质的存在体。通过这样的处理，倪懋兴将原文的五行相生理论降格成春季养生说明。为了凸显春季养生议题，倪懋兴还逾越原文阐释框架添加了不少信息。为解释被他降格的"木生酸，酸生肝"医理，倪懋兴在译文中植入"With the arrival of spring the weather warms the earth. All plants begin to sprout and put forth green leaves，so the color associated with spring is green"，而这段文字在原著中根本找不到对应文字。为了解释被他降格的"肝主目"医理，倪懋兴在译文中植入了"Liver connects with the eyes through its channels"。《素问》说"肝主目"其实是在说"肝与目有特殊的内在关系，所以说肝主管目"①。但倪懋兴将其说成是肝借由经脉与目相连，不符合原文本意。不仅如此，对于植入的诸多信息，倪懋兴还是没有做出任何明示，在读者面前表现出原文即如此的模样。

（4）中医文体英译策略

对韵文语篇的无视是倪懋兴医师实用型伦理倾向在其《素问》英译策略层面的又一体现。西方世界中医药学及中医医理专业学生阅读《素问》的主要目的是获取中医临床技术，以应对职业之需，他们不太会关注这种技术以什么样的文体呈现。因此秉持医师实用型伦理倾向的倪懋兴按照医学英语体裁规约将原文中的韵文语篇改成了无韵语篇，还更改了原文韵文语篇的信息模块组合方式。

（例46）OAOA：吸则内针，无令气忤；静以久留，无令邪布；吸则转针，以得气为故；候呼引针，呼尽乃去。②

倪译：When acupuncturing excess conditions，have the patient inhale as you insert the needle. Be careful not to cause the qi to reverse its flow，or rebel. Once the needle has been inserted，wait quietly but observingly for the qi to

---

① 王洪图，贺娟. 黄帝内经素问白话解［M］. 北京：人民卫生出版社，2005：37.

② 中医出版中心. 黄帝内经素问［M］. 北京：人民卫生出版社，2012：116.

arrive. Leave the needle longer so the pathogen does not spread. When manipulating the needle to grasp the qi, also have the patient inhale. Ask the patient to exhale as you slowly withdraw the needle. At the end of the exhalation, the needle should be completely removed. In this way the pathogen will completely exit the body. ①

从信息模块数量来看，原文共计 8 个信息模块，译文是 12 个信息模块。译文在模块数量上没有与原文保持一致。从押韵方式来看，原文 8 个信息模块以两组 OAOA 的形式呈现。偶数行押 [u] 韵，奇数行不押韵。8 个信息模块样式齐整，除了第六个信息模块，其余模块字数一致。译文没有押韵，而且信息模块长短不一。

（例 47）AAOA：形乎形，目冥冥，问其所病，索之于经，②

倪译：Observe, inspect, and diagnose the changes in the physical body. Feel through the pulses. What you cannot see, you ask about. In this way you will find the diseased or imbalanced parts of the body. ③

原文阐述医者如何依据病患形体症候诊察疾病，由 4 个信息模块以 AAOA 的形式组合而成，一、二、四行押韵。原著中紧随这四个小句的是"慧然在前，按之不得，不知其情，故曰形"。比读原文和译文可以发现译文没有按照原文的信息组合方式翻译，而是将"形乎形，目冥冥，问其所病，索之于经"和紧随其后的"慧然在前，按之不得，不知其情，故曰形"整合在一起翻译。此外，译者还添加了原文中没有的信息——"In this way you will find the diseased or imbalanced parts of the body"。至于原文"AAOA"式语篇属性在译文中更是荡然无存。

（例 48）AOAO：太阳脉至，洪大以长；少阳脉至，乍数乍疏。④

倪译：A taiyang condition should have a long and flooding pulse; a shaoyang

---

① NI M X. The Yellow Emperor's Classic of Medicine: A New Translation of the Neijing Suwen with Commentary [M]. Boston & London: Shambhala, 1995: 106-107.

② 中医出版中心. 黄帝内经素问 [M]. 北京：人民卫生出版社，2012：114.

③ NI M X. The Yellow Emperor's Classic of Medicine: A New Translation of the Neijing Suwen with Commentary [M]. Boston & London: Shambhala, 1995: 105.

④ 中医出版中心. 黄帝内经素问 [M]. 北京：人民卫生出版社，2012：78-79.

condition should display an irregular, intermittently rapid and slow or intermittently long and short pulse; a yangming condition should display a floating, large, and short pulse. ①

原文由四个小句组成，奇数行押［i］韵，偶数行不押韵。译文（以分号计数）按照英文句式规范将原文四句合并为两句，这实际上就是改原文的诗歌体为译文的散文体。译文的两句话虽然都是以［s］音收尾，但这绝对不是译者对原文文体的遵从，只是一种巧合。因为如果倪懋兴真的有意呈现《素问》的文体特征，他会竭力再现原著中的每一个韵文语篇。而事实是除了极个别韵文语篇，原著中绝大多数韵文语篇在倪译本中都以无韵语篇的形式呈现。再者即便将译文的句子算作押韵句，这个语篇也不是 AOAO 式押韵语篇。

（例 49）ABAB：死阴之属，不过三日而死；生阳之属，不过四日而已。②

倪译：There is a condition of dying yin in which the patient will not live beyond three days. *An example of this can be illustrated with heart disease transferring to the lungs; in the control cycle of the five elements, this is fire dominating metal, resulting in dysfunction and subsequent death.* In a condition of yang revival, the patient will recover within four days. *Yang revival can be illustrated by liver disease transferring to the heart; wood creates fire, following the creative cycle of the five elemental phases, resulting in recovery.* ③

原文 4 个信息模块以 ABAB 的押韵形式组合在一起，奇数行押［u］韵，偶数行押［i］韵。译文是 10 个信息模块（以标点符号计数）。之所以多了 6 个模块是因为译者在原文"死阴"和"生阳"两个信息模块之后添加了一个病例和一个解释说明（译文斜体部分）。这两个部分在原著中没有对应文字，完全是译者的逾越式添加。译者的添加自然是为了凸显译文的实用操作指南性质，但这种添加不仅不尊重原文的内容，也破坏了原文的文体，可见译者的医师实用型伦理倾向。

① NI M X. The Yellow Emperor's Classic of Medicine: A New Translation of the Neijing Suwen with Commentary ［M］. Boston & London: Shambhala, 1995: 74.

② 中医出版中心. 黄帝内经素问 ［M］. 北京: 人民卫生出版社, 2012: 37.

③ NI M X. The Yellow Emperor's Classic of Medicine: A New Translation of the Neijing Suwen with Commentary ［M］. Boston & London: Shambhala, 1995: 32.

（例50）AAAA：所谓逆四时者，春得肺脉，夏得肾脉，秋得心脉，冬得脾脉。①

倪译：What does it mean to say that the pulse is opposite? In the spring the pulse is that of the lungs; in the summer the pulse is that of the kidneys; in the autumn the pulse is that of the heart; in the winter the pulse is that of the spleen. ②

这是倪译本中少有的在信息模块数量以及信息句式结构上与原文相应部分保持一致的译文。原文由5个信息模块组成，"所谓逆四时者"之后的4个模块句式结构一致，且押同一个韵脚［ai］。译文也是5个信息模块，第一个信息模块之后的4个信息模块也采用了同样的句式。可惜的是译者依旧没有呈现原文AAAA式押韵语篇，依旧没有呈现《素问》构建的中医文体。

译者《素问》英译伦理倾向会折射在其《素问》英译的各个层级，伦理倾向的不同会引发各个层级翻译策略的不同。秉持中医医理传输型伦理倾向的吴氏父子又是如何翻译《素问》的中医生命体构成观、病理病因观、诊治方略观以及中医文体呢？

2. 医理传输型伦理倾向与吴译《素问》英译策略选择

由于吴译本以其校订的人民卫生出版社版《素问》而非原版人民卫生出版社版《素问》为翻译蓝本，故本节案例中的原文出自吴译本的中文部分。

（1）生命体构成观英译策略

①气论英译策略

（例51）秋三月，此谓容平，天气以急，地气以明，早卧早起，与鸡俱兴，使志安宁，以缓秋刑〔熊本"刑"作"形"〕，收敛神气，使秋气平，无外其志，使肺气清，此秋气之应，养收之道也。③

吴译：In the three months of autumn, the shapes of all living things on earth become mature naturally and are ready to be harvested. In autumn, the wind is vigorous and rapid, the environment on earth is clear and bright, so during this

---

① 中医出版中心. 黄帝内经素问［M］. 北京：人民卫生出版社，2012：87.

② NI M X. The Yellow Emperor's Classic of Medicine: A New Translation of the Neijing Suwen with Commentary［M］. Boston & London: Shambhala，1995：81.

③ WU L S, WU Q. Yellow Empero's Canon: Internal Medicine［M］. Beijing: Chinese Science & Technology Press，1997：14.

period, one should go to bed early to stay away from the chillness, get up early to appreciate the crisp air of autumn, keep the spirit tranquil and stable to separate oneself from the sough of autumn by means of restraining the spirit and energy internally and guard the mind against anxiety and impetuosity. In this way, one's tranquility can still be maintained even in the sough of autumn atmosphere, and the breath of lung can be kept even as well. ①

（例52）逆春气，则少阳不生，肝气内变。逆夏气，则太阳不长，心气内洞〔《太平圣惠方》《外台》引"洞"作"动"〕。逆秋气，则太阴〔按"太阴与下逆冬气""少阴"颠倒，应改正过来〕不收，肺气焦满。逆冬气，则少阴不藏，肾气独沉〔《外台》卷十六引《删繁》，林校引《太素》并作"沉浊"〕。②

吴译：If the principle of preserving health in spring being violated, one's Shaoyang energy will not be able to bring the function of generation into full play. Thus, the liver energy will become worse internally.

If the principle of preserving health being violated in summer, one's Taiyang energy will not be able to bring the function of growth into full play. Thus, the heart energy will be stirring inside.

If the principle of preserving health being violated in autumn, one's Shaoyin energy will not be able to bring the function of harvesting into full play. Thus, the distention of lung energy will occur.

If the principle of preserving health being violated in winter, one's Taiyin energy will not be able to bring the function of storing into full play. As the Taiyin energy connects with the kidney internally, so when Taiyin fails to store, the kidney energy will degenerate and its functions will become weak. ③

例51和例52的两段引文都来自吴译本，它们清楚地显示了吴译本中英文并置的内容编排体制。这种前所未有的编排体制一方面为精英型目标读者比读

---

① WU L S, WU Q. Yellow Empero's Canon: Internal Medicine [M]. Beijing: Chinese Science & Technology Press, 1997: 14.

② WU L S, WU Q. Yellow Empero's Canon: Internal Medicine [M]. Beijing: Chinese Science & Technology Press, 1997: 15.

③ WU L S, WU Q. Yellow Empero's Canon: Internal Medicine [M]. Beijing: Chinese Science & Technology Press, 1997: 16.

译文与原文提供了便利，另一方面也能给目标读者带来强烈的视觉冲击，使其时时刻刻都能感受到吴译本传载的是源于中国的中医医理，是一种与他们所熟识的西医学全然不同的医学科技。从两个例子的中文部分可以看出吴译不是以人民卫生出版社（以下简称人卫版）出版的《素问》为信息的唯一来源，而是对该本作了考证。"〔〕"中的内容皆为译者考证之依据。例 51 中的 "separate oneself from the sough of autumn" 显示译者翻译的是"以缓秋形"，而不是人卫版《素问》相同位置的"以缓秋刑"。在例 52 中，"the heart energy will be stirring inside" 显示译者翻译的是"心气内动"而不是人卫版《素问》相同位置"心气内洞"。 "If the principle of preserving health being violated in autumn, one's Shaoyin energy will not be able to bring the function of harvesting into full play" 显示译者翻译的是"逆秋气，则少阴不收"，而不是人卫版《素问》相同位置的"逆秋气，则太阴不收"。"If the principle of preserving health being violated in winter, one's Taiyin energy will not be able to bring the function of storing into full play" 显示译者翻译的是"逆冬气，则太阴不藏"，而非人卫版相同位置的"逆冬气，则少阴不藏"。 "the kidney energy will degenerate and its functions will become weak"显示译者翻译的是"肾气沉浊"，而非人卫版相同位置的"肾气独沉"。这些都显示吴氏父子以其考证修订后的人卫版《素问》，而非原人卫版《素问》为其翻译蓝本。

两个例子的中英文比读还显示译者对《素问》中医医理进行了拓展性阐释。在例 51 中，译者在"早卧早起"处添加了 "to stay away from the chillness" 和 "to appreciate the crisp air of autumn" 两个信息，以告知译文读者"早卧早起"这一医理的科学依据。在例 51 中，译者在"太阴不藏"处添加了 "As the Taiyin energy connects with the kidney internally"，以向目标读者传输缘何"太阴不藏"会导致"肾气沉浊"。

例 51 和例 52 虽然篇幅不长，但陈述了《素问》生命体构成观的所有构成元素，即天地之气、四时之气、脏腑之气。能否准确地翻译这些折射语言国情的元素决定着译者能否准确地呈现《素问》的生命体构成观。吴译本的英译文显示吴氏父子没有采用音译翻译这些折射中医国情属性的元素。对于天地之气、四时之气等医学地理学概念，译者或将之转换成地理学概念，或借用西方世界惯用的"energy"来翻译。浸润中医数十年的译者不可能不知道"energy"与《素问》之"气"之间的区别。移居美国之后，在以针灸技术为华裔民众、亚裔民众、西方世界民众祛除病痛的过程中，译者不可避免地要对患者讲解病理，解释疗法。在 20 世纪 90 年代，西方人实在是很难理解"气"这个具有"道"

属性的中医概念。既然译文读者一时间无法领会"道",译者就退而求其"器",先向他们传输一部分中医医理。这在一定程度上也体现了吴氏父子的中医医理传输型伦理倾向。

②阴阳论英译策略

（例 53）阳气者，若天与日，失其所，则折寿而不彰。故天运当以日光明，是故阳因而上，卫外者也。①

吴译：There is Yang energy in human body like there is sun in the sky. When the sun is not at its proper position, the heaven and earth will become dark, and when the Yang energy of a man is not at his proper position, he will die early. So the unceasing operation of heaven depends on the brightness of the sun and the bodily health of a man depends on the clear and floating of Yang energy which guards against outside. ②

这是人卫版《素问》对阳气与人体健康关系的论述。比读吴译本中文部分与人卫版《素问》相应位置的陈述发现译者没有质疑人卫版《素问》的陈述，故吴译本中文部分没做任何标记。由于译者的目标是向译文读者传输中医医理，而非原著行文形式，因此译者对原文行文的调整幅度比较大。

首先是添加了不少阐释性信息以协助译文读者理解原文医理，以提高传输效果。译者先是通过添加"Yang energy in human body"向译文读者传输原文中的"阳气"究竟是何意。《素问》中的"阳气"一词共计出现了 101 次，有时表示天地之阳气，有时又表示人体内的阳气。原文中的"阳气者"根本没有明示其所指的是哪一类阳气，于是译者通过添加"Yang energy in human body"向译文读者明示此处的"阳气"指的是人体内的阳气。其次，《素问》中"阳"单独使用时有时表示阳属性，有时又表示阳气，译者通过添加阐释性信息"energy"向译文读者传输"是故阳因而上"中的"阳"指的是阳气而非阳属性。此外原文"阳气者，若天与日"处借用天空与太阳的关系类比阳气与人体健康的关系，但是没有用明确的文字阐释天与日的关系，也没有指明"失其所"到底是指天与日之间的关系紊乱了，还是指阳气与人体健康之间的关系紊乱了。以

---

① WU L S, WU Q. Yellow Empero's Canon: Internal Medicine [M]. Beijing: Chinese Science & Technology Press, 1997: 19.

② WU L S, WU Q. Yellow Empero's Canon: Internal Medicine [M]. Beijing: Chinese Science & Technology: Press, 1997: 19.

中医医理传输为伦理皈依的吴氏父子将"失其所"细分为"When the sun is not at its proper position"和"when the Yang energy of a man is not at his proper position"两个信息模块，并且在"When the sun is not at its proper position"之后添加"the heaven and earth will become dark"这一信息。如此，译文读者当可基本领会天与日的关系，进而也能领会阳气与人体健康的关系。另外"the bodily health of a man depends on the clear and floating of Yang energy"这个添加的信息也可以协助译文读者进一步领会阳气与人体健康之间的关联性。不可否认译者的阐释存在一定程度的个人发挥，但这种发挥并没有天马行空，不着边际，总体而论，译者的阐释都是在《素问》医理框架的界限之内。

（例 54）脉有阴阳，知阳者知阴，知阴者知阳。凡阳有五，五五二十五阳。所谓阴者，真藏也，见则为败，败必死也。①

吴译：The pulse of Yin and Yang may be divided into position of Yin for Yang（such as floating, deep, slow or rapid pulse）and belonging to the Yin or Yang viscera（such as belonging to the solid organs or the hollow organs）. Although the Yin and Yang pulse are different, yet they should be integrated and be kept consistent anywhere, and they must be in equilibrium. If one of the Yin and Yang being abnormal, the other one will be out of order, if Yang being over-abundant, then Yin must be in debility, and if Yin being over-abundant, then Yang must be in debility. Thus, when one knows the condition of Yin, one can also know the condition of Yang, and when one knows the condition of Yang, he can also know the condition of Yin.

In each of the five solid organs（heart, liver, spleen, lung and kidney）, there is the Yang pulse for moderating. The pulses of the five solid organs correspond to the four seasons, and in each corresponding season occurs the pulse of its own with moderating stomach energy, At the same time, in the other solid organs occur concurrently the pulse condition of the solid organs corresponds to the relevant season, such as in spring, the liver pulse is slightly wiry, and in the four solid organs of heart, spleen, lung and kidney also occur the moderating stomach pulse which are slightly wiry. Thus, there are five solid organs, and each

---

① WU L S, WU Q. Yellow Empero's Canon: Internal Medicine [M]. Beijing: Chinese Science & Technology Press, 1997: 48.

of them has five different pulses in the different five seasons, and five times five are the twenty-five Yang pulses.

Yin indicates the pulse condition of indicating the exhaustion of visceral energy which is of entirely no stomach-energy. It may occur in all the pulses of the five solid organs. In clinic, most of them represent the syndrome of corruption. As the viscera-energy is corrupted and the stomach-energy is severed, the patient will surely die. ①

吴氏父子对人卫版《素问》这段阐释阴阳二脉医理的论述没有异议，故吴译本中文部分也没有任何考证标记。原文中的阴、阳不是表示阴、阳二气，而是表示阴阳两种属性。王洪图指出②阳脉柔软，从容和缓，预示人体内的胃气比较旺盛；阴脉僵持，丝毫没有柔软的迹象，预示人体内的胃气孤悬将绝，且脏腑真气已经暴露，很快将衰竭。吴译中的"when one knows the condition of Yin, one can also know the condition of Yang, and when one knows the condition of Yang, he can also know the condition of Yin"以及"Thus, there are five solid organs, and each of them has five different pulses in the different five seasons, and five times five are the twenty five Yang pulses"两句话显示译者传输的阴阳二脉医理与王洪图的阐释基本一致。译文原文比读清楚显示原文两行48个字（包括标点符号）在译文中变成了20余行322字（包括标点符号）。篇幅差别如此之大的原因是原文对阴阳二脉的阐述过于精简，译者在此不添加足量的阐释性信息，很难将原文医理准确地传输至译文读者，于是译者在三处添加了阐释性信息。

首先，在"脉有阴阳"之后添加了"Although the Yin and Yang pulse are different, yet they should be integrated and be kept consistent anywhere, and they must be in equilibrium. If one of the Yin and Yang being abnormal, the other one will be out of order, if Yang being over-abundant, then Yin must be in debility, and if Yin being over-abundant, then Yang must be in debility"（尽管阴脉和阳脉彼此不同，但是他们相互依存，依存在人体内无所不在。阴脉和阳脉必须处于相互平衡的状态。阴脉、阳脉中的任何一方的不正常会导致另一方的不正常。阳脉过旺，阴脉必衰；阴脉过旺，阳脉必衰）。

---

① WU L S, WU Q. Yellow Empero's Canon: Internal Medicine [M]. Beijing: Chinese Science & Technology Press, 1997: 48-49.

② 王洪图，贺娟. 黄帝内经素问白话解 [M]. 北京：人民卫生出版社，2005: 52.

吴译通过添加这个信息来阐述阴阳二脉之间的依存关系，为向译文读者传输"知阳者知阴，知阴者知阳"这一医理做好了铺垫。

其次，在"凡阳有五"之前添加了"In each of the five solid organs（heart, liver, spleen, lung and kidney）, there is the Yang pulse for moderating. The pulses of the five solid organs correspond to the four seasons , and in each corresponding season occurs the pulse of its own with moderating stomach energy, At the same time, in the other solid organs occur concurrently the pulse condition of the solid organs corresponds to the relevant season, such as in spring, the liver pulse is slightly wiry, and in the four solid organs of heart, spleen, lung and kidney also occur the moderating stomach pulse which are slightly wiry"（五脏即心、肝、脾、肺、肾中都有阳脉，阳脉匀和五脏。五脏之阳脉对应四时。每个时节都有与之对应的阳脉来匀和胃气。同时其他脏腑也有其各自的，对应不同时节的阳脉，如在春季，肝之阳脉微玄，心、脾、肺、肾四脏器在春季也有其各自呈现微玄特征的阳脉）。

吴译通过添加这些信息来阐述五脏之脉与四时的耦合关系，继而为向译文读者传输"五五二十五阳"医理提供足量的背景信息。

最后，译者通过在"真藏也"之后添加"which is of entirely no stomach-energy"，向译文读者阐释何谓阴脉，通过在"败必死也"之后添加"As the viscera-energy is corrupted and the stomach-energy is severed, the patient will surely die"，向译文读者解释为什么阴脉的出现预示着死症。尽管吴氏父子与倪懋兴一样也没有用标记符号注明其所添加的信息，但由于吴译本采用的是中英文并置的编排体制，欲考证译文真实性的读者可以通过比读吴译本的中文部分和英文部分辨别出哪些是原著的固有信息，哪些是译者为协助译文读者理解中医医理所添加的阐释性信息。也就是说译者在此处依旧没有违背其中医医理传输型伦理倾向。

（2）病理病因观英译策略

在翻译《素问》病因病理观时吴氏父子同样基于中医医理传输型伦理倾向选择翻译策略。且看他们对《素问》病理病因观最重要的构建模块——风的翻译。

（例55）固风者，百病之始也，清净则肉腠闭拒，虽有大风苛毒，弗之能害，此因时之序也。①

---

① WU L S, WU Q. Yellow Empero's Canon: Internal Medicine ［M］. Beijing: Chinese Science & Technology Press, 1997: 21.

吴译：Therefore, wind-evil is the main source of various diseases, But how can the wind-evil be resisted? The clue is to keep one's physique and spirit quiet and not being bothered by material concerns, that his Yang energy may be substantial and his striae of skin dense. When his striae of skin is dense, he will be able to resist the strong wind-evil and severe toxin. It is important to adapt to the weather sequence to nurse one's physique and spirit, that is, to preserve health in accordance with the law of Yin and Yang. ①

这是人卫版《素问》对风邪致病医理的论述，译者完全认可这段论述，所以吴译本的中文部分没有显示出考证标记。比读译文和原文可以看出译者为实现向译文读者传输中医医理的伦理目标采取了以下翻译策略。首先是增加解释性信息。《素问》有三类风。一类表示空气流动引发的自然现象。一类表示没有在正确的时间生发，或没有在正确的地理位置生成，或没有在人体适合接受它的时机袭来的风，即虚邪贼风。最后一类表示虚邪贼风中的风邪侵袭人体时引发的游离、摇摆性疾病，正如《素问·金匮真言论篇》曰："天有八风，经有五风……八风发邪，以为经风，触五脏，邪气发病。"原文"固风者"及"大风苟毒"中的"风"都不是表示自然现象之风，而是表示风邪。为向译文读者传输这一医理，译者在两处"风"的后面添加了"evil"（the wind-evil, the strong wind-evil）这一阐释性信息，这就明确告知译文读者此处的"风"指的不是自然现象，而是风邪。

为向译文读者传输"清净则肉腠闭拒"这一中医医理，译者在其后添加了"his Yang energy may be substantial"这一阐释性信息。译者添加的信息能帮助译文读者理解如果果阳气充足，人体防护能力就强，风邪就很难击穿肉腠，侵入人体。此外译者在"清净则肉腠闭拒"之后又添加了"When his striae of skin is dense"这一信息，使得其与"虽有大风苟毒，弗之能害"之间的医理逻辑更为连贯。另外译者在"此因时之序也"后添加了"that is, to preserve health in accordance with the law of Yin and Yang"，较好地向目标读者传输了"因时之序"就是要求人顺应阴阳运行之道这一中医医理。

（例56）因于露风，乃生寒热。是以春伤于风，邪气留连〔"连"作

---

① WU L S, WU Q. Yellow Empero's Canon: Internal Medicine [M]. Beijing: Chinese Science & Technology Press, 1997: 21.

"夏",属下读,为"夏乃为洞泄"],乃为洞泄。①

吴译:If one contracts a disease stemmed from the exposure to dew and wind, cold and heat will occur. As the dew is Yin-evil and the wind is Yang-evil, and as Yin-evil produces cold and Yang-evil produces heat, thus, the syndrome of cold and heat will occur.

When the body is hurt by wind-evil in spring, and the disease comes on immediately, it is the exogenous disease, but if the disease does not come on immediately but retains inside, it will become diarrhea with indigested food in summer. ②

原文论述了风邪产生的一个缘由以及春季风邪对人体的危害。吴译本的中文部分显示译者对人卫版《素问》中的"邪气留连"存有疑惑。他们通过考证得出此处当为"邪气留夏"。从"it will become diarrhea with indigested food in summer"可以看出译者以其修订后的文本为翻译蓝本。

原文呈现了两种类型的"风"。"因于露风"中的"风"表示自然现象,"春伤于风"中的"风"表示风邪。秉持中医医理传输型伦理倾向的吴氏父子自然会采取添加阐释性信息的策略来帮助译文读者区别这两类"风",于是前者中的"风"被翻译成"wind",后者中的"风"则添加了阐释性信息"evil",被翻译成了"wind-evil"。

吴译不仅采用添加信息的方式向译文读者传输"风"的不同概念,还采用这种策略向译文读者传输春季风邪致病的病理。原文主张"因于露风,乃生寒热",但没有解释为何人夜间受到了风和露水的侵袭后会患上寒热交加的病症。这对未曾接触过中医或对中医认知不够深入的西方读者而言,要么不明所以,要么质疑相关陈述的科学性。译者通过在"因于露风,乃生寒热"后添加解释性信息——"As the dew is Yin-evil and the wind is Yang-evil, and as Yin-evil produces cold and Yang-evil produces heat, thus, the syndrome of cold and heat will occur"这个添加信息将露水携阴邪,风携阳邪,阴邪催寒,阳邪致热这一中医医理告知译文读者。这样读者在理解"因于露风,乃生寒热"时将不会感到那

① WU L S, WU Q. Yellow Emperor's Canon: Internal Medicine [M]. Beijing: Chinese Science & Technology Press, 1997: 22-23.

② WU L S, WU Q. Yellow Emperor's Canon: Internal Medicine [M]. Beijing: Chinese Science & Technology Press, 1997: 23.

么困难。

深谙中医医理的译者深知人体在春季受到了风邪的侵害之后，风邪既可能附于体表，也有可能深入人体内部。附于体表的风邪可能很快就会令患者产生患病症状，但潜藏于体内的邪毒有可能过段时间之后才会发作。原文"春伤于风，邪气留夏，乃为洞泄"处只论述了深入人体内部的风邪可能引发的病症，对附于体表的邪毒可能引发的病症则未说明。倘若译文读者对中医医理有着相当的认知，则有可能对相关论述产生怀疑，进而有可能质疑《素问》的科学性。通过在"是以春伤于风"的后面添加"the disease comes on immediately, it is the exogenous disease, but if the disease does not comes on immediately but retains inside"这一信息，译者将春季风邪侵入人体后可能引发的两种病症都传输给了译文读者，一定程度上预防了《素问》中医医理传输过程中可能引发的问题，可见其中医医理传输型伦理倾向的影响。

（3）诊治方略观英译策略

基于中医医理传输型伦理倾向对原文进行考证、标注，以考证、修订后的文本作为翻译蓝本，基于原著医理阐释框架在译文中添加阐释性信息的策略也贯彻在吴氏父子对《素问》诊治方略观的翻译当中。我们且看他们对《素问》象思维和五行思维的翻译。

①象思维英译策略

（例57）五藏之气，故色见青如草兹〔《脉经》《千金方》并作"滋"《说文通训·定声》"兹"，黑也〕者死，黄如枳实者死，黑如炲〔《千金翼方》"炲"下有"煤"字〕者死，赤如虾血者死，白如枯骨者死，此五色之见死也。①

吴译：When the quintessence of the five viscera reflected on the complexion appears to be green and black like the dead grass in dark, the patient will die; when it appears to be yellow like the fruit of unriped citron, the patient will die; when it appears to be black like coal, the patient will die; when it appears to be red like blood in stagnation, the patient will die; when it appears to be white as a piece of dry bone, the patient will die. These are the five colours for distinguishing

---

① WU L S, WU Q. Yellow Empero's Canon: Internal Medicine [M]. Beijing: Chinese Science & Technology Press, 1997: 64.

the fatal diseases. ①

中文部分显示吴氏父子对人卫版《素问》做了考证性注解。他们依据《脉经》《千金方》确定"草兹"为枯死之草，依据《千金翼方》确定"炲"为煤炭，而非煤灰。译文"green and black like the dead grass in dark"和"black like coal"显示译者基于经过其考证、校订之后形成的文本向译文读者翻译、传输《素问》的原象、类象思维。

原文陈述了五脏的死症在面部的征象，一共呈现了"青如草兹""黄如枳实""黑如炲""赤如衃血""白如枯骨"五个原象。这五个原象集合在一起提炼出一个整体象念——预示死症的类象。这表明原文中的五个原象必须一个不少地传输给译文读者，这样才有可能协助他们构建出原文预示死症的类象。吴译显示译者将原文五个原象一个不落地传输给了译文读者。此外译者还通过在"五藏之气"后面添加"reflected on the complexion"这一阐释性信息向译文读者阐析"色"实际上指的是体表尤其是面部在五脏之气的循环运行之下体现出来的色泽。这些考证以及在原著医理框架界限内添加阐释性信息的方法表明吴氏父子是在中医医理传输型伦理倾向的指引下翻译《素问》的原象、类象思维。

（例58）圣人南面而立，前曰广明，后曰太冲，太冲之地，名曰少阴，少阴之上，名曰太阳，太阳根起于至阴，结于命门，名曰阴中之阳。中身而上，名曰广明。广明之下，名曰太阴，太阴之前，名曰阳明，阳明根起于厉兑，名曰阴中之阳。厥阴之表，名曰少阳，少阳根起于窍阴，名曰阴中之少阳。是故三阳之离合也，太阳为开，阳明为阖，少阳为枢。三经者，不得相失也，搏而勿浮，命曰一阳。②

吴译：When a sage stands facing the south, in the front is Yang and it is called Guangmin (Yang being abundant), while the rear is Yin and it is called Tai chong, The Taichong channel starts from the kidney channel of Foot-Shaoyin, above the kidney channel of Foot-Shaoyin is the Urinary Bladder Channel of Foot-Taiyang. The lower terminal of Foot-Taiyang starts from the Zhiyin point of

① WU L S, WU Q. Yellow Empero's Canon: Internal Medicine [M]. Beijing: Chinese Science & Technology Press, 1997: 64-65.

② WU L S, WU Q. Yellow Empero's Canon: Internal Medicine [M]. Beijing: Chinese Science & Technology Press, 1997: 45.

the foot, and its upper terminal connects the Jingming point on the face (the eye). The Taiyang channel coincides with the Shaoyin channel, and the Taiyang channel and the Shaoyin channel are being the superficies and the interior, so the Taiyang channel is called a component part of Yang in Yin.

In the upper part of the body, Yang is overabundant, so it is called Guangming. Below the Guangming is the location of Taiyin-spleen, as the lower part of the body associates with Yin, so it is called Taiyin. In front of the Taiyin is the location of the Yangming - stomach, as the front associates with Yang, so it is called Yangming. The lower terminal of Yangming channel starts from the Lidui point of the foot, as Yangming channel and Taiyin channel are being the superficies and interior so it is called a component part of Yang in Yin.

The Jueyin and Shaoyang channels are being the superficies and interior, Jueyin is the exhaustion of Yin, which causes the Yang to emerge, as the Yang is newly born, it is called Shaoyang. The lower end of Shaoyang channel starts from the Qiaoyin point of the foot, as Shaoyang channel and Jueyin channel are being the superficies and the interior, and also is in the stage of initial birth of Yang energy, so it is called a component part of Shaoyang in Yin.

So the activities and mutual functionings of the three Yangs are: The Taiyang controls the superficies, it spreads the Yang energy to guard the exterior, so it is open; Yangming controls the interior, itreceives the Yang energy to support the viscera, so it is close; the Shaoyang situates at the location of half superficies and half interior to transport between the exterior and the interior, so it is the pivot. The mutual functions of open, close and pivot of the three Yangs must not be lacking, its pulse condition should be a little bit slippery and not floating. When the energies of the three Yangs being harmonious and unified, the condition is called one Yang. In a word, the open, close and pivot are the activities of the three Yang channels, and the mutual actions of regulating and unifying are the mutual functions of the three Yang channels. ①

中文部分呈现了《素问》基于拟象思维构建的人体三阴三阳经脉系统。在

---

① WU L S, WU Q. Yellow Empero's Canon: Internal Medicine [M]. Beijing: Chinese Science & Technology Press, 1997: 46.

构建三阴三阳系统时,《素问》使用了广明、太冲、少阴、太阳、至阴、命门、太阴、阳明、厉兑、厥阴、少阳、窍阴等 12 个术语。这些术语中有的表示人体部位,有的表示人体穴位,有的则表示人体之气的运行经脉。此外还存在一个术语（如"太阴"）表示两个概念的现象。所有版本的《素问》都没有标识某个术语到底是表示穴位、经脉,还是表示身体部位。读者需要根据上下文甚至需要通过考证方能确定相关术语的具体所指。除了术语指代的事物不是很明确,原著对于何谓"阴中之阳",何谓"阴中之阳",何谓"阴中之少阳"的论述也过于简略。莫说英语世界读者,即便母语为汉语的读者,如果不具备足量的中医知识,仅凭上段论述提供的信息也不一定能理解这三句话的意思。除此之外,例 58 对三阴脉和三阳脉之间表里关系的阐释也不够明确。

吴译显示秉持中医医理传输型伦理倾向的吴氏父子在翻译《素问》三阴三阳系统时,采用了与其翻译中医生命体构成观和病因病理观同样的翻译策略,即采用中英文并置的编排体制,以考证、修订后的文本为翻译蓝本以及基于原著医理添加阐释性信息。

例 58 显示译者采用了中英文并置的内容编排体制。中文部分显示了译者对于人卫版《素问》相应处的论述没有异议,他们的中医医理传输型伦理倾向集中体现为基于原著医理阐释框架添加阐释性信息这一块。

表8　《素问》拟象系统术语吴氏父子译文

	广明	Guangming（Yang being abundant）
身体部位	太冲	Taichong/ Taichong channel
	太阴	Taiyin-spleen
	至阴	the Zhiyin point of the foot
穴位	命门	the Jingming point on the face（the eye）
	厉兑	the Lidui point of the foot
	窍阴	the Qiaoyin point of the foot
	少阴	the kidney channel of Foot-Shaoyin
	太阴	Taiyin channel
	厥阴	Jueyin channel
经脉	太阳	the Urinary Bladder Channel of Foot-Taiyang
	阳明	Yangming channel
	少阳	Shaoyang channel

表8显示译者通过添加阐释性信息的方法将12个术语分门别类，以术语汉语拼音加"point"的方式显示该术语表示穴位，以术语汉语拼音加"channel"的方式明示该术语表示经脉，不加"point"和"channe"者则表示身体部位。此外，在翻译穴位术语时，译者还通过添加"of the foot""on the face（the eye）"等阐释信息协助译文读者明确相关穴位的具体位置。

除了通过添加后置修饰语将12个术语归类，译者还添加阐释性信息以协助译文读者理解相关术语的含义，以及经脉之间的交互关系。在翻译"广明"时，译者添加了"Yang being abundant"，以告知译文读者"广明"的意思为阳气旺盛。人体的广明部位为何阳气旺盛？译者又在"圣人南面而立"英译文后添加"in the front is Yang"，借此向译文读者解释：从地理位置上看，南边接受的日照比北边多。日照属阳，故朝向南边的人体部位即广明部位阳气旺盛。在翻译"太冲"时，译者在"后曰太冲"的英译文前添加"while the rear is Yin"，从而向译文读者传输"太冲"的阴属性。在翻译"少阳"时，译者添加"Jueyin is the exhaustion of Yin, which causes the Yang to emerge, as the Yang is newly born"，以向译文读者传输"少阳"医理。

在向译文读者传输两个"阴中之阳"和一个"阴中之少阳"时，吴氏父子通过在第一个"阴中之阳"的译文前添加"The Taiyang channel coincides with the Shaoyin channel, and the Taiyang channel and the Shaoyin channel are being the superficies and the interior"，以向译文读者传输太阳脉"阴中之阳"的属性，通过在第二个"阴中之阳"英译文前添加"as Yangming channel and Taiyin channel are being the superficies and interior"，以向译文读者解释阳明脉第二个"阴中之阳"的属性，通过在"阴中之少阳"英译文前添加"Shaoyang channel and Jueyin channel are being the superficies and the interior, and also is in the stage of initial birth of Yang energy"，以向译文读者传输少阳脉"阴中之少阳"的属性。

同样的信息添加策略也应用在三阴三阳脉关系的翻译、传输上，译者通过添加"The Taiyang controls the superficies, it spreads the Yang energy to guard the exterior"，以向译文读者传输何谓"太阳为开"，通过添加"Yangming controls the interior, it recieves the Yang energy to support the viscera"，以向译文读者解释何谓"阳明为阖"，通过添加"the Shaoyang situates at the location of half superficies and half interior to transport between the exterior and the interior"，以向译文读者解释何谓"少阳为枢"，最后再添加"In a word, the open, close and pivot are the activities of the three Yang channels, and the mutual actions of regulating and unifying are the mutual functions of the three Yang channels."，以向译文读者传输三阳合为

一阳的医理。

（例 59）太虚寥廓，肇基化元，万物资始，五运终天，布气真灵，揔统坤元，九星悬朗，七曜周旋，曰阴曰阳，曰柔曰刚，幽显既位，寒暑弛张，生生化化，品物咸章。①

吴译：The primordial energy in the spacious sky is the foundation of generation, and the growth and development of all things depend on it. As the five elements motion are having their regular patterns, the four seasons of spring, summer, autumn and winter are formed. The refined energy of heaven and earth spreads extensively and controls all things in the universe, so, the nine stars illuminate above and the seven celestial bodies (sun, moon and the five planets) are revolving around, through which the distinction of Yin and Yang and the different properties of firmness and mildness can be distinguished. Due to the proper operation of Yin and Yang, the coming and going of the four seasons and the shifting of day and night, all things can grow and develope and become prosperous. ②

这是《素问》陈述其宇宙观的一段文字，这部医学典籍之所以涉及宇宙观，乃是因为《素问》医著者认为"天文气象、地理生态的演化运行规律都会影响人类万物……人类的生理病理及万物的生态时时刻刻在受其影响和制约"③。例 59 原文告诉世人宇宙始于本原之气——太虚。在五运、九星、七曜的催动下，本原之气分阴阳，之后生化出形态各异、属性不一的万物。"太虚""五运""气""九星""七曜""阴阳"在现实中并无具体的物象原型，它们交织在一起构建了一幅宇宙演化的大象象念。

例 59 中文部分显示译者认同人卫版《素问》的论述，以人卫版的内容作为翻译蓝本。吴译显示除了在"太虚寥廓"处添加"The primordial energy"以向译文读者传输元气为宇宙万物的本原这个医理，在"七曜"处添加"（sun, moon and the five planets）"向译文读者明示"七曜"的具体所指，译者没有再添加其他阐释性信息。这与译者之前的信息添加策略貌似有所不同。之前的添

---

① WU L S, WU Q. Yellow Empero's Canon: Internal Medicine [M]. Beijing: Chinese Science & Technology Press, 1997: 310.

② WU L S, WU Q. Yellow Empero's Canon: Internal Medicine [M]. Beijing: Chinese Science & Technology Press, 1997: 310.

③ 牛兵占，肖正权. 黄帝内经素问译注 [M]. 北京: 中医古籍出版社，2003: 480.

加较为详细，此处的添加却比较简略。这恰恰是译者中医医理传输型伦理倾向的一种体现。大象思维具有高度的含摄力和启发性，"虽然与具体形象有关联，却没有形体形质的物象原型，排斥一切符号、语言等概念思维的混沌、朦胧形象"①。在此添加过多的阐释性信息，有可能会破坏原文高度的含摄力和启发性，进而破坏原文的大象思维，不添加过多的信息反而有利于译文读者感受《素问》的大象思维。

②五行思维英译策略

《素问》的象思维与五行思维彼此结合，象中有五行，五行中有象，一起构建了《素问》的诊治方略观。我们且看中医医理传输型伦理倾向在吴氏父子五行思维翻译策略上的体现。

（例60）五行者，金木水火土也，更贵更贱，以知死生，以决成败，而定五藏之气，间甚之时，死生之期也。②

吴译：The five elements you have said are metal, wood, water, fire and earth, from which one can infer whether the disease is serious or not, whether the treating will be successful or not by the variations of decline and prosperity, producing and restricting of them, so as one can distinguish the prosperity or decline of the five viscera, the serious extent of the disease, and the date of death or survival of the patient. ③

例60中文部分与人卫版《素问》一致，说明译者认可人卫版的相关论述。在英译文中，译者通过在"更贵更贱，以知死生，以决成败"处添加"the disease""the treating"等信息，从而向译文读者明示此处的五行是医学诊治中的五行概念，而非天体运行或相术、玄学中的五行概念。通过在"更贵更贱"处添加"producing and restricting"，译者向译文读者进一步明晰了"贵""贱"的中医学医理，即"贵就是旺，贱就是衰"④，旺表示五脏运化、生发机能良好，

---

① 蒋谦. 哲学论意象思维在中国古代科技发展中的地位与作用［J］. 江汉论坛，2006（5）：27.

② WU L S, WU Q. Yellow Empero's Canon：Internal Medicine［M］. Beijing：Chinese Science & Technology Press, 1997：121.

③ WU L S, WU Q. Yellow Empero's Canon：Internal Medicine［M］. Beijing：Chinese Science & Technology Press, 1997：121.

④ 张其成. 张其成全解黄帝内经·素问［M］. 北京：华夏出版社，2021：300.

衰表示五脏运化、生发能力受限。

（例61）东方生风，风生木，木生酸，酸生肝，肝生筋，筋生心，肝主目。其在天为玄，在人为道，在地为化。①

吴译：The east corresponds to spring when the Yang energy begins to generate, as the Yang energy ascends and disperses to become wind, so the east produces the wind. The wind causes the wood to become flourishing, so, the wind produces the wood. Wood is one of the five elements, it produces sour in accordance with the earth energy, and produces the liver in accordance with the wood energy, so, the sour produces the liver. Liver maintains the tendons, so, liver produces the tendons. As tendon is produced from the liver, liver associates with the wood, and wood can produce fire, so the tendon produces the heart (heart corresponds to the fire) . The liver energy communicates with the eyes, so, the liver determines the condition of the eyes.

The heaven has its subtle effect of development, and man has his ways of adapting to the variations of Yin and Yang, and the earth has its function of activating the growth of all things on earth. ②

中文部分显示吴氏父子对人卫版《素问》的相关论述没有异议，故基于该版内容翻译。《素问》中的五行不是五种材质，而是由五方、五气、五行、五味、五体、五脏、五窍、五色、五音、五声、五动以及五志组成的涵盖天、地、人三维的一个庞大的循环系统。在这个系统中每个模块都不可或缺，少了任何一个模块，五行运行就不完善。原文呈现的五行系统涵盖了五方中的东方，五气中的风，五行中的木，五味中的酸，五体中的筋骨，五脏中的肝与心以及五窍中的目。

吴译显示译者将原文中的五行模块完整地传输给了译文读者。由于原文只陈述了五行模块之间的相生关系，没有解释各模块之间为何存在相应的关联，为了更好地向译文读者传输五行相生的医理，译者在每个相生关系的陈述中都添加了适量的信息以解释两个模块之间缘何存在特定的相生关系。在传输"东

① WU L S, WU Q. Yellow Empero's Canon: Internal Medicine ［M］. Beijing: Chinese Science & Technology Press, 1997: 35.

② WU L S, WU Q. Yellow Empero's Canon: Internal Medicine ［M］. Beijing: Chinese Science & Technology Press, 1997: 35.

方生风"时，译者添加了"The east corresponds to spring when the Yang energy begins to generate as the Yang energy ascends and disperses to become wind"这一信息。添加这个信息的目的是向译文读者明示在五行系统的次系统"五方—五时"系统中，东方对应春季，春季阳气生发，阳气有外向、向上的属性，故而形成风，所以说"东方生风"。除此之外，译者通过添加"The wind causes the wood to become flourishing"以解释"风生木"，通过添加"Wood is one of the five elements"及"in accordance with the earth energy"以解释"木生酸"，通过添加"Liver maintain the tendons"以补充说明"肝生筋"，通过添加"As tendon is produced from the liver, liver associates with the wood, and wood can produce fire"及"（heart corresponds to the fire）"以解释为何"筋生心"，通过添加"The liver energy communicates with the eyes"以解释为何"肝主目"。

可以看出吴氏父子对于原文当中在他们看来医理阐释得不够翔实的地方，都会通过增译添加铺垫性信息，为译文读者准确理解中医医理提供必要的协助，其秉承中医医理传输型伦理倾向的努力一目了然。在基于这种医理传输型伦理倾向添加足量的补充信息之后，译者即便统一使用"produce"翻译原文中的"生"，也能令译文读者领会到原文五行医理中"生"的多重含义。

（4）中医文体英译策略

就 20 世纪 90 年代中医药在西方世界所处的社会伦理环境而言，翻译若能令译文读者认可《素问》传载的中医医理已是十分困难，再让他们接受这部典籍创建的中医文体无疑是不太切合实际的行为。故秉持中医医理传输型伦理倾向的吴氏父子放弃了在译文中呈现原著的中医文体，且看他们对原著韵文语篇的翻译。

（例 62）OAOA：吸则内针，无令气忤；静以久留，无令邪布；吸则转针，以得气为故；候呼引针，呼尽乃去。①

吴译：In treating, insert the needle when the patient inhales, do not let the energy become adverse when inserting. After insertion, one should wait patiently for the arrival of the energy, and the needle should be retained longer to avoid the dispersion of the evil-energy. Twist the needle at the time of the patient's inhalation, so that one may get the desired feeling of acupuncture. Withdraw the needle

---

① 　WU L S, WU Q. Yellow Empero's Canon: Internal Medicine [M]. Beijing: Chinese Science & Technology Press, 1997: 144.

slowly at the time of the patient's exhalation, and pull it out at the end of the exhalation. ①

　　原文译文的比读显示为提高中医医理传输效果，译者在第一个 OAOA 处添加了"In treating""After insertion""for the arrival of the energy"等信息，以协助译文读者获取刺针、留针的医理。此外译者还将"以得气为故"前置至"静以久留"处，在原来的位置上添加"so that one may get the desired feeling of acupuncture"，从而使译文的医理陈述更具逻辑性。

　　从句数上看，原文逗号、句号加在一起一共是八个小句，采用"逗号+分号"的间隔模式将原文分成八个信息模块。译文是借由四个句号和六个逗号重整原文信息，句数和信息模块数量都没有与原文对应。从押韵来看，原文第二个分号将整段文字分割成两个 OAOA 组合。两个组合都是偶数行押韵，韵脚相同，都是 [u]。译文则没作任何押韵。

　　（例63）AAOA：形乎形，目冥冥，问其所病，索之于经，②

　　吴译：The so-called physique is the outer appearance of the patient. The physician can only see faintly the exterior of the patient which has been exposed, but can not see the reason which is concealed, so, he must ask the patient about the cause of the disease, and then combine it with the outer appearance of the disease and the channel condition obtained from the palpation so as to acquire the comprehensive understanding and make a diagnosis. ③

　　原文译文的比读显示译文提炼了原文陈述的医理，且在原著医理框架允许范围内添加了信息，如"so as to aquire the comprehensive understanding and make a diagnosis"。原文由四个小句组成，共计四个信息模块，二、四行押韵，韵脚为 [ing]。译文逗号、句号合在一起共计六个信息模块。第六个信息模块中添加了"and then combine it with the outer appearance of the disease"和"so as to

---

①　WU L S, WU Q. Yellow Empero's Canon: Internal Medicine [M]. Beijing: Chinese Science & Technology Press, 1997: 145.

②　WU L S, WU Q. Yellow Empero's Canon: Internal Medicine [M]. Beijing: Chinese Science & Technology Press, 1997: 142.

③　WU L S, WU Q. Yellow Empero's Canon: Internal Medicine [M]. Beijing: Chinese Science & Technology Press, 1997: 142.

aquire the comprehensive understanding and make a diagnosis" 两处信息。译文无论是句数、信息模块数还是押韵方法都没有与原文对应。可见译文无意呈现原文的韵文语篇。

（例 64）AOAO：太阳脉至〔据《难经·七难》"太阳"等八字应在"阳明脉至，浮大而短"之后〕，洪大以长；少阳脉至，乍数乍疏；阳明脉至，浮大而短。①

吴译：The Shaoyang channel dominates in the first and second months of the lunar month, the coming of pulse then is suddenly close and suddenly loose; the Yangming channel dominates in the third and fourth months of the lunar month, the coming of the pulse then is floating, large and short; the Taiyang channel dominates in the fifth and sixth months of the lunar month, the coming of the pulse then is full and long. ②

中文部分显示以传输中医医理为目标的吴氏父子没有认可人卫版《素问》中的内容。他们依据《难经·七难》中的信息将该段陈述校订为"少阳脉至，乍数乍疏；阳明脉至，浮大而短；太阳脉至，洪大以长。"

原文共计六个小句，若以分号记则为三个长句。译文以分号记也是三个句子，但信息模块显然比原文多，每个分句的前半部分都添加了阐明典型脉象出现时间的信息。原文奇数行押〔i〕韵，译文则不押韵。可见译者在此处重原文医理的传输，略原文文体的呈现，秉持中医医理传输型伦理倾向。

（例 65）ABAB：死阴之属，不过三日而死；生阳之属，不过四日而已。③

吴译：When the five-solid organs pass on from one to another to subjugate, it is called the 'dead Yin'; when the five solid organs pass on from one to another to generate, it is called the 'living Yang'. The patient with dead Yin will die in

① WU L S, WU Q. Yellow Empero's Canon: Internal Medicine〔M〕. Beijing: Chinese Science & Technology Press, 1997: 100.

② WU L S, WU Q. Yellow Empero's Canon: Internal Medicine〔M〕. Beijing: Chinese Science & Technology Press, 1997: 100.

③ WU L S, WU Q. Yellow Empero's Canon: Internal Medicine〔M〕. Beijing: Chinese Science & Technology Press, 1997: 52.

three days, and that with living Yang will be recovered and survive in four days. ①

原文由四个小句组成，共计四个信息模块，奇数行和偶数行各押一个韵脚。译文逗号、句号合在一起共计六个信息模块。前四个信息模块是译者为了更好地向译文读者传输中医医理，对原文中的"死阴"和"生阳"所做的阐释型增译。除了句数、押韵方法没有和原文对应，原文的韵文语篇在译文中也没有得到呈现。

（例66）AAAA：所谓逆四时者，春得肺脉，夏得肾脉，秋得心脉，冬得脾脉。②

吴译：The so called the adversed pulse condition to the four seasons are：when the lung pulse is seen in spring, when the kidney pulse is seen in summer, when the heart pulse is seen in autumn, and when the spleen pulse is seen in winter. ③

原文由五个小句子组成，二、三、四、五句押同一个韵脚［ai］。译文句数（以标点符号数计）与原文一致。二、四两句碰巧押鼻韵［ŋ］／［n］，三、五两句押［ə］，但这应该不是译者有意为之，只是一种巧合。倘若译者强调原文文体的再现，他势必会尽量在译文中采用与原文一致的押韵方式。

五、本章小结

本章从伦理学视域比读《素问》华裔译者倪懋兴和吴氏父子的伦理倾向。研究先从成长社会伦理环境、人生际遇、《素问》英译活动社会伦理环境三个维度探究倪懋兴和吴氏父子的伦理倾向。倪懋兴出生并成长于一种歧视、压制中医的社会伦理环境当中。出身于中医世家的倪懋兴自幼接触中医，后来放弃中医，改学西医，西医学习结束后又戴着西医学的滤镜重返中医。因此他多数时候在西医学图式框架内运用中医，有时也会突破西医学图式框架。倪懋兴的《素问》英译活动也处于一个总体上歧视、防范、限制中医的社会伦理环境当

---

① WU L S, WU Q. Yellow Empero's Canon：Internal Medicine［M］. Beijing：Chinese Science & Technology Press, 1997：52.

② WU L S, WU Q. Yellow Empero's Canon：Internal Medicine［M］. Beijing：Chinese Science & Technology Press, 1997：110.

③ WU L S, WU Q. Yellow Empero's Canon：Internal Medicine［M］. Beijing：Chinese Science & Technology Press, 1997：110.

中。三个透射西医压制中医的属性的模块使得倪懋兴回避《素问》传载的中医科技的民族属性、文化属性，主要基于目标读者的职业需求建构出了一种医师实用型伦理倾向。在吴译本主译吴奇的成长阶段，其所处区域的中医药发展虽然经历了不少波折，但总体上处于良好的社会伦理环境当中。吴奇自幼与中医结缘，成年后的人生际遇也颇受中医的福泽。吴氏父子的《素问》英译活动处于一个总体上对中医药文化奉行敌视、打压、压制的社会伦理环境当中，处于美国政府实施反华政策的时期。吴氏父子的成长社会伦理环境、人生际遇两个模块同《素问》英译活动社会伦理环境模块之间存在无法调和的矛盾，加之吴氏父子刚到美国，立足未稳，最终使吴氏父子基于前两个模块建构了一种中医伦理传输型伦理倾向。

秉持医师实用型伦理倾向的倪懋兴意在翻译出一个实用型或操作型文本，以方便译文读者职业操作为目的。因此倪译基于实用的目的更改原文，弱化原著医学文化的民族属性，有时候甚至置原文于不顾。倪译没有明示原文文本，经常更改原著的章节主题，在译文中频频植入原著中没有的内容以凸显其所欲凸显的主题。除此之外倪译还频频删减原著内容。在翻译策略层面，倪译立足译文读者中医医理认知水平而非所翻译的中医医理本身架构机理翻译原著。对于《素问》一切立论的基础——气，倪译的翻译标准摇摆不定，时而采用西医学术语"energy"，时而采用音译名"qi"。此外，倪译频繁使用摘译、编译等手段弱化原著中医医理，改"道"为"器"，改抽象属性事物为形象属性事物。倪译还在译文中添加了大量的阐释，且大部分阐释都逾越了原著设定的阐释界限。对于添加的阐释性内容，倪译不做出任何标记，以至于无法分辨出译文中哪些内容是源于原著的译文，哪些是译者自己的阐释。不仅如此，倪译还重整原著的论述路径，按照职业需要或删减原著内容，或增添内容，导致译文不少地方与原文对应不上。

秉持中医医理传输型伦理倾向的吴氏父子以人卫版《素问》为基础实施翻译，但对该版《素问》进行考证，以校订后的文本为原文文本。他们全面翻译《素问》生命体构成观、病理病因观、诊治方略观，不对这三个层面的内容作任何删减，但舍弃了原著创建的文体。在翻译策略层面，吴译标题及正文都采用了中英文并置的编排范式，以方便译文读者进行中英文比读。吴译全译了原著传载的中医本质元素内容，详尽阐释原著中对译文读者而言医理阐述不够翔实的部分。吴译所添加的信息都以原文核心句为轴，不脱离原文设定的医理阐释界限。此外吴译还将所有考证内容都置于"〔〕"中，提示目标读者译文基于"〔〕"中的内容翻译。

第六章

《黄帝内经·素问》英译国内译者伦理倾向

国内学者对《素问》的英译虽然晚于西方译者和华裔译者，却是《素问》英译的主力军，占据了译者总数的一半以上。本章拟考察李照国、杨明山两位国内译者《素问》英译伦理倾向。两位译者都是全译《素问》，相比较没有全译《素问》的国内译者，他们的翻译更能向英语世界读者呈现《素问》传载的中医科技的精髓。

伦理从属于其所立足的社会经济基础以及建立在经济基础之上的上层建筑。威斯、文树德孕育于资本主义市场经济体制当中，倪懋兴和吴氏父子成长于城市小资产阶级经济体制当中，李照国、杨明山则孕育于社会主义市场经济体制当中。经济基础的不同决定了李照国、杨明山两位国内译者必然处于一个与两位西方译者及两位华裔译者不一样的成长社会伦理环境当中。伦理有着鲜明的民族性，不同民族的伦理存在差异。李照国、杨明山是中华民族译者，威斯、文树德是西方世界译者，倪懋兴、吴氏父子是西方华裔译者。这就决定了李照国、杨明山《素问》英译活动置身于一个与其他两类译者英译活动不一样的民族伦理环境当中。李照国、杨明山虽然来自同一个民族，孕育于同样的社会经济体制当中，但二者的人生际遇不尽相同，二者的《素问》英译活动也开展于不同的年代。上述几个维度的区别如何影响着李、杨两位译者《素问》英译伦理倾向的形成？他们的伦理倾向如何指引着他们对《素问》的英译？本章将予以剖析。

一、李译本、杨译本概述

（一）李译本概述

2005 年初版李译本是首部由国内译者翻译的《素问》英译全本。译本由五个模块组成。第一个模块是《大中华文库》总编辑杨牧之撰写的序言及其英译文。序言由四部分组成。第一部分陈述了近代西方学者对中国文化典籍的误译以及西方世界对中国文化的误解。第二部分陈述了灿烂辉煌的中国古代文化，中外文化交流历史，中国科技、文化对世界其他国家的影响，以及明代以前其他国家对中国科技及文化的膜拜。第三部分陈述了 15 世纪之后西方现代科技的兴起、中国科技发展的相对落后以及西学东渐运动。序言最后指出科学在中华大地又迎来了发展的春天，国内学界应当担负起中学西传的使命。译本第二个模块是李照国、刘希茹撰写的译本前言及其英译文。这部分主要论述《黄帝内经》在中国医学发展史上的地位，《黄帝内经》的成书年代，《黄帝内经》书名的由来，《素问》主体内容，《素问》英译基本原则、英译方法以及标注方法。第三个模块是《素问》原文。第四个模块是刘希茹翻译的《黄帝内经》今译文。最后一个模块是李照国的《素问》英译文。

（二）杨译本概述

杨译本由复旦大学出版社 2015 年首次出版，由杨明山主译，晋永等人辅译。译本由前言、目录、正文三部分构成。前言详细阐述了西方医学和中医学之间的六个共同之处：（1）都是以地球人，而非外星人或动物为研究客体；（2）都是对生命现象、抗病经验的解释与总结；（3）都是基于动物自我医疗之本能升级拓展的医学；（4）在古代医学时期两者立论基本相同；（5）在《黄帝内经》的论述中能够看到现代西医学、生物学中心法则的雏形；（6）中西医都是对生命及护爱生命之理的阐释。杨译本的目录和正文都采用文言文和英文并置的版面布局，呈现出中西合璧的特色。杨译本是最近几年诞生的译本，学界对其关注不多。"中国知网"的统计数据显示目前仅有两篇论文论及了这个译本，分别是《传播学视角下中医药文化外宣翻译的"降噪"研究：以〈黄帝内经·素问〉的 9 个英译本对比分析为例》和《从目的论看〈黄帝内经〉两个英译本的文化负载词处理》。因此本研究一定程度上可丰富国内外《素问》杨译本研究。

二、李照国、杨明山伦理倾向构成元素

指引译者英译《素问》的伦理倾向由译者的成长社会伦理环境、人生际遇以及《素问》英译活动社会伦理环境三个部分融合而成。李、杨二位在这三个层面有何异同？

（一）李照国伦理倾向构成元素

1. 成长社会伦理环境

李照国 1961 年出生于中国陕西的一个农村，1984 年毕业于西安外国语大

学，获得英语语言文学学士学位。毕业后，李照国就职于陕西中医学院，从事英语教学和翻译工作，同时利用陕西中医学院良好的中医文化氛围学习中医。

陕西是中国共产党领导全国人民革命的核心区域。"中国共产党走的是农村包围城市的革命道路，中国共产党的管理区域主要在农村，而农村的医疗以中医为主。又因各个时期根据地的封闭性，国统区各种否定中医的思潮和主张，对根据地的影响相对有限"①，因此中医药在陕甘宁区域一直处于重视中医药、支持中医药发展的社会伦理环境当中。新中国成立之后，政府继续推行重视中医的方针政策。宫正在《新中国中医方针政策的历史考察》② 中梳理了新中国成立至 20 世纪 80 年代政府对中医药采取的主要方针政策。新中国成立初期为"中医科学化"政策，提倡用现代科学方法来研究中医、改造中医，提高中医医疗水平。1954 年 10 月 20 日，《人民日报》社论指出"用科学的方法整理中医学的学理和总结它的临床经验，吸取它的精华，去掉它的糟粕，使它逐渐和现代医学科学合流，成为现代医学科学的重要组成部分"③。政府一方面组织中医从业人员进修，另一方面设立专门的中医执业考试制度，遴选出合格的中医队伍。社会主义改造期间为"西医学习中医"政策。时任卫生部副部长傅连暲明确指出："现在的关键问题是西医学习中医。如果单纯强调中医学习西医，其结果是使中医完全变为西医，也就是丢掉中医，只要西医。唯有不仅中医学习西医，而且特别强调西医学习中医，才能真正做到中医西医的相互贯通，最后发展为一个医。"④

这种重视中医药、支持中医药发展的社会伦理环境在李照国成长期间（1961—1984 年）得到了延续和发展。1961—1984 年间，中国农村的医疗事业主要由"赤脚医生"担当，中医药是主要的医疗方法。研究⑤显示在 20 世纪 60 年代，中国绝大多数的西医医疗资源依旧聚集在城市。广大农村区域很少能够享受到西医服务。1965 年 6 月 26 日毛泽东做出了《把卫生医疗工作的重点放到农村去》的重要指示（又称"六二六指示"）。"六二六指示"号召广大医务工作人员下乡，同时号召发挥乡土医生的积极作用，为农村赤脚医生医疗模式的

---

① 胡永干.中国共产党领导发展中医药事业研究［D］.武汉：武汉大学，2017：104.
② 宫正.新中国中医方针政策的历史考察［D］.北京：中共中央党校，2011.
③ 用科学的方法整理中医学［N］.人民日报，1954-10-20（1）.
④ 傅连暲.关键问题在于西医学习中医［J］.中医杂志，1955（11）：1-2.
⑤ 许三春.清以来的乡村医疗制度：从草泽铃医到赤脚医生［D］.天津：南开大学，2012；崇为伟.赤脚医生与中医药研究（1965—1985）［D］.南京：南京中医药大学，2019；肖雄.新中国"十七年"针灸推广运动研究［D］.广州：广州中医药大学，2021.

建立奠定了思想基础。"中医人数众多，绝大多数分布在广大农村，与农民群众有着密切的联系，又有防治疾病的经验和简便有效的医疗方法……深受农民群众的欢迎。"① 这些生活在农村的中医就成了"赤脚医生"的主力军。

国家为赤脚医生医疗模式提供了大力支持。1965 年卫生部党组发表《关于组织巡回医疗队下农村的报告》，开始陆续调派北京等大城市的高级医务人员到农村区域服务，以提升赤脚医生的医疗水平。各级人民政府也组织专业人员编写《赤脚医生教材》，开办赤脚医生培训班。此外党和国家领导人还接见了优秀的赤脚医生。"'中国赤脚医生第一人'王桂珍，'合作医疗之父'覃祥官都曾受到毛主席的亲自接见和表扬。"② "在很多人心目中，成功的赤脚医生被认为必须具有革命无私品质和医学专业知识，并且带上心存乡土情感、视学医为自我教化或是救死扶伤、以自我牺牲为价值观念的烙印。"③ 他们享有较高的社会地位和较为优厚的经济报酬，备受农村区域民众仰慕。

可以看出在李照国出生至成年这一阶段，他身处强烈支持中医药，中医药人员享有较高社会地位的社会伦理环境当中。这种社会伦理环境为他日后对中医药生发出积极的伦理理念起到了不可忽视的作用。

2. 人生际遇

李照国从西安外国语学院（现西安外国语大学）毕业后，进入陕西中医学院从事中医英语教学、翻译和研究工作。陕西中医学院的英语教学由英语专业基础教学和医学英语教学两部分组成。陕西中医学院（现陕西中医药大学）教师王瑛在介绍该校中医学英语教学时指出该校"中医学英语教学对教师的知识水平和结构是有特殊要求的，教师既要有较高的英语专业水平，又要有较高的医学英语水平、翻译学知识、语言学知识和一定的中西医基础知识"④。这就要求李照国必须学习中医，必须研习中医学权威典籍——《黄帝内经》及《素问》。1989 年，李照国考取西安医科大学英语系语言学与应用语言学专业硕士研究生，师从著名医学英语翻译家邵循道先生。邵先生 1979 年受卫生部的委托为全国医学院校培养英语师资。受卫生部委托，邵先生 1988 年在西安医科大学成

① 肖雄. 新中国"十七年"针灸推广运动研究 [D]. 广州：广州中医药大学，2021：105.
② 崇为伟. 赤脚医生与中医药研究（1965—1985）[D]. 南京：南京中医药大学，2019：11.
③ 崇为伟. 赤脚医生与中医药研究（1965—1985）[D]. 南京：南京中医药大学，2019：11.
④ 王瑛. 陕西中医学院英语系发展新思路探索 [J]. 新西部（下旬. 理论版），2011（1）：59，77.

立了卫生部第一个英语培训中心，专门培养医学英语人才。攻读硕士学位期间，李照国在中医学、医学英语教学、中医学翻译等领域取得了长足进步，并开始尝试英译《素问》。1992年硕士毕业后李照国返回陕西中医学院，继续从事医学英语教学和翻译工作，进一步提升中医学及中医英语翻译造诣。1996年李照国考取上海中医药大学针灸专业博士研究生，积极拓宽中医学研究领域。1999年，李照国博士毕业，更加积极地推进中医药文化翻译事业。他先后担任世界中医药联合会中医名词术语国际标准化审定委员会委员，世界中医药学会联合会翻译专业委员会会长，中国中西医结合学会中医外语专业委员会副主任委员等职务。

李照国因进入陕西中医学院工作与中医以及《素问》结缘。在硕士及博士学习阶段，他与中医以及中医翻译的缘分愈加深厚。1984年以来，中国政府一直实施中西医并重的方针。在这样的社会伦理环境下，李照国选择了中医，以向西方世界传播中医文化为己任。20世纪90年代以来，李照国先后发表了《论中医翻译的原则》《必须重视中医对外翻译的理论研究》《重视中医药翻译理论研究 加快中医翻译学建设步伐》等论文，出版了《中医翻译导论》等著作，编撰了《汉英中医药大词典》等词典，系统阐释了自己对中医的伦理认识以及对中医翻译的理解。李照国强调①，中医是一个具有中国独特医学文化的医学理论体系。中医翻译一方面需要考虑西医各维度规约，以求同存异，另一方面也必须保持中医特色。李照国提出我们应"根据现实情况的需要，按照现代语言学和翻译学的基本原理，建立一套具有中医翻译特色并指导和适应其自身发展的原则、标准、方法和程序"②，以指导中医翻译。可以发现在李照国的人生际遇中，他一直对中医心怀支持、仰慕，且以向西方世界传播中医科技及文化为使命。

3. 《素问》英译活动社会伦理环境

李照国指出③他在攻读硕士期间，也就是1989—1992年间开始英译《素问》。其《素问》英译入选《大中华文库》项目后，他以项目总原则为指引重新规划了《素问》的英译，并于2005年出版《素问》英译本。20世纪90年代以来中医药在中国处于何种社会伦理环境当中？

---

① 李照国，刘希和. 论中医翻译的原则 [J]. 中国翻译，1991 (3)：41.

② 李照国. 重视中医药翻译理论研究 加快中医翻译学建设步伐 [J]. 中医药管理杂志，1997 (4)：65.

③ 李照国. 定静安虑 而后有得：《黄帝内经》英语翻译随想 [J]. 上海翻译，2006 (1)：64.

1989—2005 年间，国家进一步加大了对中医药的支持力度，主要体现在以下五方面：（1）在全国范围内普遍建立了中医医疗机构。在城市中建立中医院自不必说，在广大乡村区域也建立了以县中医医院为龙头、乡村卫生院为枢纽、村卫生室为基础的农村三级中医药服务网络。（2）在全国范围内建立了包括院校教育、师承教育、函授教育在内的较为完整和合理的中医药教育体系。（3）逐步建立并完善了中医职级评审和鉴定机制，强调相关评审和鉴定活动必须体现中医特色，而不是以西医相关标准来衡量。相关评审、评估和鉴定都应由专门的中医药组织和中医药专家来执行。（4）颁布实施了专门规划中医药以及中医药工作的法规。政府于 1987 年颁布实施《野生药材资源保护管理条例》，于 1992 年颁布实施《中药品种保护条例》，从法律层面治理中医药材领域良莠不齐的问题。2003 年，国家颁布实施《中华人民共和国中医药条例》（已废止）。该条例强调利用现代科学技术促进中医药事业发展和中医药现代化，同时指出中医发展事业必须在结合现代科学技术手段的同时重视传统理论和方法，遵循中医自身发展规律，发挥中医药在防治疾病、保健、康复中的作用。（5）向世界其他国家和地区传播中医药文化。1994 年 7 月 22 日，国家新闻出版署开启《大中华文库》项目。这是我国历史上首次系统全面地向世界推出外文版中国文化典籍的重大文化工程。"其目的是把中华民族古代优秀典籍译成外文，首先是英文，弘扬于全世界，供全球人民共沾雨露。"[①] 中医药文化是中国文化的重要组成部分，是两种 "最能代表中国国家形象的文化符号"[②] 之一。中医典籍对外翻译与传播是《大中华文库》项目的重要组成部分。在《大中华文库》项目开展之前，已有一部分中医药典籍被西方人士或者西方世界的华裔人士翻译成外文在西方世界传播，但是所译内容零零散散，不成系统，错误甚多。有鉴于此，中医药典籍必须由我们自己组织力量翻译出版。由此可见在李照国英译《素问》期间，中医药处于更加良好的社会伦理环境当中。

（二）杨明山伦理倾向构成元素

1. 成长社会伦理环境

与农村出生的李照国不同，杨明山 1949 年出生于上海的一个市民家庭，幼年时即享受过西医医疗服务，大学期间学习的也是西医临床专业。20 世纪 70 年代末，杨明山大学毕业后从事西医临床工作，此外还兼任两个与西医相关的职务，一个是上海市卫生局与上海中华医学会国外医学名著讲座主讲人，另一个

① 季羡林. 从《大中华文库》谈起 [J]. 群言，1995（8）：34.

② 张其成. 张其成全解黄帝内经·素问 [M]. 北京：华夏出版社，2021：1.

是第二军医大学海医系医学英语兼职教师。

上海是清政府被迫对西方列强开放的首批五个城市之一。截至杨明山出生时，西医已经在上海活跃了一百多年。刚刚进入上海时，西医尚不被民众接受，但其通过义诊、送药等办法，逐渐消除了民众的质疑，开始与中医展开激烈的市场竞争。由于在外科、手术、公共卫生等领域较其时的中医具有明显的优势，西医获得了社会名流且最终获得了政府部门的大力支持。南京国民政府时期，上海市政府先后建立了"国立上海医学院""国立同济大学医学院"以及国防医学院等公立医院。民间人士也先后创建了同德医学院、东南医学院、中法大学药学专修科、上海牙医专科学校等西医医院。数据①显示，从1896年上海第一家医学教学机构——圣约翰书院医学部成立时起至1952年全国大学院系大调整的56年间，上海各类西医医学院校培养的医学人才占据了全国西医院校培养的人才总数的40%，足见西医在上海所处的优越的社会伦理环境和中医在上海所处的恶劣的社会伦理环境。

造成中医药在上海处于恶劣的社会伦理环境的最大幕后黑手是国民政府的中医废止案。1929年，上海西医界领军人物余云岫成了国民政府卫生部门要员。2月23—26日，国民政府召开第一届中央卫生委员会会议，在余云岫等西医人员的操纵下，受邀参会的专家代表全部都是西医背景出身。会议一举通过了四个废止中医的法案，将上海中医药的生存空间压缩到了极致。季伟苹在《上海中医药发展史略》中细致描述了1929—1949年间上海中医所处的严峻社会伦理环境。从卫生机构来看，截至1949年5月上海解放时，全市358所大小医院竟无一家是中医医院。从教育机构来看，1946年前上海西医卫生院校共计15所，中医院校仅3所。"1946年，南京国民政府教育部以'设备简陋、办理欠善、未经呈准、擅行设立'等为借口，强令取缔上海中医'老三校'……1948年，上海最有影响力的三所中医院校被迫陆续停办"②，使得有志于医学研究的在校生只能选择学习西医。从医学社会团体来看，到了20世纪40年代，上海一共成立了40多个医学团体，中医团体仅有8个，西医团体多达30余个。虽然上海中医开业人数（3380人）多于西医（1396人），但"西医师的收入与社会地位是优于中医的"③，"西医更多为上层社会所光顾"④，这无形中更加剧了社会对西医的向往和对中医的排斥。

---

① 慕景强. 民国西医高等教育研究（1912—1949）[D]. 上海：华东师范大学，2005：59.
② 季伟苹. 上海中医药发展史略 [M]. 上海：上海科学技术出版社，2017：186.
③ 季伟苹. 上海中医药发展史略 [M]. 上海：上海科学技术出版社，2017：182.
④ 郝先中. 近代中医存废之争研究 [D]. 上海：华东师范大学，2005：183.

新中国成立之后，政府实施"西医学习中医""中医科学化"以及"中西医结合"等方针政策，改善了中医在上海所处的社会伦理环境。上海中医学院、上海市针灸研究所、上海经络研究所等一批中医教学、科研机构得以建立。"文化大革命"期间，"上海市中医文献研究馆、上海市针灸研究所等被撤销合并，中医队伍大量减员"① "许多名老中医被打击和迫害，被称为'反动学术权威'"②，使得刚刚恢复了一点生气的上海中医药又一次陷入了发展低谷。

由此可见，在杨明山出生至成年这段时间，身处上海的他都基本处在一个对西医友好，对中医不太友善的社会伦理环境当中。这种重西医、抑中医的成长社会伦理环境令西医在杨明山的认知中留下了深深的烙印，使得他在大学期间选择西医专业，毕业后进入西医领域。

2. 人生际遇

与李照国自接触医学翻译时起即沉浸于中医领域的人生际遇不同的是杨明山一开始长时间地浸润在西医学领域，之后才进入中医学领域。

在接触中医学之前，杨明山一直以医学英语为主要研究方向。这是他自幼即身处良好的英语学习环境以及他的西医学学习经历带来的结果。上海是我国最早对西方开放的城市之一（尽管被迫的），其得天独厚的地理条件和逐渐凸显的政治、经济优势使得它迅速成为国内中西方经济、文化交流的中心。英语是这种交流的媒介，这使得英语很早就被纳入上海中小学课程体系当中，使得在上海成长、求学的青少年、大学生有机会获得比全国其他区域更好的英语学习机会。杨明山从出生至大学毕业都是在上海生活，身处良好英语学习环境的他英语水平较高。

良好的英语水平以及深厚的西医学造诣使得杨明山很自然地将学术研究聚焦于医学英语领域，并在医学英语术语研究领域取得了杰出的成绩。在其编著的《医学英语术语教程》中，杨明山对一万多个医学英语术语进行了词源分析，梳理、总结出了医学英语的主要特征③：（1）英语是近10个民族的语言组成，故英语医学术语来源于近10种语言的语汇。希腊语语汇是英语医学术语最主要的来源，约占术语总数的48.2%，拉丁语语汇是第二大来源，约占38.3%；盎格鲁—撒克逊语语汇为第三大来源，约占12.2%。（2）每个经典的英语医学术语（不包括现代英语医学术语）都具有"一义三式"的特征。"一义"指的是

① 季伟苹. 上海中医药发展史略［M］. 上海：上海科学技术出版社，2017：267.
② 季伟苹. 上海中医药发展史略［M］. 上海：上海科学技术出版社，2017：269.
③ 杨明山. 英语医学术语教程［M］. 上海：上海中医药大学出版社，2000.

一个医学义项,"三式"指的是与这个义项对应的,来源于三种语言的三个术语。以"人体"这个义项为例,源于希腊语的术语为"soma",源于拉丁语的为"corpus",源于盎格鲁—撒克逊语的为"body"。(3)大多数英语医学术语的发音是有规律的,复数形式也是有规律可循的。

20世纪80年代,杨明山被调入上海中医药大学,担任中医外语教学研究工作。他因此调动接触到了中医,渐渐喜欢上了中医,最后"因挚爱中医竟忘固遗陋"①。杨明山指出"就医学体系的严密性、完整性以及规模而言,除了西医,自古以来世界上没有任何一个民族医学可与中医学相匹敌"②。"科学技术的不断发展,西医在向染色体、基因、核酸等微观医学纵深发展的同时,日益认识到旧的西医模式的固有缺陷"③。西方医学界从而开始有意识地改变传统的医学发展模式,提出生物—心理—社会医学模式。杨明山认为这种医学理念与中医学中的"天人相应""形神合一"理念基本吻合。他还指出西医发展模式的改变为中医走向世界提供了契机,翻译是中医走向世界的重要途径之一。国内出版的中医英语词典、辞书、教科书、系列丛书、期刊、专辑、年报,为促进中医中药向西方世界的传播起到了一定的作用,但是这些中医英语出版物主要局限在国内,没有顺利地走向世界。国外所用的中医学教材基本上是由西方人编写。④ 杨明山认为造成这种局面的主要原因是国内中医翻译自身存在问题,问题之一是中西医术语对应不完善。《素问》是中医学权威著作,系统传载了中医学理论体系,书中不少理念与西医正在提倡的生物—心理—社会医学模式发展理念有众多相似之处。有鉴于此,杨明山"不计才学浅薄而奋译此书"⑤。

尽管杨明山发表了一系列肯定中医学的言论,但从他的言论中我们可以看出他的中医学翻译研究很受之前以西医学为图式框架的医学英语研究的影响。他的中医学翻译总体思路是在医学英语中寻找可与中医学术语相对应的术语。

① YANG M S. New English Version of Essential Questions in Yellow Emperor's Inner Canon [M]. Shanghai:Fudan University Press,2015:3.

② 杨明山. 对加强中医英语翻译学基础研究的思考 [J]. 上海中医药大学学报,1999(4):3.

③ 杨明山. 对加强中医英语翻译学基础研究的思考 [J]. 上海中医药大学学报,1999(4):3.

④ 杨明山. 对加强中医英语翻译学基础研究的思考 [J]. 上海中医药大学学报,1999(4):3.

⑤ YANG M S. New English Version of Essential Questions in Yellow Emperor's Inner Canon [M]. Shanghai:Fudan University Press,2015:3.

3.《素问》英译活动社会伦理环境

杨明山于 2010—2015 年间英译《素问》。我们从这段时间国家出台的相关政策以及相关社会思潮、社会心理中可以挖掘出他的翻译活动所处的社会伦理环境。

2003 年 1 月，"非典"开始肆虐全球。由于最初的症状与感冒类似，很多医院开始时多采用西医疗法治疗"非典"。西医认为"非典"由细菌、病毒导致，主张"使用抗生素、激素治疗，疗效有限，抑制人体免疫功能，愈后不良反应大①。中医则认为"非典属于中医学春温湿热疫病的范畴"②。"中医虽无细菌学说，但细菌早已被概括于'邪气'之中。"③ 中医主张不可"一味只知与病毒对抗，而是既注意祛邪，更注重调护患者的正气，使邪有出路"④。在这种医理的指引下，中医探索出了卓有成效的治疗方法，效果显著，证明了国内外长期以来盛行的"中医只能治慢病"的观念是不正确的。

中医药对"非典"防治的显著效果引起了世界卫生组织的关注。世界卫生组织专家在考察广东省中医院后称"中医的经验对其在世界范围内上升为常规治疗有非常大的帮助"⑤。美国人也惊叹中医药在防治"非典"中的作用。纽约市卫生局官员在抗击"非典"期间专门与美国中医药专业协会举行了两次会谈，商讨西医结合中医防治"非典"的事宜。虽然西方人见识到了中医药在应对突发性卫生事件中的作用，但是并不在官方层面予以认可，中医药事业走向世界仍有很长的路要走。

2007 年 3 月 21 日，科技部、卫生部等十六个部门联合发布了《中医药创新发展规划纲要（2006—2020 年）》（以下简称《纲要》）。《纲要》重申了中医药在国内卫生健康事业中的战略地位，指出要在继承发扬中医药优势特色的基础上，充分利用现代科学技术，巩固和加强我国在传统医药领域的优势地位。《纲要》强调要重点突破中医药传承和医学及生命科学创新发展的关键问题，争取使其成为中国科技走向世界的突破口之一，推动中医药现代化和国际化。《纲要》还指出建立具有中国特色的新医药学，应用全球科技资源推进中医药国际化进程，弘扬中华民族优秀文化，为人类卫生保健事业做出新贡献。2009 年 4

---

① 任继学. 升降散合达原饮治疗非典：任继学教授诊治非典经验溯源［J］. 中国社区医师，2003（11）：12.
② 邓铁涛. 论中医诊治非典型肺炎［J］. 新中医，2003（6）：3.
③ 邓铁涛. 论中医诊治非典型肺炎［J］. 新中医，2003（6）：3.
④ 邓铁涛. 论中医诊治非典型肺炎［J］. 新中医，2003（6）：4.
⑤ 邓铁涛. 论中医诊治非典型肺炎［J］. 新中医，2003（6）：3.

月 21 日，《国务院关于扶持和促进中医药事业发展的若干意见》（以下简称《意见》）发布。《意见》指出中医药（包括少数民族医药）是我国各族人民在几千年生产生活实践和与疾病做斗争中逐步形成并不断丰富发展的医学科学，为中华民族的繁衍昌盛做出了重要贡献，对世界文明进步产生了积极影响。《意见》重申了要推动中医药走向世界。

不难看出在杨译本翻译期间，国家对中医药的发展提供了更完善的政策支撑。对内，中医药被定位为科技创新和改善民生的重要领域，对外，中医药是"中国科技走出去"和"中国文化走出去"战略的重要组成部分。

三、李照国、杨明山伦理倾向类型

可以看出李照国、杨明山二人《素问》英译活动所处的社会伦理环境类似，但二人在成长社会伦理环境和人生际遇两方面存在巨大差异。这使得他们构建的伦理倾向也存在较大差异，使得二人的《素问》英译活动也不尽相同。

（一）李照国：拓荒布道型伦理倾向

在李照国出生到成年这一段时间，他身处一种重视、支持中医药发展的社会伦理环境当中。李照国一接触医学即选择研习中医，后来更是以向西方世界传播中医药文化为己任。从李照国的人生际遇可以看出，他对中医药有着强烈的认同感和使命感。这种使命感使得他意识到自己有义务探索中医药文化翻译的规律，有义务向西方世界全面呈现中医药文化的本质属性。

在《素问》李译本问世之前，西方世界对中医药的认识主要来源于《素问》威译本。威斯基于西医俯视型伦理倾向审视中医药文化和其《素问》英译活动。她没有选择最权威的顾本作为翻译蓝本，只翻译了《素问》前 34 章，也没有向西方民众系统呈现原著的面貌，对中医生命体构成观、病理病因观、诊治方略观的理解与翻译也不够准确，存在不少错误。因此西方世界在中医药认识领域存在大片的荒原，需要拓荒者实施正确的布道。

李照国在他攻读硕士学位的那几年开始尝试翻译《素问》。他的翻译项目入选《大中华文库》项目之后，李照国按照《大中华文库》的思想、宗旨、原则重新规划了《素问》的英译事宜。季羡林在《从〈大中华文库〉谈起》一文中指出中国文化在很长的历史时间内都走在世界的前列，对世界其他国家文化的发展和人类文明的进步做出了卓越的贡献。在进入现代社会之前的数千年，西方国家一直景仰、学习中国科技，享受它带来的福泽。西方进入现代社会，尤其是完成了资产阶级革命之后，科技获得了飞速发展，而中国科技在这段时间却发展缓慢，落后西方一大截。西方人开始沉醉于天之骄子的美梦当中，忘记甚至否认他们的科技文化曾长时间落后中国的历史，基于一种"东方主义"思维看待中国和中国科技文化的。除了极少数汉学家以及一部分在中国生活过一段时间的人士，绝大多数西方人"对中国简直毫无所知。有的人甚至仍然认为，中国人至今还缠小脚，拖辫子"①。即便是那些汉学家以及有过中国生活经历的人士，对中国科技、文化的认识也非常有限，甚至充满了偏见、谬见及歧视。更为严重的是随着中国经济、科技的发展，综合国力的提升，国际影响力的扩大，西方世界不仅没有主动了解、学习中国科技、文化，反对其产生了一股忧虑感。所以我们"必须尽上我们的国际主义义务……采取'送去主义'，把精华送到他眼前"②。

可以看出构建李照国伦理倾向的成长社会伦理环境、人生际遇以及《素问》英译活动社会伦理环境三个模块的属性高度类似。这就决定了李译本必须以向西方世界展示中医药文化的真实面貌，促进中西医学文化平等交流为目的。而令西方读者了解中医学文化真实面貌，就必须对他们进行拓荒式的布道，打破他们原有思维的桎梏。也就是说三个属性高度类似的模块促使李照国构建一种拓荒布道型伦理倾向。

我们从李照国对中医药翻译以及《素问》翻译的阐释中可以看出他的伦理倾向。

李照国、刘希和的论文《论中医翻译的原则》是国内率先探究中医翻译原则的拓荒性论文。李照国在文中提出③中医翻译属于科技翻译，一方面需要考虑西医学英语翻译规约，求同存异，另一方面也必须尊重、保持中医的民族特色，最大限度地防止中医学文化的损耗。这种观点发学界其他学者所未发，具有强烈的拓荒意义。

李照国是国内首位从微观和宏观两个层面系统研究中医翻译的学者。他的微观研究包括中医术语翻译、中医方剂翻译、中医文章标题翻译、中医句式翻译、中医文章摘要翻译等，宏观研究包括中医翻译原则、中医翻译标准等。在其微观研究中，最具有拓荒意义的当数中医术语翻译标准研究。2004 年 10 月21—22 日，李照国以中国专家的身份参加了世界卫生组织在北京召开的中医药术语标准化国际研讨会。在此之后，他先后参加了国家中医药管理局、国家科

① 季羡林. 从《大中华文库》谈起 [J]. 群言，1995（8）：35.
② 季羡林. 从《大中华文库》谈起 [J]. 群言，1995（8）：35.
③ 李照国，刘希和. 论中医翻译的原则 [J]. 中国翻译，1991（3）：41-45.

技名词术语审定委员会、世界卫生组织和世界中医药学会联合会等单位和组织主持开展的中医名词术语英译国际化标准研究工作，积极参与了一些标准的研制和审订，对有关问题作了深入的研究和探索。李照国认为①中医学基本名词术语英译国际标准化一定程度上是中医文化和西医文化的一场角力，不啻一场保卫中华医学文化主权的"战争"。某些在历史上长期享受中华医学文化福利的国家使用多种不光明的手段，妄图在中医国际化进程中"去中国化"。李照国强烈建议②中国政府、中医学界以及中医翻译界对这些国家的行为保持高度的警惕，积极采取有效的防范措施，在确保中医学基本名词术语英译国际标准化中凸显中医民族知识产权和中医学中华文化主权。李照国强调③中医药术语标准化的制定必须遵循民族性原则、自然性原则、简洁性原则、回译性原则和规定性原则。他的这些研究使得中医术语翻译首次有了指导性原则。

　　李照国还是国内率先提出建立中医翻译学构想的学者。李照国对中医外译的混乱状态深表忧虑。他剖析了造成这种混乱状态的原因，建议④学界应当建立适应中医翻译实际的理论体系和构想。在论文《重视中医药翻译理论研究　加快中医翻译学建设步伐》中，李照国指出中医翻译学就是一门"从中医翻译的实际出发，在总结中医翻译历史经验的基础上，根据现实情况的需要，按照现代语言学和翻译学的基本原理，建立一套具有中医翻译特色并指导和适应其自身发展的原则、标准、方法和程序"⑤的理论体系。在论文《定静安虑　而后有得：〈黄帝内经〉英语翻译随想》中，李照国指出"《黄帝内经》是一部流传千古的经典著作，其对中国医药学的意义恰如《圣经》之对于西方文化一样。所以在翻译时，不管出于什么考虑，都不得对其内容和风格肆意损益……翻译时当然要考虑读者的理解，但读者对异域文化的理解总是有一个过程的，不可能一蹴而就。所以不能为了读者理解，而对译文大加衍化"⑥。在此之前不少人

----

① 李照国. 论中医名词术语英译国际标准化的概念、原则与方法 [J]. 中国翻译, 2008,
　29 (4)：63-70, 96.

② 李照国. 论中医名词术语英译国际标准化的概念、原则与方法 [J]. 中国翻译, 2008,
　29 (4)：63-70, 96.

③ 李照国. 论中医名词术语英译国际标准化的概念、原则与方法 [J]. 中国翻译, 2008,
　29 (4)：63-70, 96.

④ 李照国. 重视中医药翻译理论研究 加快中医翻译学建设步伐 [J]. 中医药管理杂志,
　1997 (4)：64-65.

⑤ 李照国. 重视中医药翻译理论研究 加快中医翻译学建设步伐 [J]. 中医药管理杂志,
　1997 (4)：65.

⑥ 李照国. 定静安虑 而后有得：《黄帝内经》英语翻译随想 [J]. 上海翻译, 2006 (1)：
　65.

士都认为《黄帝内经》是一部科技著作,应以最便于译文读者理解的方法翻译原著的医学信息,李照国的这种重《黄帝内经》原著内容和风格的传播,"不能为了读者理解,而对译文大加衍化"的观点对《黄帝内经》翻译而言无疑具有拓荒性的意义。

(二)杨明山:使者交流型伦理倾向

与中医药文化统摄李照国伦理倾向三个组建模块不同的是,组建杨明山伦理倾向的三个模块一直充斥着中医文化和西医文化的矛盾和竞争。在杨明山的成长社会伦理环境中,西医是主导性要素。在杨明山的人生际遇中,西医学统治了前半段,后来中医学才进入了他的医学视野,并获得了青睐。在杨明山《素问》英译社会伦理环境模块中,中医学又是主导性要素。三个充满矛盾元素的组建模块使得杨明山不愿意在《素问》英译过程中明确自己的医学文化归属。他竭力弱化《素问》的文化属性、民族属性,称这部典籍传载的医学科技为东方医学,而非中医学,意欲立足东西方医学文化的相似性实施翻译,做东方医学与西方医学交流的使者。

杨明山在译本"前言"中指出了东西方医学早期阶段的六个趋同点①:(1)古代东西方医学行医对象绝非外星物而恰是同一地球人。虽然自古地球人种多异,其色黄白黑红,其脏其腑其机能却无二致。(2)虽然西方现代医学基于仪器与实验获取病理数据,确立诊治方略,与中医之望闻问切多有不同,但无论是中国古代医学还是西方古代医学都属于宏观自然医学,所依者无非过人智慧,以结人类自发抗病之验,察生命之象,析原始医学之系,旷世医著从而得以问世。(3)古代东西方医学都基于动物自我医疗本能创立医理,行医问药都立足人体自我疗愈。(4)就生命体构成而论,古代东西方医学观点相似。古中国有"金木水火土"五行学说,古希腊有"土、气、水、火"四元素理论。古代中医有"气血津液"之分,古希腊医学有"四体液"之属。(5)即便是西方现代医学,其很多医学理论在古代中医学典籍中可以找到原型。如英国生物学家弗朗西斯·克里克(Francis Crick)于 1958 年提出分子生物学中心法则("DNA→RNA→蛋白质")为生物化学与蛋白生命之本元公式,这个理论在《黄帝内经·五常政大论篇》可以找到对应的论述。虽然《黄帝内经》言论似显朦胧,但隐约间已跨越时空与当代分子生物学法则不谋而合。(6)从安德烈亚斯·维萨里(Andreas Vesalius)正式创建近代人体解剖学时起,东西方医学

---

① YANG M S. New English Version of Essential Questions in Yellow Emperor's Inner Canon [M]. Shanghai: Fudan University Press, 2015: 2-3.

正式分道扬镳。纵然西方现代医学气象万千，对现代社会文明疾病依然一筹莫展。于是生物—心理—社会医学模式应运而生，而相似的理论在《黄帝内经·上古天真论篇》中早有体现。

杨明山还在"前言"中将文化分为广义文化和狭义文化两种，广义文化泛指人类精神产品，没有民族界限，狭义文化系指文哲史，有民族区别性特质。杨明山将《黄帝内经》定为古代医学科技之作，属于大文化范畴而非狭隘的文哲史。他认为"古代东西方医学的趋同性注定《黄帝内经》是全人类的智慧结晶而拥无疆之体。若视之为中国独有医学文化产品，稍嫌偏窄"①。在译者看来《素问》是全人类的，不是中国独有的，因此译者在翻译的时候可以不为狭义文化元素所羁绊，只需聚焦于医学科技。他将此视为杨译"有别于他译之主征"②。

我们从杨明山的论述中可以看出他试图将自己置身于一个皮姆所倡议的"交互文化空间"当中，力争做一个身具"文化间性"的使者，不偏不倚地对待中西医文化。但是我们必须认识到《素问》英译不可能在真空条件下进行，由于西医一直不愿意将中医视为完全平等的对话伙伴，中医翻译不可避免地会受到西医话语的诸多干扰和影响，因此他是不可能在《素问》翻译中做到完全价值中立的。从出生至成年期间，杨明山一直置身于浓厚的西医环境氛围当中。这种被西医笼罩的成长社会伦理环境使得他倾慕西医学，并在其人生际遇中长期与西医学打交道，成了西医文化在中华大地的传播使者。杨明山后来接触到并宣称最终喜欢上了中医药文化，但是长年的西医临床经历以及医学英语教学研究经历已经在其医学认知领域留下了医学"先识"和"前理解"。这使得杨明山对中医的理解和研究非常受限于西医学"图示框架"，这一点我们从杨明山对中医的论述中就可以看出。在论文《对加强中医英语翻译学基础研究的思考》中，杨明山强调③自古以来世界上没有任何一个民族医学能够匹敌中医学，但是西医学除外。言下之意中医不及西医，最多只能与之匹敌。在杨明山看来中医翻译，尤其是中医术语翻译必须在西医设置的框架内进行，以西医术语翻译中医术语。所以他强调"在开展中医英语翻译时，必须对英语医学术语学作一番

---

① YANG M S. New English Version of Essential Questions in Yellow Emperor's Inner Canon [M]. Shanghai：Fudan University Press，2015：3.

② YANG M S. New English Version of Essential Questions in Yellow Emperor's Inner Canon [M]. Shanghai：Fudan University Press，2015：3.

③ 杨明山. 对加强中医英语翻译学基础研究的思考 [J]. 上海中医药大学学报，1999 (4)：3-5.

刻苦的研究才能对盎格鲁—撒克逊语、希腊语、拉丁语源术语的选用与否发表意见，否则显得有些鲁莽"①。

不仅如此，杨明山还依据西医学学科体系将中医分门别类②。在学科层面，他将中医药划分为中医基础学、中医诊断学、中药学、方剂学等；在临床医学层面，他将中医划分为中医内科、外科、妇科、针灸、推拿、骨伤科等。按照杨明山的划分模式，西医有的中医都有。但正如国家中医药管理局中医药工作专家咨询委员会委员、中华中医药学会顾问、著名老中医邓铁涛所说的这种思维使得"真正中医的内涵却日渐缩小，西医的成分越来越多"③。

可见杨明山基于其成长社会伦理环境、人生际遇以及《素问》英译活动社会伦理环境构建的伦理倾向是一种尽量将中医拉近西医的使者交流型伦理倾向。

四、李照国、杨明山伦理倾向对《黄帝内经·素问》英译的影响

伦理的层级性决定了李照国、杨明山的伦理倾向必然体现在他们《素问》英译的各个层级。我们且看两位译者的伦理倾向如何指引他们选择《素问》原文文本、英译内容以及英译策略。

（一）李照国、杨明山伦理倾向与原文文本

1. 拓荒布道型伦理倾向与李照国《素问》原文文本

众所周知顾本为《素问》诸版本中最精湛的版本。李译本以顾本为翻译蓝本，同时"参考了国内目前较为流行的几种版本及历代注家注本的研究成果"④。李本是汉英对照本，汉语部分包括《素问》文言原文和今译本白话文。李照国认为《素问》今译本虽然能够方便古文造诣不足的读者理解《素问》，但译本"参（掺）杂有译者个人的理解和发挥，颇有演义《内经》之嫌，易使人以为原文便是如此"⑤。在李照国之前，西方世界对《素问》的认知主要来自威斯的 *Huangti Neiching Suwen——The Yellow Emperor's Classic of Internal Medicine*。由于这部译作存在很多威斯基于自身对原文不正确的阐释引发的错误，秉持拓

① 杨明山. 对加强中医英语翻译学基础研究的思考［J］. 上海中医药大学学报，1999
（4）：3.

② 杨明山. 对加强中医英语翻译学基础研究的思考［J］. 上海中医药大学学报，1999
（4）：4.

③ 邓铁涛. 为中医药发展架设高速公路［J］. 天津中医药，2004（3）：179.

④ LI Z G. Yellow Emperor's Canon of Medicine：Plain Conversion［M］. Beijing：World Publishing Corporation，2005：19.

⑤ LI Z G. Yellow Emperor's Canon of Medicine：Plain Conversion［M］. Beijing：World Publishing Corporation，2005：19.

荒布道型伦理倾向的李照国自然不会以带有自身发挥成分的《素问》白话文文本为翻译蓝本。所以在英译《素问》时，李照国虽然也参考了一些白话译本以确定某句话或某个概念的确切含义，例如，在翻译"运气七篇"时，他参考了人民卫生出版社出版的《黄帝内经素问校译》《黄帝内经素问语译》以及上海科技出版社出版的《素问语译》，但是他基本上立足文言《素问》的语言结构和表述方式进行翻译，最大限度地保持原作的写作风格、思维方式和主旨。从李照国不选择更为便利的白话文，而是选择较为困难的文言文版本《素问》为原文文本的行为中，我们已然能见到他拓荒布道型伦理倾向的影子。

2. 使者交流型伦理倾向与杨明山《素问》原文文本

与李照国不同的是杨明山虽然号称其译本"尽取古风译略"①，但是他并不是以原版文言文《素问》为翻译蓝本，而是以王琦主编的《素问今译》为翻译蓝本。《素问今译》由贵州人民出版社 1981 年首版，译自 1963 年人民卫生出版社出版的顾本《素问》。杨明山的选择很令人费解。因为他如果以"尽取古风译略"为目标，就应该选择人卫版的文言文《素问》为翻译蓝本，而不是以《素问》今译本为翻译蓝本。毕竟用白话文写成的今译本，呈现的是现代汉语文体风格，而不是古体文风。由此可以看出杨明山虽然要做《素问》与西医学之间的使者，他这个使者也只能在《素问》的现代阐释和西医学之间架起一座桥梁。按照老中医邓铁涛所言，现代医学对中医学的阐释实为"按西医之模式改造中医之结果也"②。这种西医化的阐释无疑更契合杨明山在其西医从业经历以及医学英语研究基础上形成的医学翻译的"前理解"。至此我们已经能看到杨明山以西医为标杆，尽量将中医拉近西医的使者交流型伦理倾向的影子了。

（二）李照国、杨明山伦理倾向与英译内容

1. 拓荒布道型伦理倾向与李照国《素问》英译内容

李照国是首个完整将《素问》81 篇全部翻译成英文的译者③，是第一个向西方世界全面呈现《素问》生命体构成观、病因病理观以及诊治方略观的译者。以中医最重要的生命体构成模块——"气"的翻译为例。《素问》的气论由三部分组成，第一部分是《素问》主体内容（除"运气七篇"和"遗篇"外的其

① YANG M S. New English Version of Essential Questions in Yellow Emperor's Inner Canon ［M］. Shanghai：Fudan University Press，2015：3.

② 邓铁涛. 为中医药发展架设高速公路 ［J］. 天津中医药，2004（3）：179.

③ 倪懋兴也翻译了《素问》81 个章节，由于其对原著内容删减、更改幅度大，所以他对原著内容的翻译不完整。李照国严格遵照《素问》原著翻译，译文完整呈现了原著内容，所以本研究将李照国定位为第一位完整翻译《素问》81 篇内容的译者。

余 72 篇）中关于气的论述，包括宇宙之气、天地之气、四时之气、生理之气、五脏之气、水谷之气、病邪之气等。第二部分是"运气七篇"，即天元纪大论、五运行大论、六微旨大论、气交变大论、五常政大论、六元正纪大论和至真要大论对气的论述。"运气七篇"的气论较《素问》主体内容中的气论有很大不同，它是"以阴阳五行学说的理论为基础，以干支演绎为推导方法，用以说明自然界气候的变化对人类万物的影响"①。第三部分是"遗篇"，即"刺法论"和"本病论"中的气论。"遗篇"内容仍是以阐述'五运六气'为主，但"遗篇"的作者结合了当时的医学理论成就和实践经验来论证"气"，使"五运六气"学说更为完备。在李照国之前，威斯、倪懋兴、吴氏父子已经较大规模地将《素问》翻译成了英文，但他们都没有完整翻译《素问》气论。威斯只翻译了《素问》1—34 章节内容，没有翻译"运气七篇"及"遗篇"，对《素问》主体内容中的气论翻译得也不完整。吴氏父子完整翻译了《素问》主体内容中的气论，但没有翻译两篇"遗篇"。倪懋兴翻译了"运气七篇"及"遗篇"，但其译本是摘译本，且在翻译中植入了大量尚未得到学界验证的个人见解，他的翻译自然也就不可能完全呈现《素问》气论的全貌。李照国不仅翻译了《素问》所有论述"气"的篇章，而且基于原文内容翻译，令西方世界首次窥得原汁原味的《素问》气论，这无疑具有重大的拓荒性意义。

2. 使者交流型伦理倾向与杨明山《素问》英译内容

在《素问》英译内容层面，杨明山以西医为标杆，尽量将中医拉近西医的使者交流型伦理倾向显现得更加明显。杨译和李译一样采用了文言文和英译文对照的内容编排模式。秉持拓荒布道型伦理倾向的李照国在译本中列入了《素问》的今译本译文，但翻译的是文言文版《素问》的内容。秉承使者交流型伦理倾向的杨明山则恰恰相反，他在译本中列入了文言文版《素问》，但翻译的并不是这个版本的内容，而是今译本《素问今译》的内容。对此杨明山在译本"前言"中这样解释"秦汉前医学古籍文字质朴，言简意赅，结构精炼，故本书尽取古风译略……句式与语序尽量尊重古文，以便读者比较阅读"②。这似乎是在说他这么做是为了让译文读者感受《素问》的原文风韵，然而他的英译文以《素问》今译本为翻译蓝本。就算译文读者要感受原文风韵，他们感受到的也是《素问》今译本的风韵，如何能感受到《素问》古文风韵？

---

① 牛兵占，肖正权. 黄帝内经素问译注［M］. 北京：中医古籍出版社，2003：9.
② YANG M S. New English Version of Essential Questions in Yellow Emperor's Inner Canon［M］. Shanghai：Fudan University Press，2015：3.

我们且以下文做一例证：

（例 65）昔在黄帝，生而神灵，弱而能言，幼而徇齐，长而敦敏，成而登天。①

王琦译文：从前有位轩辕黄帝，生下来就很聪明，幼年的时候言语精巧，对事物的理解领悟很快，长大以后禀性忠良而且敏捷，到了成年的时候就做了天子。②

杨译：In ancient times there was Yellow Emperor, who was born with intelligence, quite good at talking from childhood, quick in understanding of things when young, honest and nimble in his youth, and then became the Emperor after growing up. ③

比读中英文就可以看出杨译更贴近《素问》的今译本，而非《素问》原文。他是以带有西医化阐释的《素问》为翻译蓝本。译者尽量将中医拉近西医的使者交流型伦理倾向已然体现在了《素问》的翻译内容层面。

（三）李照国、杨明山伦理倾向与英译策略

李照国拓荒布道型伦理倾向在其英译策略层面的总体体现是"译古如古，文不加饰"④。具体表现：（1）中英文并置的排版布局。目录部分采用文言文、英译文并置的版面布局，正文部分采用文言文、今译文、英译文并置的版面布局。这种布局强烈冲击了英语读者对中医典籍英译本的认知，最大程度覆盖了译本拓荒布道的范围。对中医文化感兴趣但不熟悉中文的初级读者可以通过阅读译本的英文部分实现阅读目标，对中医文化感兴趣且熟悉现代汉语的中级读者可以在阅读英文，理解中医医理的同时获取现代中国学界对《素问》的阐释，对中医文化感兴趣且文言文造诣较深的精英读者在阅读英文的同时有机会体味《素问》的原文风貌。（2）对蕴含中医本质属性的概念采取"基本概念的翻译以音译为主、释译为辅"⑤的策略。大部分术语采用音译加文内注释的策略，

---

① 中医出版中心. 黄帝内经素问 [M]. 北京：人民卫生出版社，2012：2.

② 王琦，李炳文，邱德文，等. 素问今释 [M]. 贵阳：贵州人民出版社，1981：5.

③ YANG M S. New English Version of Essential Questions in Yellow Emperor's Inner Canon [M]. Shanghai：Fudan University Press, 2015：1.

④ LI Z G. Yellow Emperor's Canon of Medicine：Plain Conversion [M]. Beijing：World Publishing Corporation, 2005：19.

⑤ LI Z G. Yellow Emperor's Canon of Medicine：Plain Conversion [M]. Beijing：World Publishing Corporation, 2005：19.

一小部分采取直译及意译加注的策略。(3)在篇章层面采取"直译为主、意译为辅"① 的策略。(4)以"最大限度地保持原作的写作风格、思维方式和主旨"② 为皈依,不片面追求流畅性英语,在译文中视准确传达原文理念之需要植入解释性、补充性内容,同时使用相关符号将这部分内容与其他内容区分开。"()"表示所注的内容为该术语或概念的现行译法或解释,"〔〕"表示所注内容为原文隐含未明示的内容,"¦¦"表示《素问》在经年累月的流传过程中被植入其中的衍文。(5)"对于一些历代医家理解不一、解释相异的概念或文句,译文不妄取其一,而是采用音译,在文后的注解中对其逐字予以解读,然后附上具有代表性的一些不同解释,让读者根据上下文并结合自己的体会去揣摩原文之意。"③

杨明山的使者交流型伦理倾向主要体现在:(1)对于呈现中医生命体构成观、病理病因观以及诊治方略观的术语,杨明山不凸显术语的民族属性。除非术语的音译词已经被西方学者广泛采用,否则"英译选词则主用文艺复兴前的盎格鲁—撒克逊语"④。(2)行文奉行流畅英语规约,不添加任何文内注释或文后注释,所有为协助译文读者理解原文所添加的阐释性信息与其他信息融为一体。(3)以其长年浸润的医学英语的规约协调中医医理陈述,甚至放弃必要的中医医理阐释以顺应医学英语的体裁规约。(4)放弃原文韵文语篇,将其改为无韵式医学英语语篇。

我们且看二位译者基于各自伦理倾向形成的翻译策略在《素问》传载的中医本质元素英译中的体现,即在生命体构成观英译、病因病理观英译以及诊治方略观英译中的体现。在译例选择上,本章节采用在比读威译与文译、倪译与吴译时选用的译例,因为比读六位译者对《素问》相同内容的英译策略,更能彰显六位译者的伦理倾向在翻译策略层面对他们《素问》英译的影响。

① LI Z G. Yellow Emperor's Canon of Medicine:Plain Conversion〔M〕. Beijing:World Publishing Corporation,2005:19.

② LI Z G. Yellow Emperor's Canon of Medicine:Plain Conversion〔M〕. Beijing:World Publishing Corporation,2005:19.

③ LI Z G. Yellow Emperor's Canon of Medicine:Plain Conversion〔M〕. Beijing:World Publishing Corporation,2005:20.

④ YANG M S. New English Version of Essential Questions in Yellow Emperor's Inner Canon〔M〕. Shanghai:Fudan University Press,2015:3.

1. 生命体构成观英译策略

(1) 气论英译策略

（例66）秋三月，此谓容平，天气以急，地气以明，早卧早起，与鸡俱兴，使志安宁，以缓秋刑，收敛神气，使秋气平，无外其志，使肺气清，此秋气之应，养收之道也。①

李译：The three months of autumn is the season of Rongping (ripening). In autumn it is cool, the wind blows fast and the atmosphere is clear. [People should] sleep early in the night and get up early in the morning just like Ji (hens and roosters). [They should] keep their mind in peace to alleviate the soughing effect of autumn, moderating mental activity to balance Qiuqi (Autumn-Qi) and preventing outward manifestation of sentiments to harmonize Feiqi (Lung-Qi). This is what adaptation to Qiuqi (Autumn-Qi) means and this is the Dao (principle) for Yangshou (cultivation of health and regulation of daily life). ②

杨译：The three months of autumn is the period for peace and ripening, when autumn breezes vigorously and the air over earth is clear and bright; people would sleep early at night and get up early in the morning when hearing the crow of a rooster, to keep the spirit calm for separating oneself from the conquering sough of autumn, to astringe the spirit and energy internally for balancing autumn Qi, and to guard the mind against anxiety for clearing lung Qi; this is just the adaptation to autumn Qi and also the rule of health cultivation with collecting Qi. ③

拓荒布道型伦理倾向使得李译在三个层面体现出了独有的特征：（1）"容平""鸡""秋气""肺气""道""收养"这些被威译、倪译、吴译或直译或意译的内容都被李照国视作带有中国国情的概念。因此他没有采用直译、意译而是采用音译以凸显相关概念的民族属性。同时为便于译文读者理解译文，他在这些概念的译词后面附上了"（ ）"，注入这些概念的现行译法或英语解释。（2）"早卧早起""使志安宁"的施事——"人"在原文中被省略，为协助译文

---

① 中医出版中心. 黄帝内经素问［M］. 北京：人民卫生出版社，2012：7.

② LI Z G. Yellow Emperor's Canon of Medicine：Plain Conversion［M］. Beijing：World Publishing Corporation，2005：29.

③ YANG M S. New English Version of Essential Questions in Yellow Emperor's Inner Canon［M］. Shanghai：Fudan University Press，2015：8.

读者理解中医医理，李照国添加了"People should""They should"等信息。由于这些信息在原文中没有以文字的形式呈现，倘若不加标记，译文读者极有可能认为原文即是如此。因此李照国将添加的信息植入"〔 〕"中，借此告知译文读者相关信息在原文中以隐性的方式存在。（3）原文是由天地之气、四时之气和脏腑之气组建的气论。李译对其中四时之气（两处"秋气"）、脏腑之气（肺气）全部采用了音译加注的策略。采用音译是为了向译文读者彰显"气"是折射中医民族属性的术语，西医学中没有与之匹配的术语。因此即便是音译后的注解，译者都尽量使用"Qi"这个音译词。李照国的这种中医国情属性的彰显，使原著真实面貌的呈现排第一，译文流畅性排第二的英译策略，向英语世界呈现了一个前所未见的《素问》译本，强烈冲击了他们对《素问》的既有认识，极具拓荒布道意义。

杨译显示译者在翻译论述原文中医气论的三个模块——天地之气、四时之气以及人体之气时，如果相关术语的音译词已经被西方学界普遍接受，译者就采用这个音译词，如果没有被普遍接受，译者则从盎格鲁—撒克逊语汇中选择译词。经过众多国内学者以及部分支持中医国际化的国外学者（如文树德）的多年努力，中医生命体构成观最重要的构建模块——"气"的音译词"qi"已经入选了《中医基本名词术语中英对照国际标准》（ISNTCM）。这是杨明山将四时之气中的"秋气"翻译成"autumn Qi"，将人体之气中的"肺气"翻译成"lung Qi"的主因。对于例66中同为《素问》气论组建模块的"天气""地气"，杨明山没有采用音译策略，而是选用盎格鲁—撒克逊语译词将二者翻译为"breeze""the air over earth"。杨明山如此操作自然是因为用"qi"翻译"天气""地气"的方法没有被西方世界普遍接受。从行文层面来看，杨译通体流畅，不见任何注解痕迹。译文最后一句中的"with collecting Qi"在原文中没有对应文字，是译者为便于译文读者理解原文医理所添加的信息，然而译者没有用任何标记显示此信息为添加类信息，如此操作自然是为了顺应医学英语文体规约。可见杨明山对西医学及医学英语规约亦步亦趋，不敢做任何突破，秉持的是尽量将中医拉近西医的使者交流型伦理倾向。

（例67）逆春气，则少阳不生，肝气内变。逆夏气，则太阳不长，心气内洞。逆秋气，则太阴不收，肺气焦满。逆冬气，则少阴不藏，肾气独沉。①

---

① 中医出版中心. 黄帝内经素问［M］. 北京：人民卫生出版社，2012：9.

李译：Violation of Chunqi（Spring-Qi）will prevent Shaoyang from grow-ing，［leading to diseases due to］stagnation of Ganqi（Liver-Qi）. Violation of Xiaqi（Summer-Qi）will prevent Taiyang from developing，［resulting in］defi-ciency of Xinqi（Heart-Qi）. Violation of Qiuqi（Autumn-Qi）will prevents Taiyin from astringing，［leading to］dryness and distension of Feiqi（Lung-Qi）. Violation of Dongqi（Winter-Qi）will prevents Shaoyin from hiding，［lead-ing to］sinking of Shenqi（Kidney-Qi）. ①

杨译：If spring Qi is reversed，Shaoyang Qi fails to be boom and then liver Qi will be changed abnormally and internally. If summer Qi is reversed，Taiyang Qi fails to be developed and then heart Qi would be internally empty. If autumn Qi is reversed，Taiyin Qi fails to be astringed，leading to dryness and distension of lung Qi. If winter Qi is reversed. Shaoyin Qi fails to be stored，leading to sinking of kidney Qi alone. ②

　　原文呈现了两种类型的气。第一种是由"春气""夏气""秋气"和"冬气"呈现的四时之气。这类气具有阴阳两种属性，蕴含滋养人体的物质。第二种是由"肝气""心气""肾气"和"肺气"呈现的脏腑之气。这类气推动人体各脏器的新陈代谢，是人类精神活动的基础。

　　中英文比读显示秉持拓荒布道型伦理倾向的李照国依旧采用了在例66中采用的翻译策略来翻译"气"。首先，他使用音译策略翻译原文中的四时之气和脏腑之气。这自然是因为译者认为中医生命体构成观的核心模块——气，"在英语语言中基本上没有完全对应的说法，翻译时无论直译还是意译都无法完全表达清楚原文的内涵"。此外还因为"中医基本理论中的核心概念均含有国情""含有国情的概念均应音译，以利于保持其内涵"。其次，为协助译文读者理解他所使用的音译表达法，李照国在每个音译词之后都附上"（ ）"，在其中植入这个概念的现行译法。即便是这些协助译文读者理解的信息，他也竭力以"Qi"作为这些注解的核心。另外，在面临因为要协助译文读者理解原文医理而不得不添加信息的时候，李照国依旧竭力呈现原著的特征。因此他在将"resulting in""leading to"等原文中隐含但未明示的信息呈现给译文读者时，把这些信息全部

---

① LI Z G. Yellow Emperor's Canon of Medicine：Plain Conversion［M］. Beijing：World Pub-lishing Corporation，2005：21.

② YANG M S. New English Version of Essential Questions in Yellow Emperor's Inner Canon［M］. Shanghai：Fudan University Press，2015：9-10.

植入了"［ ］"当中。"这种音译加文内注解的译法，表面上看好像重复累赘，实际上却是不断地向读者传递来自远古的原本信息，使读者明白括号中的注解只是一种辅助解读手段或该概念的表面之意，而非其实际含义。"①

再看杨明山如何翻译上述内容。由于 ISNTCM 对"春气""夏气""秋气""冬气"等四时之气，"肝气""心气""肾气""肺气"等脏腑之气都采用了音译词，所以杨明山没有再偏执地将其翻译成英语中的一个源于希腊语的术语、一个源于拉丁语的术语，抑或一个源于盎格鲁—撒克逊语的术语，而是直接采用音译词"Qi"。这一方面不违背西医学规约，另一方面也能对中医学扮演使者角色。然而对于原文隐含在上下文中的信息，译者虽然在译文中以文字的形式呈现，但不以任何方式告知译文读者相关信息属于添加类信息。原文中的"少阳""太阳""太阴""少阴"本来指经脉，在这里指的是运行于四条经脉中的"气"。为了协助译文读者理解原文，译者在"Shaoyang""Taiyang""Taiyin""Shaoyin"之后各附上一个"Qi"，但没有使用任何注释符号，而是将之和其他信息混为一体。译者上述几处操作自然是为了顺应医学英语重形式流畅的规约，可见其秉承的是尽量将中医拉近西医的伦理倾向。

我们再看源于李照国拓荒布道型伦理倾向和杨明山使者交流型伦理倾向的翻译策略是否同样应用在了两位译者对中医生命体构成观的另一组建模块——阴阳论的英译当中。

（2）阴阳论英译策略

（例 68）阳气者，若天与日，失其所，则折寿而不彰。故天运当以日光明，是故阳因而上，卫外者也。②

李译：Yangqi［in the human body］is just like the sun in the sky. Abnormal flow of it shortens people's life without any obvious signs. Thus the normal movement of the heavens depends on the normal shining of the sun. Similarly, Yangqi［in the body］must flow upwards to protect the exterior［of the body］.③

杨译：Yang Qi is just like the sun in the heavens, and if losing its essence, it will lead to reduction of life; therefore, the normal movement of the heavens

---

① 本段四处引用均引自 LI Z G. Yellow's Emperor's Canon of Medicine: Plain Conversion［M］. Beijing: World Publishing Corporation, 2005: 21.

② 中医出版中心. 黄帝内经素问［M］. 北京：人民卫生出版社，2012: 10.

③ LI Z G. Yellow Emperor's Canon of Medicine: Plain Conversion［M］. Beijing: World Publishing Corporation, 2005: 29.

depends on the brightness of the sun. So Yang Qi would be ascending, which could defend body against external evils. ①

在《素问》中，"阴""阳"单独使用时有时表示阴、阳两种属性，有时又表示阴气和阳气。在 例68 中，"阳气者"中的"阳"和气连，表示的是阳气，"是故阳因而上"中的"阳"没有和气连用，但也是表示人体内的阳气。

李译显示对于折射中医生命体构成观的模块"气"和"阳"，李照国采用的依旧是音译策略，在中医生命体构成观层面对译文读者拓荒布道。为明晰"阳气者"为人体内的阳气，李照国添加了"in the human body"这一信息，同时将其植入"［］"中以表明这条信息在原著中没有对应文字，是译者为了便于读者理解医理所植入的添加性信息。在翻译"是故阳因而上"时，译者通过将"阳"翻译为"Yangqi"向译文读者明示此处的"阳"表示阳气，而非阳属性。与此同时，为了向译文读者明确此处的阳气指的是人体内的阳气，而非其他层面的阳气，李照国在"Yangqi"后添加了阐释性信息"of the body"，并将这个信息都植入"［］"当中。可见李照国在此依旧执行原著写作风格、思维方式和主旨排第一，译文流畅性排第二的翻译原则，在拓荒布道型伦理倾向的指引下实施翻译。

杨译显示在使者交流型伦理倾向的指引下，杨明山采用西医学界业已接受的"yang"和"qi"两个音译词翻译原文中医生命体构成观的两个组建模块"气"和"阳"。杨明山把"是故阳因而上"中的"阳"翻译成"Yang Qi"，但受使者交流型伦理倾向指引的他在此受到了医学英语规约的桎梏，过分追求译文的流畅性，没有很好地呈现原文的中医医理。原文"阳气者"及"是故阳因而上"中的"阳"指的是人体内的阳气，而非天地之阳气或其他生命体体内的阳气。原文立足文言文规约没有用文字将"人体内"这个意思明确表示出来，而是将其隐含在了上下文当中。译者在翻译时应该将这一信息明确地呈现出来，这样原著的医理会更准确地传输给译文读者。然而杨明山没有这么做，这样译文是流畅，符合医学英语的规约，但损耗原著的医理。

（例69）脉有阴阳，知阳者知阴，知阴者知阳。凡阳有五，五五二十

---

① YANG M S. New English Version of Essential Questions in Yellow Emperor's Inner Canon ［M］. Shanghai：Fudan University Press，2015：13.

五阳。所谓阴者，真藏也，见则为败，败必死也。①

李译：The pulse is either of Yin or of Yang ［in nature］. If one knows what is Yin pulse，he surely knows what is Yang pulse，and vice versa. There are five kinds of Yang pulse. Altogether，there are twenty-five kinds of Yang pulse. The so-called Yin pulse refers to Zhenzang（Genuine-Zang）［pulse］［marked by loss of Weiqi（Stomach-Qi）］. The appearance of such pulse is ［the sign of］the deterioration ［of the Five Zang-Organs］ and the deterioration ［of the Five Zang-Organs］ inevitably leads to death. ②

杨译：The pulses have divisions of Yin and Yang，and knowing Yang is knowing Yin while knowing Yin is knowing Yang. Yang pulses have five seasonal types，and each type has five subtypes of solid viscera-pulse，totally with twenty-five Yang pulses. The so-called Yin pulse is the critical one with no stomach Qi，and when felt，it indicates the deterioration that indicates the doomed death. ③

例69是《素问》对阴阳二脉的阐释，此处阴阳皆指阴阳两种属性。李译显示秉持拓荒布道型伦理倾向的李照国准确地呈现了原文中的阴阳概念，将之阐释为阴阳二属性。对带有鲜明民族属性的"阴"和"阳"，李照国依旧采用音译。不仅如此，李照国还认为"藏"也是一个带有鲜明民族属性的中医学术语，故而也采用音译法将"真藏"翻译为"Zhenzang"，又一次在中医医理层面对译文读者进行拓荒布道。为协助译文读者理解中医脉诊的医理，译者首先在"Zhenzang"后用（）加注"Genuine-Zang"的办法告知译文读者"Genuine-Zang"是该术语在英语世界中的已有译词，同时告知他们该译词没有很好地体现"真藏"概念的民族属性。这种文内注解的策略也体现了李译在译本行文层面对译文读者拓荒布道。原文中的"真藏"并非表示某个人体内脏器官，而是表示一种脉象。预示胃气孤悬将绝，且脏腑真气暴露，亦将衰竭。倘若不告知译文读者这些信息，他们可能无法准确理解原文的医理。于是译者添加了"［pulse］［marked by loss of Weiqi（Stomach-Qi）］"这个信息，并通过"［ ］"

---

① 中医出版中心. 黄帝内经素问 ［M］. 北京：人民卫生出版社，2012：35.

② LI Z G. Yellow Emperor's Canon of Medicine：Plain Conversion ［M］. Beijing：World Publishing Corporation，2005：97.

③ YANG M S. New English Version of Essential Questions in Yellow Emperor's Inner Canon ［M］. Shanghai：Fudan University Press，2015：40.

向译文读者明示这些信息在原文中无对应文字，而是隐含在了上下文当中。"［pulse］［marked by loss of Weiqi（Stomach-Qi）］"与"［the sign of］"以及两处"［of the Five Zang-Organs］"一起助力李译在行文层面对译文读者进行拓荒布道。

杨译显示杨明山也是将原文中的"阴""阳"阐释为阴阳两种属性。秉持使者交流型伦理倾向的杨明山在这里与李照国没有区别。这要归功于 ISNTCM 对"阴""阳"的音译词"yin""yang"的收录。倘若没有收录，只怕这时候杨译大概率要在盎格鲁—撒克逊语汇中为"阴""阳"寻找译词了。不过杨明山的使者交流型伦理倾向在例 69 译文中也有明显的体现。在翻译"所谓阴者，真藏也"的时候，杨译添加了"the critical one with no stomach Qi"这一个在原著当中没有用文字明确显示的信息，但是译者没有使用任何标记符号将这个添加的信息与其他信息区分开来，而是将其与其他信息融为一体。这无疑是译者基于使者交流型伦理倾向对医学英语规约的顺从。这种对译文流畅性和紧凑性的过分追求还使得杨译在此处略去了一些本应该添加的阐释信息。如杨译将"见则为败，败必死也"翻译为"and when felt, itindicates the deterioration that indicates the doomed death"，译文读者根据译文的上下文不见得能准确理解"deterioration"到底是指哪方面的损伤。如果加上类似"of the Five Zang-Organ"这样的信息，译文会更好地呈现原著阴阳二脉的医理。

2. 病理病因观英译策略

立足拓荒布道型伦理倾向的李照国和立足使者交流型伦理倾向的杨明山在英译《素问》病理病因观时也采用了类似的翻译策略。

（例 70）因于露风，乃生寒热。是以春伤于风，邪气留连，乃为洞泄。①

李译：Attack by dew and wind will cause cold and fever. Attack by wind ［pathogenic factors carried in wind］ in spring will lead to Dongxie（acute diarrhea）if Xieqi（Evil-Qi）lingers［in the body］.②

杨译：if attacked by dew and wind, one would develop chill and fever. Hence, with the wind attacking in spring, the evil Qi will linger, which

---

① 中医出版中心. 黄帝内经素问［M］. 北京：人民卫生出版社，2012：14.

② LI Z G. Yellow Emperor's Canon of Medicine：Plain Conversion［M］. Beijing：World Publishing Corporation，2005：35.

would cause acute watery diarrhea. ①

（例71）故风者，百病之始也，清净则肉腠闭拒，虽有大风苛毒，弗之能害，此因时之序也。②

李译：Wind is the factor responsible for various diseases. ［However, if people maintain］a peaceful mood, Roucou will close up to prevent［pathogenic factors from invading the body］. In this case even violent-wind and virulent-toxin cannot impair the body. This is［the result of］following the changes of the seasons. ③

杨译：Therefore, wind is the leading cause of various diseases; however, only if people can keep a quiet mind and moderate workload, the muscular striae can be closed and even the violent wind or toxin couldn't cause damage, which is the result of following the seasonal changes. ④

例70李译显示李照国将"洞泄""邪气"等都视为折射中医民族属性的概念，采用音译策略将它们翻译成"Dongxie""Xieqi"，同时在两个译词后使用"（ ）"植入西方汉学界常采用的译词"acute diarrhea"及"Evil-Qi"。李照国在协助译文读者理解译文的同时也向他们明示了两个术语的民族性，在概念层面对他们拓荒布道。在例70原文中，两个"风"的类型不一样，前者是一种因空气流动引发的自然现象，后者是中医病理病因观最重要的组建模块——虚邪贼风。为了将二者区分开来，向译文读者准确传播中医病理病因观，李照国通过在第二个"风"的译词"wind"后用"［ ］"植入阐释性信息"pathogenic factors carried in wind"的方法，一方面向译文读者布施原著真实的中医医理，另一方面在行文层面对他们进行拓荒布道。在例71的中文中，"固风者，百病之始也"处点明了施事——风，但是"清净则肉腠闭拒"隐藏了施事——人。为保证译文逻辑连贯，李照国在"清净则肉腠闭拒"的译文处添加"However, if people maintain"这一信息，同时将该信息植入"［ ］"中，在行文层面对译

① YANG M S. New English Version of Essential Questions in Yellow Emperor's Inner Canon［M］. Shanghai：Fudan University Press，2015：17.

② 中医出版中心．黄帝内经素问［M］．北京：人民卫生出版社，2012：12.

③ LI Z G. Yellow Emperor's Canon of Medicine：Plain Conversion［M］. Beijing：World Publishing Corporation，2005：31.

④ YANG M S. New English Version of Essential Questions in Yellow Emperor's Inner Canon［M］. Shanghai：Fudan University Press，2015：15.

文读者拓荒布道。李照国将"肉腠"也视为带有国情属性的概念，故采用音译，在概念层面对读者拓荒布道。此外"固风者，百病之始也"中的"风"不是表示自然现象，而是表示虚邪贼风。对于这个折射中医病理病因观的"风"，秉持拓荒布道型伦理倾向的李照国通过在"清净则肉腠闭拒"处附上"〔 〕"植入"pathogenic factors from invading the body"的方法，以告知读者此风并非表示自然现象，而是表示中医病理病因观的组建模块——虚邪贼风。

不难看出在翻译《素问》病理病因观最重要的组建模块——风时，李照国依旧秉持拓荒布道型伦理倾向，依旧奉行原著的医理、行文风格第一，译文的流畅性第二的原则。其译文显得有些复杂，甚至"臃肿"。相比之下，受使者交流型伦理倾向影响的杨译则显得简洁、流畅。然而杨译所秉持的伦理倾向，对《素问》中医本质元素翻译的负面影响也不容小觑。首先，它可能使译者没有完全翻译出原著的医理。《素问》之"风"可分为三类。第一类是普通的风，即因空气流动引发的一种自然现象。第二类是虚邪贼风，指的是没有在恰当的时节形成，或是没有在正常的生发方位生发，或是没有在人体适合接受它的时机袭来的风。总之虚邪贼风是有害于人体的一个气态外部力量。第三类指的是虚邪贼风入侵人体后产生的病位游移难定、行无定处，患者呈现动摇不定、轻扬开泄等症状的疾病。例70中文部分的第二个"风"是虚邪贼风，例71中的两个"风"也都是虚邪贼风。杨译一来没有采用音译法以凸显这几处"风"的民族属性，二来也没有在几处"风"的前后添加阐释性信息以彰显此风与其他类型风的区别，而是采用与例70中表示自然现象的"风"一样的译词"wind"来翻译这几处"风"。这种做法很难向译文读者呈现《素问》的病理病因观。造成这种局面的原因有两点：一个是ISNTCM对《素问》病理病因观模块"风"没有采用音译，另一个原因大概率是医学英语的长年影响使得杨明山很排斥在文内给增译的阐释性信息添加适当的符号标记。

3. 诊治方略观英译策略

《素问》中医诊治方略观由象思维和五行思维两个部分构成。象思维包括原象、类象、拟象和大象，五行思维主要为木、火、土、金、水相生相克理论。我们来看李照国的拓荒布道型伦理倾向和杨明山的使者交流型伦理倾向如何指引他们翻译《素问》的诊治方略观。

（1）象思维英译策略

（例72）五脏之气，故色见青如草兹者死，黄如枳实者死，黑如炲者死，赤如衃血者死，白如枯骨者死，此五色之见死也。①

李译：The countenance as blue as dead grass［is a］fatal［sign］,［the countenance］as yellow as the seed of the trifoliate orange［is a］fatal［sign］,［the countenance］as black as bituminous coal ash［is a］fatal［sign］,［the countenance］as red as stagnated blood［is a］fatal［sign］, and［the countenance］as white as dead bones［is a］fatal［sign］. These［are the fatal conditions］signified by the five colors. ②

杨译：In correspondence of complexions to five solid viscera, if the complexion is as green as withered grass, as yellow as trifoliate orange fruit, as black as soot, as red as stagnated blood or as white as dry bone, they are the signs of death; all these five complexions indicate approaching death. ③

    原文基于五行思维论述了五色与五脏之间的关系，一共呈现了"青如草兹""黄如枳实""黑如炲""赤如衃血""白如枯骨"五个原象，以及由这五个原象集合在一起提炼的整体象念——类象。原文预示死症的类象由五个原象构成，少了其中任何一个原象，这个类象就不完整。李译显示译者翻译了原文所有的原象，保证了类象构建模块的完整性。为保证译文类象陈述逻辑连贯，译者将"色"定性为"countenance"，从而防止译文读者将其误解为人体体表其他部位的气色。译者同时将"死"定性为"fatal"而非"dead"，并在其后添加"sign"，明确显示了中医当中位于人体内的脏腑与位于体外的征象之间的关系原理。由于原文"青如草兹"之后的四个原象都以省略句的形式呈现，为保译文逻辑连贯，译者在呈现这四个原象时都添加了"the countenance"，保证了原文类象原理陈述的连贯性。在翻译"此五色之见死也"时，译者添加了"are the fatal conditions"以提炼原文的五个原象，形成类象。对于上述所有添加的信息，译者都将它们植入了"［ ］"中，在行文层面对译文读者拓荒布道。此外原文在陈述五个原象时采用了五个结构一致的句子，层层推进，气势磅礴。尽管现代医学英语倾向于将五个简单句整合成一个复合句或者复杂句，但为了向译文读者呈现原文语篇特征，译文也采用了五个结构一致的单句。这不啻在文体层

① 中医出版中心. 黄帝内经素问［M］. 北京：人民卫生出版社，2012：49.

② LI Z G. Yellow Emperor's Canon of Medicine：Plain Conversion［M］. Beijing：World Publishing Corporation，2005：137.

③ YANG M S. New English Version of Essential Questions in Yellow Emperor's Inner Canon［M］. Shanghai：Fudan University Press，2015：57.

面对译文读者进行了一次拓荒布道。

杨译显示译者首先将原文相对独立的呈现五个原象的单句降格为"as…as…"型短语，然后将五个短语置于一个由"the complexion"作主语的"if"从句中，最后用"they are the signs of death"从五个原象中提炼类象。可以看出原文五个结构一致的单句构建的排比语篇被译者变成了英语中的复杂句语篇。译者如此处理不外乎是因为医学英语习惯用复杂句将与主题相关的所有信息串联起来，以逻辑连词显示相关信息之间的关系。就原象个数而言，译文将原文五个原象全部翻译，没有减损原文信息，但就原文文体风格而言，译文全然舍弃。可见西医学文体规约对译者类象翻译的操纵和使者交流型伦理倾向对译者的影响。杨译的这种策略降低了原文类象思维的翻译效果。因为原文每表述一个原象时，都会凸显"死"字，对读者发出了五次警示，给读者的感官予以强烈的冲击。译文将五个原象整合在一起，以一个"death"陈述体表征象与病症的关系，很大程度上失去了原文的警示意味，大大降低了对译文读者感官及思维的冲击效果。

（例73）圣人南面而立，前曰广明，后曰太冲，太冲之地，名曰少阴，少阴之上，名曰太阳，太阳根起于至阴，结于命门，名曰阴中之阳。中身而上，名曰广明。广明之下，名曰太阴，太阴之前，名曰阳明，阳明根起于厉兑，名曰阴中之阳。厥阴之表，名曰少阳，少阳根起于窍阴，名曰阴中之少阳。是故三阳之离合也，太阳为开，阳明为阖，少阳为枢。三经者，不得相失也，搏而勿浮，命曰一阳。①

李译：When the sages stand facing the south, the front is called Guangming [3], the back is called Taichong [4]. The place where Taichong starts is called Shaoyin and the place above Shaoyin is called Taiyang. Taiyang starts from Zhiyin and terminates at Mingmen [5], and therefore called Yang within Yin. The upper part of the body is called Guangming. The part below Guangming is called Taiyin. The part before Taiyin is called Yangming and Yangming starts from Lidui, thus known as Yang within Yin. The exterior of Jueyin is called Shaoyang which starts from Zuqiaoyin, known as Shaoyin within Yin. As to the separation and combination of Yin and Yang, Taiyang is responsible for opening, Yangming for closing and Shaoyang for pivoting. These three Channels should not repel each oth-

---

① 中医出版中心. 黄帝内经素问 [M]. 北京：人民卫生出版社，2012：33-34.

er. [If the pulse] beats without floating, [it] is called one Yang. ①

杨译: When a sage stands facing the south, the front is termed grandbright and the back is termed Taichong meridian. The route where Taichong runs is termed Shaoyin meridian and the route above Shaoyin is termed Taiyang meridian. Taiyang meridian starts from acupoint Zhiyin and terminates at acupoint Mingmen (Jingming), which is known as Yang in Yin. The upper region of the body is called grand-bright, the region below grandbright is termed Taiyin meridian, and the region in front of Taiyin is termed Yangming meridian. Yangming meridian starts from acupoint Lidui, which is known as Yang in Yin. The exterior of Jueyin meridian is termed Shaoyang meridian, starting from acupoint Zuqiaoyin, which is termed Shaoyang in Yin. As to individual and combinative conditions of triple-Yang, Taiyang meridian is associated with opening, Yangming meridian with closing and Shaoyang meridian with pivoting. These three Yang meridians shouldn't be separated one after another; if their pulses beat with no floating, they are collectively one Yang. ②

这《素问》借鉴《易经》拟象思维建构的人体三阴三阳系统。前者包括少阴、太阴、厥阴三个子系统，后者包括太阳、阳明、少阳三个子系统。在运用拟象思维构建人体三阴三阳系统时，《素问》使用了广明、太冲、少阴、太阳、至阴、命门、太阴、阳明、厉兑、厥阴、少阳、窍阴等共计 12 个术语。这些术语有的表示人体部位，有的表示人体穴位，有的则表示人体之气的运行经脉，见下表 9。

表 9 《素问》拟象系统术语李照国译文

身体部位	广明	Guangming
	太冲	Taichong

① LI Z G. Yellow Emperor's Canon of Medicine: Plain Conversion [M]. Beijing: World Publishing Corporation, 2005: 93.

② YANG M S. New English Version of Essential Questions in Yellow Emperor's Inner Canon [M]. Shanghai: Fudan University Press, 2015: 37-38.

穴位	至阴	Zhiyin
	命门	Mingmen
	厉兑	Lidui
	窍阴	Zuqiaoyin
经脉	少阴	Shaoyin
	太阴	Taiyin
	厥阴	Jueyin
	太阳	Taiyang
	阳明	Yangming
	少阳	Shaoyang

李译显示李照国对原文构建拟象系统的 12 个术语全部采用了音译，贯彻了他一贯执行的"凡是含有国情的概念均应音译"① 的原则，以及其对译文读者拓荒布道的坚持。由于此处需要添加的辅助性信息较长，译者改变了之前的文内注释策略，采用文后注释为主，文内注释为辅，一共使用了 4 处文后注释和 2 处文内注释。为协助译文读者理解"广明""太冲"对经脉阴阳属性的决定作用，李照国通过文后注释［3］指出"Guangming（光明）means exuberance of Yangqi（阳气）because the south pertains to Yang"②，通过文后注释［4］指出"Taichong（太冲）is the place that pertains to Yin（阴）"③。由于中国历代医家对"命门"的解释不统一，为消除歧义，李照国通过文后注释［5］"指出 Mingmen（命门）here is explained differently. One is that it refers to Mingmen Acupoint. The other is that it refers to the eyes"④，坚持他"译古如古"的原则。为协助读者理解原文三阳合一阳的论断，李照国通过文后注释［6］指出"'One Yang' means that the three Yang Jing（阳经，Yang Channels）coordinate with each

① LI Z G. Yellow Emperor's Canon of Medicine：Plain Conversion［M］. Beijing：World Publishing Corporation，2005：20.

② LI Z G. Yellow Emperor's Canon of Medicine：Plain Conversion［M］. Beijing：World Publishing Corporation，2005：293.

③ LI Z G. Yellow Emperor's Canon of Medicine：Plain Conversion［M］. Beijing：World Publishing Corporation，2005：293.

④ LI Z G. Yellow Emperor's Canon of Medicine：Plain Conversion［M］. Beijing：World Publishing Corporation，2005：293.

other and functionally combine into one"①。另外使用〔 〕添加 "If the pulse" 和 "it" 两处信息，在保证译文流畅的同时向译文读者彰显了原文文体特征。

可见李照国在这里依旧秉持他的拓荒布道型伦理倾向和"译古如古，文不加饰"的翻译原则。当然我们在此也需要指出原文中的 12 个术语中有的表示人体部位，有的表示人体穴位，有的表示人体之气的运行经脉。李照国将它们全部音译，这自然有助于对西方读者拓荒布道，但由于没有在相关术语后添加表示类属的信息，译文读者不一定能很好地理解他所使用的音译词的具体所指。如果他在音译词后面附上"〔 〕"植入相应注释来明确相关术语到底是表示人体部位、穴位，抑或经脉，译文的传播效果也许会更好。例如，他可以在表示穴位的音译词后添加〔xue〕或类似词，在表示经脉的音译词后添加〔mai〕或类似词，这样译文读者对相关译词的理解可能会更准确。

我们再看杨明山如何翻译《素问》拟象系统术语（见表 10）。

表 10 《素问》拟象系统术语杨明山译文

身体部位	广明	grandbright
	太冲	Taichong meridian
穴位	至阴	acupoint Zhiyin
	命门	acupoint Mingmen（Jingming）
	厉兑	acupoint Lidui,
	窍阴	acupoint Zuqiaoyin
经脉	少阴	Shaoyin meridian
	太阴	Taiyin meridian
	厥阴	Jueyin meridian
	太阳	Taiyang meridian
	阳明	Yangming meridian
	少阳	Shaoyang meridian

杨译显示译者在翻译《素问》传载的拟象思维时，依旧秉持使者交流型伦理倾向，依旧遵循着他在翻译《素问》中医生命体构成观、病理病因观时采取的策略，即以医学英语规约规范所有概念及语篇的翻译。先看杨译对拟象术语

---

① LI Z G. Yellow Emperor's Canon of Medicine：Plain Conversion〔M〕. Beijing：World Publishing Corporation，2005：293.

的翻译，译者对原文 12 个术语中的 11 个采取音译，但采用直译法翻译"广明"。这实在是令人费解，因为他完全可以采用"Guangming"这个音译词，这样 12 个术语的翻译会更加齐整。然而译者在此处使用了一个盎格鲁—撒克逊语汇，可见医学英语对译者潜移默化的操纵。使者交流型伦理倾向在杨译中的另一个明显的体现是对原文隐含于上下文中信息的处理方式。杨译采用增译将原文隐含信息明确显示了出来，但并不采用任何标记来告知译文读者相关信息在原文中没有对应的文字。例如，在翻译至阴、命门、厉兑、窍阴四个术语时，译者在每个术语后添加了"acupoint"，明确告诉译文读者它们都是表示穴位。在翻译少阴、太阴、厥阴、太阳、阳明、少阳六个术语时，译者在每个术语后都添加了"meridian"，明确告诉译文读者这些术语表示的都是经脉。然而，译者对于这些添加的信息都没有做任何标记。如此处理自然是为了顺应医学英语体裁规约，保证译文的流畅性。此外译者在术语音译词后所添加的信息属性也折射了其使者交流型伦理倾向。他用"acupoint"表穴位，"meridian"表经脉，这两个术语都是西医学术语，显现了译者即便采用音译，也在无意识间用西医解释中医。

（例 74）太虚寥廓，肇基化元，万物资始，五运终天，布气真灵，揔统坤元，九星悬朗，七曜周旋，曰阴曰阳，曰柔曰刚，幽显既位，寒暑弛张，生生化化，品物咸章。①

李译：It says that the borderless heaven is the primary source of the transformation［of all things］and the beginning of everything. The Wuyun（Five-Motions）moves in the heavens in cycles, distributing Zhenling（Primary and Genuine Qi for transformation）and generalizing Kunyuan（Primary Source for generation and transformation）. The Seven Stars are shining in the heavens, ［giving rise to the changes of］Yin and Yin［in everything］, ［variations of］firmness and softness［in the properties of things］, ［the order of］darkness and brightness［in different regions］and［the alternation of］cold and heat［in different seasons］.②

杨译：The universe is an endless space, the basis of creation, and the ori-

---

① 中医出版中心. 黄帝内经素问［M］. 北京：人民卫生出版社，2012：248.

② LI Z G. Yellow Emperor's Canon of Medicine：Plain Conversion［M］. Beijing：World Publishing Corporation，2005：733-735.

gin of all creatures; five phases are evolving round and round in the universe to distribute the genuine Qi and to control all the creatures on the earth. Nine stars twinkle high in the sky and seven luminaries are revolving around; so there are Yin and Yang change, property of soft and solid property, immergence or emergence in due position, cold and heat shifting according to the season and life and growth in nature lasting forever with various forms. ①

这是《素问》陈述其宇宙观的一段文字，告诉世人气是一切的本原。宇宙始于本原之气——太虚，在五运、九星、七曜催动下，本原之气分阴阳，之后生化出形态各异、属性不一的万物。"太虚""五运""气""九星""七曜""阴阳"在现实中并无具体的物象原型。它们交织在一起构建了一幅宇宙演化的大象象念。

李译显示对于"五运""坤元""七星""阴阳"等抽象的大象象念组建模块，译者以抽象对抽象，全部采用音译，在概念层面对译文读者拓荒布道。即便为协助读者理解这些概念，译者也在相关概念的音译词后分别添加"Five - Motions"，"Primary and Genuine Qi for transformation"等信息，并将它们全部植入"（）"当中，向译文读者明示原文没有用明确语汇陈述这些信息。另外，为保译文逻辑性在"曰阴曰阳"处添加的"giving rise to the changes of"和"in everything"，在"曰柔曰刚"处添加的"variations of"和"in the properties of things"等信息，译者都将它们植入［ ］中。可见译者依旧秉持之前在概念层面和行文层面对译文读者拓荒布道的伦理倾向。

相比之下，在使者交流型伦理倾向指引下产生的杨译则几乎见不到《素问》大象理论的民族属性。除了"阴""阳""气"等音译词已经被收录进 ISNTCM，"五运""真灵"等中国古代科技术语在杨译中都失去了民族属性。"五运"被简化成了"five phases"（五个阶段），"真灵"概念被舍弃，"太虚"则被简化成了"university"及"space"，与原著中的以混沌元气为核心的太初状态相去甚远。

（2）五行思维英译策略

《素问》的象思维与五行思维彼此结合，象中有五行，五行中有象，一起构建了《素问》的诊治方略观。秉持拓荒布道伦理倾向的李照国和秉持使者交流

---

① YANG M S. New English Version of Essential Questions in Yellow Emperor's Inner Canon ［M］. Shanghai: Fudan University Press, 2015: 350.

型伦理倾向的杨明山在翻译五行思维时又采取了何种翻译策略？

（例75）五行者，金木水火土也，更贵更贱，以知死生，以决成败，而定五藏之气，间甚之时，死生之期也。①

李译：The Wuxing is composed of Jin（Metal），Mu（Wood），Shui（Water），Huo（Fire）and Tu（Earth），the dominating and declining changes of which［are helpful for making prognosis］，judging success and failure［of treatment］，understanding the Qi of the Five Zang-Organs，［ascertaining the time when］a disease becomes alleviated or worsened，and foretelling the date of impending death.②

杨译：Five elements are metal，wood，water，fire and earth. They dominate or are dominated among themselves alternatively，by which doctors can predict death and life and expect the prognosis，and meanwhile doctors can analyze the Qi of five solid viscera，determine the timing of cure or progression and predict the date of death and life.③

李译显示译者继承了原文以简单句陈述医理的模式。虽然医学英语惯用复杂句串联信息，但李译仍以简单句为主构建译文语篇，在中医句法层面对译文读者拓荒布道。就五行组建模块而言，译者认为金、木、水、火、土为带有语言国情属性的五个概念，于是采用音译将它们翻译为 Jin、Mu、Shui、Huo、Tu。译者虽然在这五个译词后面附上"（ ）"，依次注入 Metal、Wood、Water、Fire、Earth 五个英文词汇，但没有用后者取代前者。这显示译者在翻译《素问》五行思维时仍然坚持在概念层面对译文读者拓荒布道，传播原汁原味的中医医理。译者借助"［ ］"在"更贵更贱"后添加"are helpful for making prognosis"这个信息，向读者明晰此处的五行为医学诊治维度的五行，而非天体运行或其他维度的五行。译者还借助"［ ］"在"以决成败""间甚之时"处分别添加"of treatment""ascertaining the time when"等信息以告知译文读者五行思维在中医诊治方略中的功用。这种信息添加方式一方面能够协助译文读者理解《素问》

---

① 中医出版中心. 黄帝内经素问［M］. 北京：人民卫生出版社，2012：96.

② LI Z G. Yellow Emperor's Canon of Medicine：Plain Conversion［M］. Beijing：World Publishing Corporation，2005：297.

③ YANG M S. New English Version of Essential Questions in Yellow Emperor's Inner Canon［M］. Shanghai：Fudan University Press，2015：129.

五行医理，另一方面也在行文层面对他们拓荒布道。

同李译相比，杨译遵从了现代医学英语规约，以复杂句构建译文语篇，放弃了原文的文体风格。对于秉持拓荒布道型伦理倾向的李照国所认为的带有中国语言国情属性的金、木、水、火、土五个概念，译者没有凸显其语言国情属性，没有采用音译，而是直接用"metal""wood""water""fire""earth"替代。这五个词的后面没有附带注释，也没有采用首字母大写或其他表示特殊含义的方法。很明显译者在这里是用现代医学英语阐释中医医理，尽量将中医拉近西医，秉持着使者交流型伦理倾向。但源自这种伦理倾向的五行翻译策略很容易令译文读者误认为五行就是金属、木材、水、火以及土五种自然界物质。而事实上《素问》五行思维范畴内的五行表示的不是五种自然界物质，而是五种属性。每种属性领域内都包括成千上万种物质，且各种物质在形态上存在巨大的差异。不难看出杨译在使者交流型伦理倾向的影响下采用的五行概念翻译策略很难令译文读者与《素问》五行概念之间的交流取得其预期的效果。再看看杨译对五行模块关系的翻译。译者在串联原著医理时添加了阐释性信息，如"alternatively""meanwhile"等都属于增译类信息，但译者没有做出任何明示，唯恐逾越了现代医学英语规约。这种唯现代医学英语规约是从的伦理倾向使得杨译将表示"五行之间有互相制约的盛衰变化"① 的"更贵更贱"翻译成了"dominate or are dominated among themselves alternatively"，删除了原著中的盛衰之意，这势必令《素问》与译文读者之间的交流效果大打折扣。

（例76）东方生风，风生木，木生酸，酸生肝，肝生筋，筋生心，肝主目。其在天为玄，在人为道，在地为化。②

李译：The east produces wind [25], the wind promotes [the growth] of trees, the trees produce sour [taste], the sour [taste] nourishes the liver, [the blood stored in] the liver nourishes the sinews [26], the sinews nourish the heart and the liver controls the eyes [27]. Such [mysterious variation] appears as Xuan [28] (abstruseness) in the heavens, Dao [29] (rules or principles) in human beings and Hua [30] (transformation) in the earth. ③

杨译：In the east the wind springs up that vitalizes wood, the wood is

---

① 王洪图，贺娟. 黄帝内经素问白话解 [M]. 北京：人民卫生出版社，2005：163.
② 中医出版中心. 黄帝内经素问 [M]. 北京：人民卫生出版社，2012：24.
③ LI Z G. Yellow Emperor's Canon of Medicine：Plain Conversion [M]. Beijing：World Publishing Corporation，2005：63-65.

brewed into sour that moistens liver, liver governs sinews that boost heart, and liver determines the eyes. Such wonderful variations are manifested as the cosmology in the heavens, the law among human beings, and transformation on the earth. ①

　　这是《素问》中一段论述五行相生理论的文字。五行是由五方（东南中西北）、五气（风、热、湿、燥、寒）、五行（木、火、土、金、水）、五味（酸、苦、甘、辛、咸）、五脏（肝、心、脾、肺、肾）、五体（筋、血、肉、皮/毛、骨）、五窍（目、舌、口、鼻、耳）、五色（苍/青、赤、黄、白、黑）、五音（角、徵、宫、商、羽）、五声（呼、笑、歌、哭、呻）、五动（握、忧、哕、咳、栗）以及五志（怒、喜、思、忧、恐）组成的一个庞大的循环系统。在这个系统中，每个模块彼此相生相克，不可或缺，少了任何一个模块，五行运行就不完善。

　　例76原文呈现的是由五方（东）、五气（风）、五行（木）、五味（酸）、五体（筋）、五脏（肝）构建的五行系统。李译显示对于上述模块，译者一个不漏地呈现在了译文当中。就《素问》医理翻译而论，秉持拓荒布道型伦理倾向的李照国认为"玄""道""化"为折射中医民族属性的概念，因此采用音译方法翻译。为协助译文读者理解《素问》五行相生医理，译者通过在"（）"内添加"abstruseness""rules or principles""transformation"等阐释性信息，在文后通过尾注［28］、［29］、［30］对"玄""道""化"作进一步的阐释，帮助他们理解相关概念。同时通过尾注［27］"'The liver controls the eyes' means that the Ganqi（肝气，Liver-Qi）reaches the eyes and the expressions of the eyes reveal the functional states of the liver"协助读者理解为何"肝主目"。译者宁可不厌其烦地采用"（）"加英文现行解释或文后附带英文现行解释的方法，而不是采用西方汉学界的现行解释，就是为了防止在翻译过程中导致中医解释的西医化，足见其在概念层面对译文读者拓荒布道的努力。就《素问》语篇翻译而论，原文是由多个简单句平行并置，层层顶真的语篇，译文也以简单句为主体构建语篇。即便译者在阐释原著医理时添加了必要的阐释性信息，他也是竭力将阐释性信息融入简单句，而不是运用现代医学英语常用的复杂句，足见其在句式层面对译文读者拓荒布道的努力。

---

① YANG M S. New English Version of Essential Questions in Yellow Emperor's Inner Canon ［M］. Shanghai：Fudan University Press, 2015：28.

纵观杨译，我们首先感受到的是一股医学英语风范。尽管原文中有"玄""道""化"等带有中医独特医学哲理的概念，我们在译文中却见不到一个音译词。在杨译中，上述三个概念被翻译成"cosmology""the law""transformation"。这清楚地显示着杨译直接从盎格鲁—撒克逊语汇中选择语汇来翻译带有中医民族属性的概念，存在将中医医理归化为西医医理的倾向。在阐释原文五行模块之间的相生原理时，杨译尽一切可能使用复杂句串联信息。如"木生酸""酸生肝""肝生筋""筋生心"两组顶真模块在杨译中被整合成了"the wood is brewed into sour that moistens liver""liver governs sinews that boost heart"一个顶真模块。此外为了确保译文行文流畅，译者竭力避免使用阐释性信息。如"肝生筋"在原著中的意思是"肝脏气血能营养筋脉"，杨译却将之简单化为"liver governs sinews"。译文读者仅凭这三个单词只怕很难明白为何"肝生筋"。可见无论是在概念阐释层面还是在语篇风格翻译层面，杨译都是在西医学医理及文体图式框架内实施翻译，可见使者交流型伦理倾向对其《素问》诊治方略观翻译的影响。

4. 中医文体英译策略

拓荒布道无疑具有巨大的开创意义，但同时也面临着巨大的风险。因此拓荒者往往会采取循序渐进的策略，先实施一部分拓荒任务，接着评估拓荒效果，再视效果来决定是否实施新的拓荒任务。秉承拓荒布道型伦理倾向的李照国也遵循了这一路径，没有一次性对读者进行全方位的拓荒，而是将拓荒范围聚焦于《素问》生命体构成观、病理病因观以及诊治方略观三个领域。对于《素问》传载的中医文体，译者采取了部分拓荒的策略，部分呈现原著的句式结构，暂不考虑原著的韵文语篇。秉持使者交流型伦理倾向的杨明山由于一直以医学英语语篇规范来主宰《素问》文体的翻译，他尽一切可能使用复杂句串联原著医理信息，自然也就不会去呈现原著的韵文语篇。且看李译和杨译对《素问》五种韵文语篇的翻译。

（例 77）OAOA：吸则内针，无令气忤，静以久留，无令邪布，吸则转针，以得气为故，候呼引针，呼尽乃去。①

李译：[When the needles are inserted, cares should be taken] to prevent reverse flow of Qi and [the needles] are retained [to wait for the arrival of Qi]. The needles are rotated [when the patient] breathes in for the purpose of De-

---

① 中医出版中心. 黄帝内经素问［M］. 北京：人民卫生出版社，2012：116.

qi. The needles are withdrawn [when the patient] breathes out.①

杨译：At the start of inhalation, needles are inserted and Qi reversal should be prevented; at resting needles are retained and evil Qi spreading should be prevented; at the start of inhalation, needles are rotated to wait for Qi arrival as a goal; during exhalation, needles are withdrawn slowly till the end of exhalation. Thus the major evil is discharged outside.②

原文为诗歌体语篇，由八个小句组成。李译没有在文句数量上与原文对应。译文由四个句子组成，其中第一个句子将原文一、二、三、四句整合在一起，第二句将原文五、六两句整合在一起，第三句则整合了原文第七句和第八句。在原文中，"吸则转针"前面的逗号将八个小句分成两个部分。两部分都采用"OAOA"的押韵模式，偶数行押韵［u］，奇数行不押韵。李译由于只有三句（即便以逗号+句号的方式计数也只有五句），所以不可能做到两组"OAOA"，虽然译文一、二两句也是以［i］收尾。

再看杨译对原文韵文语篇的呈现方略。原文第二个分号将整段文字分割成两个OAOA组合，两个组合都是偶数行押韵，韵脚相同，都是［u］。我们同样将译文中的第二个分号视为译文整段信息的切割点。那么切割点前面的四个信息模块中的二、四行押韵，韵脚是［d］，切割点后面的四个信息模块没有押韵。是译者在这里真的无法做到六、八行押韵吗？其实未必，因为有其他译者（如文树德）在六、八行做到了押韵。真正的原因应该是《素问》的韵文语篇不符合译者顺应的医学英语语篇规约。

（例78）AAOA：*形乎形，目冥冥，问其所病，索之于经。*③

李译：Xing (shape) refers to the external front which can only reveal something general. [However,] inquiring the cause of a disease and examining [the changes of] the Channels will make it easy for one to understand [the pathological

---

① LI Z G. Yellow Emperor's Canon of Medicine: Plain Conversion [M]. Beijing: World Publishing Corporation, 2005: 359.

② YANG M S. New English Version of Essential Questions in Yellow Emperor's Inner Canon [M]. Shanghai: Fudan University Press, 2015: 154-155.

③ 中医出版中心. 黄帝内经素问 [M]. 北京：人民卫生出版社，2012：114.

changes of the patient].①

杨译：The so-called physique is something exposed outside that is sometimes hard to be seen；however，after inquiry about the case history and examination of meridians，it can be disclosed clearly；②

原文由四个小句子组成，一、二、四句押同一个韵脚［ing］。李译改原文四句为两句（即便以逗号+句号的方式计数也只有三句，况且"however，"也无法视为一个句子），没有采用押韵。这显示译者没有在韵文语篇层面对译文读者拓荒布道。

杨译将原文一、二两句整合在一起，改原文四句为译文三句，使原文AAOA的韵式特征荡然无存。不仅如此，译者还按照西医学行文规范在译文中添加了"that""however""it"等词以表示各个信息模块之间的逻辑关系，但没有以任何方式告知译文读者这些词语表示的信息在原文中不是以文字的形式显现，显示了他的使者交流型伦理倾向。

（例 79） AOAO：太阳脉至，洪大以长；少阳脉至，乍数乍疏；阳明脉至，浮大而短。③

李译：Taiyang pulse is full，large and long；Shaoyang pulse is either rapid or slow；Yangming pulse is floating，large and short. ④

杨译：Taiyang pulse comes forcefully and largely with long sense；Shaoyang pulse comes suddenly rapidly and suddenly slowly；Yangming pulse comes floatmgly and largely with short sense. ⑤

原文共计六句，奇数行押［i］韵，偶数行不押韵。李译将原文六句整合为三个分句，三个分句没有以相同韵脚收尾。这说明译者没有呈现原文 AOAO 式

① LI Z G. Yellow Emperor's Canon of Medicine：Plain Conversion ［M］. Beijing：World Publishing Corporation，2005：349.
② YANG M S. New English Version of Essential Questions in Yellow Emperor's Inner Canon ［M］. Shanghai：Fudan University Press，2015：152.
③ 中医出版中心. 黄帝内经素问 ［M］. 北京：人民卫生出版社，2012：78-79.
④ LI Z G. Yellow Emperor's Canon of Medicine：Plain Conversion ［M］. Beijing：World Publishing Corporation，2005：233.
⑤ YANG M S. New English Version of Essential Questions in Yellow Emperor's Inner Canon ［M］. Shanghai：Fudan University Press，2015：103.

语篇特征。杨译也是将原文六个小句整合为三个分句。一、三两个单句以相同韵脚［i］收尾，但译者没有努力将第二个单句也翻译成以［i］收尾的句子，可见杨译无意呈现原著的韵文语篇。

（例80）ABAB：死阴之属，不过三日而死；生阳之属，不过四日而已。①

李译：Diseases of Siyin（Dead-Yin）will lead to death in three days and diseases of Shengyang（Live-Yang）can be cured in four days. ②

杨译：The patient with dead Yin would die in three days；the patient with generative Yang would recover in no more than four days. ③

李译将"死阴""生阳"分别译为"Siyin（Dead-Yin）""Shengyang（Live-Yang）"，这显示译者在拓荒布道型伦理倾向的影响下竭力呈现原文韵文语篇中折射中医民族属性的内容。译文以一个句子整合原文四个小句的做法显示译者没有在中医韵文语篇层面对读者拓荒布道。杨译将原文由四个小句构建的韵文语篇整合为两个单句，两个句子以相同韵脚［z］收尾。由于原文是奇数行和偶数行各押一个韵，杨译两句虽然以同样的韵脚收尾，但呈现的不是原文 ABAB 语篇特征，它的押韵只是一种巧合。

（例81）AAAA：所谓逆四时者，春得肺脉，夏得肾脉，秋得心脉，冬得脾脉，④

李译：The so-called disagreement［of the pulse］with［the changes of］the four seasons refers to appearance of Lung-Pulse in spring，Kidney-Pulse in summer，Heart-Pulse in autumn and Spleen-Pulse in winter. ⑤

杨译：The so-called pulses reversing four seasons are that lung pulse appears in spring，kidney pulse appears in summer，heart pulse appears in autumn

① 中医出版中心. 黄帝内经素问［M］. 北京：人民卫生出版社，2012：37.
② LI Z G. Yellow Emperor's Canon of Medicine：Plain Conversion［M］. Beijing：World Publishing Corporation，2005：103.
③ YANG M S. New English Version of Essential Questions in Yellow Emperor's Inner Canon［M］. Shanghai：Fudan University Press，2015：3.
④ 中医出版中心. 黄帝内经素问［M］. 北京：人民卫生出版社，2012：87.
⑤ LI Z G. Yellow Emperor's Canon of Medicine：Plain Conversion［M］. Beijing：World Publishing Corporation，2005：261.

and spleen pulse appears in winter. ①

　　原文由五个小句子组成,"所谓逆四时者"之后的四个小句子押同一个韵脚 [ai]。李译文将原文五句整合成一句(即便以逗号+句号的方式计数也只有三句),自然无法展现原文的韵律特征。可见译者在此没有对译文读者进行中医韵文语篇层面的拓荒布道。杨译将原文五句整合为一句,也没有押韵。不仅如此,杨译文第一句中的"pulses"和"that",第三句中的"and"明明在原文中没有对应词,是译者根据医学英语规约所添加的词,但译者没有用恰当的方式告知译文读者。可见宣称译文在"句式与语序尽量尊重古文",翻译"尽取古风译略"的杨译僵硬地遵照西医医学英语的体裁规约应对《素问》中医文体,不敢有一丝一毫的逾越,再一次显现了他的使者交流型伦理倾向。

五、本章小结

　　本章从伦理学视域比读了李照国和杨明山两位国内译者的《素问》英译伦理倾向。研究先从成长社会伦理环境、人生际遇、《素问》英译活动社会伦理环境三个维度探究两位译者《素问》英译伦理倾向。就成长社会伦理环境而论,从李照国出生到成年这一段时间,他一直身处一种重视、支持中医药发展的社会伦理环境当中。从李照国一接触到医学即选择中医,后来以向西方世界传播中医药文化为己任的人生际遇可以看出,他对中医药有着强烈的认同感和使命感。这种使命感使得他意识到自己有义务探索中医药文化外宣的规律,向西方世界全面呈现中医药文化的本质面貌。就《素问》英译活动社会伦理环境而论,在李照国英译《素问》期间,中医药处于更加良好的社会伦理环境当中。国家对内颁布实施多项支持、规范中医药发展的法律、方针、政策,对外实施"中医药走出去"战略。三个属性高度类似的构建模块最终促使李照国构建了一种旨在打破西方读者原有思维的桎梏,向西方世界展示中医药文化真实面貌,弘扬中医药文化的拓荒布道型伦理倾向。

　　与中医药文化统摄李照国伦理倾向三个构建模块不同的是构建杨明山伦理倾向的三个模块内部一直充斥着中医和西医的矛盾和竞争。在杨明山的成长社会伦理环境中,西医是主导性要素。在杨明山的人生际遇中,西医学统治了前半段,后来中医学进入了他的医学视野,且获得了青睐。在杨明山《素问》英

---

① YANG M S. New English Version of Essential Questions in Yellow Emperor's Inner Canon [M]. Shanghai: Fudan University Press, 2015: 30.

译社会伦理环境中，中医学是主导性要素，但西医影响力依旧存在。三个属性复杂的模块使得杨明山不愿意在翻译过程中明确自己的医学文化归属。他竭力弱化《素问》的文化属性、民族属性，称这部典籍传载的医学科技为东方医学，而非中医学。杨明山意欲立足东西方医学文化的相似性实施翻译，做东方医学与西方医学交流的使者，但是长年的西医临床经历以及医学英语教学研究经历已经在其医学认知领域留下了医学"先识"和"前理解"。这使得杨明山对中医的理解和研究非常受限于西医学"图示框架"，促使他最终构建出一种使者交流型伦理倾向。

在拓荒布道型伦理倾向的指引下，李照国主要以人民卫生出版社出版的文言文版本《素问》为翻译蓝本，基于原文内容全面翻译原著呈现的中医生命体构成观、病理病因观、诊治方略观。在翻译策略层面，李译以"译古如古，文不加饰"为指导原则。李译采用文言文、今译文、英译文并置的版面布局，强烈冲击了英语读者对中医典籍英译本的认知，最大限度地覆盖了译本拓荒布道的范围。对折射中医本质属性的概念，李译多采用音译加文内注释的策略，一小部分采取直译及意译加注的策略。李译最大限度地保持原作的写作风格、思维方式和主旨，不片面追求英语流畅性。李译以直译为主、意译为辅，在译文中视准确传达原文理念之需要植入解释性、补充性内容，同时用相关符号将这部分内容与其他内容区分开，在中医医理概念层面对译文读者拓荒布道。对于《素问》文体特征，李译选择部分翻译，很多时候呈现了原著使用简单句构建语篇的特征，暂缓在中医韵文语篇层面对译文读者拓荒布道。秉持使者交流型伦理倾向的杨明山以《素问》今译本为原文文本，全面翻译了《素问》生命体构成观、病理病因观以及诊治方略观的现代西医化阐释。对于折射中医本质属性的概念，杨译没有凸显术语的民族属性，英译选词主要采用文艺复兴前的盎格鲁—撒克逊语汇。杨译顺应医学英语规约，以复杂句串联原著医理信息，不添加任何文内注释或文后注释。所有为协助译文读者理解原文所添加的阐释性信息与译文其他信息融为一体。对于《素问》文体，杨译则基本不顾。

第七章

结论

　　本研究借鉴中西方伦理学发展成果，以《黄帝内经·素问》为语料，建构了伦理学视域下《黄帝内经·素问》英译译者伦理倾向研究理论框架。本研究运用该理论框架系统探析了《素问》的西方译者、华裔译者和国内译者的伦理倾向，比读了三类译者的伦理倾向在《素问》英译各个层级的体现以及对《素问》中医本质元素英译的影响。希冀本研究能为中医典籍英译事业提供启示，为国家"中医药走出去"战略和"中国文化走出去"战略的实施提供助益。

一、主要发现

（一）《黄帝内经·素问》译者伦理倾向

1. 译者伦理倾向构成元素

　　"主观的善和客观的、自在自为地存在的善的统一就是伦理。"[1] 彭萍指出[2] 在这里"主观的善"为个体伦理，"客观的、自在自为地存在的善"为社会伦理。围绕《素问》英译活动的社会伦理主要由译者所处的地域，所属的民族及时代围绕中医药的社会意识形式、社会思潮以及社会心理三部分组成。《素问》译者的个体伦理由译者的家庭背景、教育经历、成长经历、人生际遇等元素构建。由于作为伦理主体的译者一直被其所处的社会伦理环境环绕，社会伦理会渗透在其个体伦理构建所立足的所有元素当中。二者最终融合为构建《素问》译者伦理倾向的三个模块，即译者成长社会伦理环境、译者人生际遇以及译者《素问》英译活动社会伦理环境。译者成长社会伦理环境主要体现为译者成长时段围绕中医药的社会心理、社会思潮以及指涉中医药的法律、法令、方针、政策等。译者人生际遇主要体现为译者同《素问》、中医药以及中国文化的交往。译者《素问》英译活动社会伦理环境主要体现为该译者《素问》英译期间围绕

---

[1]　黑格尔. 法哲学原理［M］. 张企泰，范扬，译. 北京：商务印书馆，1961：62.

[2]　彭萍. 伦理视角下的中国传统翻译活动研究［M］. 北京：外语教学与研究出版社，2008.

中医药的社会心理、社会思潮以及指涉中医药的法律、法令、方针、政策等。

2. 译者伦理倾向类型

《素问》的六位译者融合各自成长社会伦理环境、人生际遇以及《素问》英译活动社会伦理环境构建了各自的伦理倾向。威斯是日耳曼民族知识分子。她的成长社会伦理环境、人生际遇以及《素问》英译活动社会伦理环境都呈现出一种西医俯视中医的态势，故威斯最终构建了一种西医俯视型伦理倾向。文树德是日耳曼民族知识分子，在文树德成长期间，中医药在德国所处的社会伦理环境虽然较威斯成长时代有所改善，但仍旧处于遭质疑、被排斥的伦理环境中。在文译《素问》活动开展期间，中德中医药交流较威斯时期有了较大的拓展，中医药在德国所处的社会伦理环境得到了很大改善。文树德的人生际遇与中医药及中国文化缔结了深厚的缘分。这一切使得文树德最终构建了一种学人启智型伦理倾向。倪懋兴生于中国大陆，主要成长于中国台湾，后移民美国，成了美国华裔阶层的一员。在倪懋兴成长期间，中医药所处的社会伦理环境日渐恶化，被西医强势排挤。倪懋兴学医道路上的两次转变使得他对《素问》的阐释深受西医学影响。其华裔族群中医师的身份使得他多数时候对西方主流社会伦理妥协，但有时又有突破这种伦理的需求。倪懋兴《素问》英译活动处于美国社会反华、反中国文化的社会伦理环境当中。以上种种因素促使倪懋兴聚焦于《素问》中的中医临床技术的翻译，最终构建出了一种医师实用型伦理倾向。吴译本主译吴奇出生并成长于中国大陆，移民美国不久即翻译《素问》。在吴奇成长期间，其所处区域的中医在发展过程中虽然经历了不少波折，但总体处于良好的社会伦理环境当中。吴奇自幼结识中医，青睐中医。在翻译《素问》之前，吴奇浸润中医数十年。吴氏父子在美国的《素问》英译活动处于西医贬抑、防范中医文化的社会伦理环境当中，这使得译者有时不得不对西医有所妥协。但吴氏父子没有完全顺从西医文化，而是以译者成长社会伦理环境和人生际遇构建了一种中医医理传输型伦理倾向。李照国的成长社会伦理环境、人生际遇以及《素问》英译活动社会环境伦理三个模块属性高度一致，都对中医药奉行支持、助推的伦理态度。李照国的《素问》英译是国家"中医药走出去"项目的一部分，肩负着向西方世界传播中医文化本色的使命。这些因素使得李照国最终构建了一种拓荒布道型伦理倾向。杨明山成长于一种西医碾压中医的社会伦理环境当中。他先学西医，后习中医的人生际遇使得他对中医的理解与阐释受限于西医图式框架。中华民族知识分子的身份又使得杨明山在翻译过程中不可能完全从西医视角解读中医。上述元素之间的矛盾与冲突使得杨明山最终构建了一种使者交流型伦理倾向。

（二）译者伦理倾向对《黄帝内经·素问》英译的影响

本研究发现《素问》译者的伦理倾向对其英译的影响主要体现在原文文本、

英译内容以及英译策略三个层面。

1. 原文文本层面

秉持西医俯视型伦理倾向的威斯没有选择最权威版本的《素问》为原文文本。秉持医师实用型伦理倾向的倪懋兴不明示其翻译立足的原文文本。以学人启智型伦理倾向为指引的文树德力争西方世界呈现原汁原味的中医，他选择了最权威的顾本《素问》为原文文本，同时本着对原著求真的理念对翻译蓝本进行了大量的考证。以中医医理传输型伦理倾向为指引的吴氏父子也选择了顾本《素问》为范本，并对范本进行了大量考证，且以校订后的范本为原文文本。受拓荒布道型伦理倾向影响的李照国以顾本《素问》为基础实施翻译，同时参考其他版本的《黄帝内经》，将"刺法论"和"本病论"列入翻译的原文文本。受使者交流型伦理倾向影响的杨明山以顾本《素问》西医化了的现代阐释本为原文文本。

2. 英译内容层面

本研究跳出了既往《素问》翻译研究偏重微观研究的桎梏，从宏观层面探究《素问》所传载的中医学区别于西医学的本质元素的翻译。《素问》传载的中医本质元素涵盖中医生命体构成观、病理病因观、诊治方略观以及中医文体四个领域。"气""阴""阳"是中医生命体构成观的主要构件。"风"是中医病理病因观中最区别于西医学的模块。象思维和五行思维是中医在诊治方略层面区别于西医的主体。简单句为主的句式以及 OAOA、AOAO、AAOA、ABAB、AAAA 五类韵文语篇是中医典籍在文体层面区别于西医典籍的主要特征。

受各自伦理倾向的影响，六位译者对《素问》英译内容的选择也有所不同。秉持西医俯视型伦理倾向的威斯没有完整地翻译中医生命体构成观、病理病因观、诊治方略观内容，全然无视《素问》的中医文体。秉持医师实用型伦理倾向的倪懋兴聚焦于《素问》中的中医临床实用技术，依据自己及译文受众所需从原著论述中医生命体构成观、病理病因观、诊治方略观的内容中选取特定的内容翻译。倪懋兴还视其职业实用所需整合所选内容，重新设定章节主题，插入原著章节主题外的内容，搁置《素问》中医文体。吴氏父子以中医医理传输型伦理倾向为指引，全面翻译了原著中医生命体构成观、病理病因观、诊治方略观内容，没有翻译《素问》中医文体。杨明山以使者交流型伦理倾向为指引，翻译的是《素问》被西医化阐释了的中医生命体构成观、病理病因观、诊治方略观内容，也没有翻译《素问》中医文体。以拓荒布道型伦理倾向为指引的李照国全面翻译了《素问》的中医生命体构成观、病理病因观、诊治方略观内容，努力呈现了《素问》中医文体中的简单句语篇，暂未翻译韵文语篇。以学人启智型伦理倾向为指引的文树德全面翻译了《素问》生命体构成观、病理病因观、诊治方略观的内容以及中医文体。

3. 英译策略层面

受西医俯视型伦理倾向影响的威斯在《素问》英译中奉行"以西译中"的总体原则，对中医本质元素的翻译不够严谨。在中医概念层面，威译基本从西医学视角阐释中医医理，缺乏统一的翻译策略。同一种概念译名不统一，频繁采用一个译名翻译不同的中医概念，导致译文存在不少错误。在句式层面，威译全面归化，以现代医学英语复杂句整合原著以简单句构建的语篇，全面掩盖原著韵文语篇。受医师实用型伦理倾向影响的倪懋兴以最便于目标读者获取中医临床技术为总体原则，采取摘译、节译为主，其他翻译方法为辅的策略。对于折射中医本质属性的概念，倪译基本采用意译策略，但对中医学最重要的概念——气采用音译为主，意译为辅的策略。在句式层面，倪译全面西化，以医学英语复杂句整合原著简单句。在篇章层面，倪译全然无视原著韵文语篇。以中医医理传输型伦理倾向为指引的吴氏父子采用原著文言文和英译文并置的版面布局。一方面向译文读者明示吴译立足的原文文本，另一方面便于译文读者区分译者在译文中添加的阐释性内容。吴译以阐释性翻译策略为主，在原著中医医理框架允许范围内对原著内容做大量的补充说明，以便译文读者理解原著医理。对于折射中医本质属性的概念，吴译主要采用西方汉学界的流行术语，通过添加限定性信息（文内解释）以更好地传输概念中的中医本质性元素。在句式及篇章层面，吴译聚焦于中医医理的阐释性传输，不重原著句式及篇章特征的再现。以使者交流型伦理倾向为指引的杨明山对中医本质元素的翻译，受限于其长年浸润的西医学的图式框架的影响。在概念翻译层面，杨译尽量从西医学盎格鲁—撒克逊语汇中选择译词，而非采用音译。在句式篇章层面，杨译顺应现代医学英语体裁规约，主要以复杂句整合原著文句，改原著韵文语篇为无韵语篇。为确保译文篇章结构紧凑，行文流畅，杨译对增加的辅助型信息不做任何标记，直接将其融入译文主体内容，有时甚至减少必要的阐释信息。李照国以拓荒布道型伦理倾向为指引，在翻译中坚持"译古如古，文不加饰"的原则。李译同时设置《素问》的文言文、今译文以及英译文，在内容布局层面给予译文读者前所未有的视觉冲击。虽然译本中设置了今译文，但李译以文言文为翻译平台，在中医医理、中医概念层面、中医典籍句式层面对译文读者实施规模宏大的拓荒布道。就中医概念翻译而论，李译全面采用音译以凸显概念的民族属性，同时使用"（）"植入西方汉学界对相关概念的流行解释，以协助译文读者理解相关概念。就句式及篇章翻译而论，李译直译为主，意译为辅，竭力呈现《素问》短句为主的特征。此外，李译还使用各种标记符号以显示译文中添加的各类辅助性信息。文树德以学人启智型伦理倾向为指引，在翻译中秉持"以中译中"的总体原则。文译对折射中医本质属性的概念采用音译，同时视译文读者理解需求在译文中植入足量的注释和脚注。文译使用特殊符号来标记文内注释，以告知译文读者相关信息的属性以及在原著中的呈现方式。在句式层面，文译基本采用直译，以短句译短句，全面呈现原著的简单句文体风格。在篇章层面，文译以韵文对韵文，尽一切可能呈现原著的韵文语篇，且在排版层面凸显原著的韵文语篇特征。

"图书馆馆藏量能衡量图书的文化影响。"① 学者们②曾通过检索 Worldcat（世界上最大的图书书目数据库）来调查威、倪、吴、李、文五位译者的《素问》译本在英语世界的接受状况。由于学者们开启研究时杨译刚在国内出版，尚未被 Worldcat 收录，因此他们的研究没有包括杨译。调查结果显示五个译本馆藏数量高低顺序为文（1726 本）、威（1044 本）、倪（207 本）、李（28 本）、吴（27 本），也就是说文译最受英语世界读者的欢迎。威译首版于 1949 年，文译首版于 2011 年。也就是说文译在 6 年（以调查结果公布年份即 2017 年为基准年）中收获的影响力超过了威译近 70 年收获的影响力。文译秉持学人启智型伦理倾向，以中译中，以对原著求真为宗旨，力争将原汁原味的中医传播至英语世界。威译秉持西医俯视型伦理倾向，以西译中，意图用西医归化中医。文译对威译的胜出显示在当下中西方文化交流语境下，译者在翻译中秉持以中医原著为导向的伦理倾向是可以让译本在英语世界取得良好的接受效果的。这主要是因为广义的伦理的民族性，即伦理的世界性决定了随着西方世界与中国之间的交流日益扩大、加深，他们会越来越多地吸收中医药文明中的合理成分，并将之融入自己的社会伦理之中。这就会为译者构建"以中译中"的伦理倾向提供越来越有利的社会伦理环境。由此可见中医典籍英译是一个随着时间的推移，随着中西方交流的拓展而不断开展的翻译—复译过程。有志于中医典籍英译的译者，尤其是国内译者要具备时代敏感性，积极探究西方社会伦理中的世界性元素以及西方世界医学观念与中医药文化的契合度，力争使中医药典籍的每一次英译、复译都能比上一次呈现更多的中医本质元素。

二、对中医典籍英译的启示

译者伦理倾向对《素问》英译的影响对中医典籍英译有着重要的启示。

1. "以中译中"导向性译者伦理倾向

从 1949 年威译本首版到 2015 年杨译本问世，《素问》英译前后持续了近 70

---

① 何明星. 莫言作品的世界影响地图：基于全球图书馆收藏数据的视角 [J]. 中国出版，2012 (21)：12-17.

② 殷丽. 中医药典籍国内英译本海外接受状况调查及启示：以大中华文库《黄帝内经》英译本为例 [J]. 外国语 (上海外国语大学学报)，2017，40 (5)：33-43.

年。在这近 70 年的时间内，中国同西方世界之间交流的广度和深度都在不断提升，为在伦理的民族性当中融入世界性元素提供了越来越多的契机。当然这种提升并不是严格按照时间的先后顺序，而是一种螺旋式的提升。1949 年诞生的威译本"以西译中"，充斥着对中医的西式解读、同化及改写。20 世纪 90 年代诞生的两个华裔译者译本对《素问》中医本质元素的呈现要比威译本多出许多。2005 年诞生的李译本对《素问》中医本质元素的翻译又超过了华裔译者译本许多。2011 年诞生的文译本更是力争让英语世界读者感受真正的、原汁原味的中医。2015 年诞生的杨译本对中医本质元素的呈现量比李译、文译又有所降低。总体而论，随着中国同西方世界之间的交流不断加深，译者尤其是西方译者对《素问》传载的中医本质元素的翻译量总体上越来越多，译者对原著的求真度也不断提升。这主要是因为广义的伦理的民族性，即伦理的世界性决定了随着西方世界与中国之间的交流日益扩大、加深，他们会越来越多地吸收中医药文明中的合理成分，并将之融入自己的社会伦理之中。这就会为译者构建"以中译中"的伦理倾向提供越来越有利的社会伦理环境。由此可见中医典籍英译是一个随着时间的推移，随着中西方交流的拓展而不断开展的翻译—复译过程。有志于中医典籍英译的译者，尤其是国内译者要具备时代敏感性，积极探究西方社会伦理中的世界性元素以及西方世界医学观念与中医药文化的契合度，力争使中医药典籍的每一次英译、复译都能比上一次呈现更多的中医本质元素。

2. 中方主导，中西合作的中医典籍翻译模式

首版时间居倒数第二位的文译本是《素问》六个译本中在西方世界传播效果最好的译本。文译本秉持学人启智型伦理倾向，拒绝戴着西医学的滤镜阐释中医，坚持"以中译中"的原则，竭力将原汁原味的《素问》翻译至西方世界。秉持拓荒布道型伦理倾向的李译本也是力争将《素问》的本来面貌传播至西方世界，且在翻译中采取了"译古如古"同时兼顾西方读者阅读诉求的翻译策略。为何文译本的传播效果会胜过李译本？在本研究看来，原因主要有四点：（1）文树德本人的地位与威望。在英译《素问》之前，文树德已经是西方世界汉学界以及中医药文化研究界久负盛名的学者。这为文译本提供了有效的译者资质支持。（2）系统的翻译过程。文译《素问》一共分三个阶段。第一阶段是全面考证《素问》的历史、命名、版本及注解等内容，深度剖析了《素问》的生命观、人体观、病理观、养生观以及诊治方略。研究成果最终汇集成专著《黄帝内经·素问：古代中国医经中的自然、知识与意象》。第二阶段是全面解析《素问》中使用的中医术语、特殊文句以及其他汉语字词。研究成果为《黄帝内经·素问词典》。最后一个阶段是英译《素问》，出版译作《黄帝内经·素问译注》。这种系统工程一方面保证了文译对原著翻译的科学性，另一方面也为

译作的传播做了层层铺垫。（3）中西学者合作的翻译模式。文树德邀请中国中医科学院中国医史文献研究所研究员郑金生教授加入其课题组，参与其《素问》翻译项目，从而将中英语言文化差异可能引发的原著信息损失降到最低限度。（4）西方出版机构出版。不可否认在目前全球出版界，西方世界出版机构在西方读者中的影响力胜过中国出版机构。文译本由美国知名出版社加州大学出版社发行，为其提供了良好的推介与传播媒介。

相比之下国内译者都不是以系统工程的方式开展中医典籍翻译，使译作的科学性在一定程度上打了折扣。译作的翻译人员全部都是国内学者，缺少同领域西方学者的协助。他们的翻译存在一定量的因语言文化差异导致的信息误差。国内译者的译作也基本由国内出版机构出版，缺少更易被西方读者接受的西方出版机构的推介与传播。因此，作为"中医药走出去"战略的重要组成部分的中医典籍翻译可以实行对中医原著求真的导向，但需要调整之前的国内译者孤军奋战的翻译模式。我们可以采取中方主导、中西合作的翻译与传播模式，遴选高资质的中外学者组成译者团队，采取典籍研究与典籍翻译并进的系统工程翻译模式，以遴选出最合适的原文文本，确定最全面的折射中医本质属性的翻译内容和最合适的翻译策略。此外我们可以采取由西方出版机构推介或者中外出版机构合作推介的机制在目标语世界传播译文。如此，国内学者主译的中医典籍可能会在西方世界取得更好的传播效果。

三、主要创新点

本研究从伦理学视域探究了《素问》六位英译者在翻译中的伦理倾向，在理论框架、研究语料及方法上都有一定的创新。

1. 研究理论视角的创新：本研究是国内率先从伦理学视域透视《素问》英译的研究。以往大多数研究都是直接借用前人建构完毕的次级理论框架开展研究。本研究整合了伦理学和翻译学相关研究成果，先建构次级理论框架，然后运用新建构的理论框架研究《素问》六位译者的伦理倾向。本研究从成长社会伦理环境、人生际遇、《素问》英译活动社会伦理环境三个维度提炼出了指引六位译者《素问》英译的伦理倾向，通过案例解析译者伦理倾向在其《素问》英译各个层级的体现，系统论证了译者伦理倾向对《素问》英译的影响，为《素问》及其他中医典籍翻译研究提供了新的理论视角和方法论路径。

2. 研究语料的创新：就所覆盖的译本而言，本研究将新诞生的杨译本纳入了研究范围。一方面丰富了《素问》英译研究的语料，另一方面平衡开启了《素问》西方译者（2人）、国内译者（2人）以及华裔译者（2人）翻译研究。

3. 研究方法的创新：本研究跳出了既往研究聚焦于《素问》的词汇、句式等微观领域的俗套，从《素问》浩瀚如海的内容中归化提炼出了中医生命体构成观、病理病因观、诊治方略观以及中医文体观四个折射中医与西医本质区别的四个模块，探究译者伦理倾向对这四个方面翻译的影响，实现了宏观研究统领下的宏观研究与微观研究的结合，能够在实践操作层面为《素问》及其他中医典籍翻译研究提供借鉴。

四、未来研究展望

当然本研究也存在以下局限。一方面，伦理学指出伦理除了具有狭义的民族性还具有广义的民族性即世界性。当然伦理的民族性（狭义民族性）与世界性不是彼此否定，而是相互联系的两种属性。本研究主要探索了狭义层面伦理的民族性对《素问》译者伦理倾向的影响，暂未详细论述伦理的世界性的影响。另一方面，《素问》英译包括译者的翻译和读者的译文接受两个环节。两个环节都受到伦理的影响。本研究聚焦于译者伦理倾向对《素问》翻译的影响，暂未涉及读者伦理倾向对《素问》译作接受的影响。

当下国家大力助推中华传统优秀文化"走出去"，积极参与多元国际文化的构建。中医药文化"走出去"是中华优秀传统文化"走出去"的重要途径之一，故此非常有必要对以《素问》为代表的中医典籍的英译展开全方位研究。今后的研究可以向以下四方面拓展。

首先，可以将伦理的民族性中的狭义的民族性和伦理的世界性融合在一起开展研究。一方面探究伦理的狭义的民族性对《素问》译者伦理倾向的影响，另一方面也探究伦理的世界性对《素问》译者伦理倾向的影响（虽然后者的影响远远不及前者），从而更全面地剖析伦理的民族性对中医典籍翻译的影响。

其次，由于《素问》和《灵枢》一起组成了最为权威的中医典籍——《黄帝内经》。因此可以借鉴伦理学视域下《素问》英译译者伦理倾向研究的框架开启伦理学视域下《灵枢》英译译者伦理倾向研究，将两者结合在一起从而全面呈现译者伦理倾向对《黄帝内经》翻译的影响。

再次，可以开启伦理学视域下《黄帝内经》译本接受研究，实现伦理学视域下《黄帝内经》译者翻译研究和译作接受研究的结合，从而同时在译者翻译层面以及译作接受层面为中医典籍翻译事业提供启示。

最后，还可以拓展研究方法。除了本研究已经使用的研究方法，还可以采用语料库等其他研究方法。借助于语料库等工具能为《素问》英译研究、《黄帝内经》英译研究以及中医典籍英译研究提供更为翔实的具体案例，能更好地实现质的研究与量的研究的结合。

参考文献

一、中文著作

（一）著作

［1］蔡元培．蔡元培全集：第1卷［M］．北京：中华书局，1984.

［2］蔡元培．蔡元培全集：第2卷［M］．北京：中华书局，1984.

［3］蔡元培．中国伦理学史［M］．北京：商务印书馆，1998.

［4］郭广银．伦理学原理［M］．南京：南京大学出版社，2007.

［5］何怀宏．伦理学是什么［M］．北京：北京大学出版社，2016.

［6］黄建中．比较伦理学［M］．济南：山东人民出版社，1998.

［7］季伟苹．上海中医药发展史略［M］．上海：上海科学技术出版社，2017.

［8］雷顺群．《内经》多学科研究［M］．南京：江苏科学技术出版社，1990.

［9］刘师培，万仕国·经学教科书·伦理教科书［M］．扬州：广陵书社出版社，2016.

［10］论语·孟子·孝经·尔雅［M］．黄永年，点校．沈阳：辽宁教育出版社，1997.

［11］罗国杰．伦理学［M］．北京：世界图书出版公司，1989.

［12］吕不韦．吕氏春秋新校释（上）［M］．陈奇猷，校．上海：上海古籍出版社，2002.

［13］吕俊，侯向群．翻译学：一个建构主义的视角［M］．上海：上海外语教育出版社，2006.

［14］吕俊，侯向群．英汉翻译教程［M］．上海：上海外语教育出版社，2001.

［15］吕俊．跨越文化障碍：巴比塔的重建［M］．南京：东南大学出版社，2001.

[16] 彭萍. 翻译伦理学 [M]. 北京：中央编译出版社，2013.

[17] 彭萍. 伦理视角下的中国传统翻译活动研究 [M]. 北京：外语教学与研究出版社，2008.

[18] 钱超尘. 内经语言研究 [M]. 北京：人民卫生出版社，1990.

[19] 十三经注疏 [M]. 阮元，校刻. 北京：中华书局，1980.

[20] 宋希仁. 伦理的探索 [M]. 郑州：河南人民出版社，2003.

[21] 王洪图. 黄帝内经素问白话解 [M]. 北京：人民卫生出版社，2005.

[22] 王佐良，丁往道. 英语文体学引论 [M]. 北京：外语教学与研究出版社，1987.

[23] 魏英敏. 新伦理学教程 [M]. 北京：北京大学出版社，2007.

[24] 薛瑄. 薛瑄全集 [M]. 太原：山西人民出版社，1990.

[25] 荀子集解 [M]. 王先谦，撰. 沈啸寰，王星贤，点校. 北京：中华书局，1988.

[26] 杨明山. 英语医学术语教程 [M]. 上海：上海中医药大学出版社，2000.

[27] 张其成. 张其成全解《黄帝内经·素问》 [M]. 北京：华夏出版社，2021.

[28] 张松辉，张景. 韩非子译注 [M]. 北京：三联书店.

[29] 周礼·仪礼·礼记 [M]. 陈戌国，点校. 长沙：岳麓书社，1997.

[30] 周易·尚书·诗经 [M]. 廖明春，朱新华，杨之水，点校. 沈阳：辽宁教育出版社，1997.

（二）译著

[1] 包尔生. 伦理学体系 [M]. 何怀宏，廖申白，译. 北京：中国社会科学出版社，1992.

[2] 黑格尔. 法哲学原理 [M]. 张企泰，范扬，译. 北京：商务印书馆，1961.

[3] 麦金太尔. 伦理学简史 [M]. 龚群，译. 北京：商务印书馆，2003.

[4] 亚里士多德. 尼各马可伦理学 [M]. 廖申白，译注. 北京：商务印书馆，2003.

[5] 中共中央马克思恩格斯列宁斯大林著作编译局. 马克思恩格斯全集：第3卷 [M]. 北京：人民出版社，2006.

（三）期刊

[1] 邓铁涛. 论中医诊治非典型肺炎 [J]. 新中医，2003（6）.

[2] 邓铁涛. 为中医药发展架设高速公路 [J]. 天津中医药，2004（3）.

[3] 邓晓芒. 西方伦理中的善 [J]. 社会科学战线，2001（5）.

［4］傅连暲. 关键问题在于西医学习中医［J］. 中医杂志, 1955 (11).

［5］龚颖. 伦理学在日本近代的历史命运 (1868—1945)［J］. 道德与文明, 2008 (1).

［6］侯宗德, 王瑞泰. 中西医诊治模式的比较及其互补性［J］. 山东中医学院学报, 1995 (3).

［7］黄劲松. 台湾中医药的历史和现状［J］. 福建中医药, 1988 (1).

［8］蒋谦. 哲学论意象思维在中国古代科技发展中的地位与作用［J］. 江汉论坛, 2006 (5).

［9］李照国. 定静安虑 而后有得:《黄帝内经》英语翻译随想［J］. 上海翻译, 2006 (1).

［10］李照国, 刘希和. 论中医翻译的原则［J］. 中国翻译, 1991 (3).

［11］李照国. 论中医名词术语英译国际标准化的概念、原则与方法［J］. 中国翻译, 2008, 29 (4).

［12］沈顺福. 论亚里士多德的善［J］. 伦理学研究, 2005 (5).

［13］施蕴中, 马冀明, 徐征.《黄帝内经》首部英译本述评［J］. 上海科技翻译, 2002 (2).

［14］王宏. 中国典籍英译:成绩、问题与对策［J］. 外语教学理论与实践, 2012 (3).

［15］王家忠. 社会意识的构成新探［J］. 山东社会科学, 1992 (4).

［16］文树德. 中医:历史与认识论的几点反思［J］. 淮阴师范学院学报 (哲学社会科学版), 2015, 37 (1).

［17］许力生. 文体风格定义问题述评［J］. 四川外语学院学报, 1992 (2).

［18］殷丽. 中医药典籍国内英译本海外接受状况调查及启示:以大中华文库《黄帝内经》英译本为例［J］. 外国语, 2017, 40 (5).

［19］张其成. 论中医思维及其走向［J］. 中国中医基础医学杂, 1996 (4).

［20］张其成. 模型与原型:中西医的本质区别——兼论走出中医现代化悖论的怪圈［J］. 医学与哲学, 1999.

［21］张其成. 中医理论模型的特征、意义与不足［J］. 医学与哲学, 2000 (2).

［22］张其成. 中医学生命模型的特征和意义［J］. 河北学刊, 2007 (3).

［23］郑金生. 文树德教授的中国医学研究之路［J］. 中国科技史杂志, 2013, 34 (1).

［24］朱德明. 自古迄 1949 年浙江医药发展概论［J］. 医学与哲学 (A),

2012, 33（4）.

　　［25］祝朝伟. 译者职责的翻译伦理解读［J］. 外国语文, 2010, 26（6）.

　　（四）论文

　　［1］宫正. 新中国中医方针政策的历史考察［D］. 北京：中共中央党校, 2011.

　　［2］郝先中. 近代中医存废之争研究［D］. 上海：华东师范大学, 2005.

　　［3］胡永干. 中国共产党领导发展中医药事业研究［D］. 武汉：武汉大学, 2017.

　　［4］慕景强. 民国西医高等教育研究（1912—1949）［D］. 上海：华东师范大学, 2005.

　　［5］万晓宏. 美国对华移民政策研究（1848—2001 年）［D］. 广州：暨南大学, 2002.

　　［6］肖雄. 新中国"十七年"针灸推广运动研究［D］. 广州：广州中医药大学, 2021.

　　［7］许三春. 清以来的乡村医疗制度：从草泽铃医到赤脚医生［D］. 天津：南开大学, 2012.

　　［8］许天虎. 传播学视角下中医药文化外宣翻译的"降噪"研究：以《黄帝内经·素问》的 9 个英译本对比分析为例［D］. 上海：上海外国语大学, 2019.

　　［9］杨玉荣. 中国近代伦理学核心术语的生成研究［D］. 武汉：武汉大学, 2011.

二、英文文献

（一）著作

　　［1］ARISTOTLE. The Nicomachean Ethics of Aristotle［M］. PETERS F H, trans. London：Butler & Tanner Ltd, 1893.

　　［2］ARISTOTLE. Aristotelis Politica［M］. ROSS W D, trans. Oxford：Oxford University Press, 1957.

　　［3］BERMAN A. The Experience of the Foreign：Culture and Translation in Romantic Germany［M］. New York：State University of New York Press, 1992.

　　［4］BERMAN A. Toward A Translation Criticism：John Donne［M］. Paris：Gallimard, 1995.

　　［5］BERMAN A. Translation and the Trials of the Foreign［M］//VENUTI L. The Translation Studies Reader. London& New York：Routledge, 2000.

　　［6］GUTT E A. Translation and Relevance：Cognition and Context［M］.

Shanghai： Shanghai Foreign Language Education Press，2010.

［7］HERMANS T. Translation in Systems： Descriptive and System−oriented Approaches Explained［M］. Shanghai： Shanghai Foreign Language Education Press，2004.

［8］MACMILLAN E. Macmillan English Dictionary［M］. Beijing： Foreign Language Teaching and Research Press，2003.

［9］BRITANNICA I E. The New Encyclopedia Britannica［M］. London： Encyclopedia Britannica Inc，2002.

［10］NORD C. Translating as a Purposeful Activity—functionalist Approaches Explained［M］. Shanghai： Shanghai Foreign Language Education Press，2001.

［11］OXFORD U P. Oxford Dictionary of English： Second Edition［M］. London： Oxford University Press，2005.

［12］PAULSEN F. A System of Ethics［M］. THILLY F，trans. New York： Charles Scribner's Sons，1899.

［13］PYM A. Translation and Text Transfer： An Essay on the Principles of Intercultural Communication［M］. Frankfurt am Main： Peter Lang，1992.

［14］PYM A. On Translator Ethics： Principles for Mediation between Cultures［M］. Amsterdam & Philadelphia： John Benjamins Publishing Company，2012.

［15］SPERBER D，WILSON D. Relevance： Communication and Cognition［M］. New Jersey： Blackwell Publishers Inc，1986.

［16］THILLY F. Introduction to Ethics［M］. New York： Charles Scribner's Sons，1912.

［17］TOURY G. Descriptive Translation Studies aAndBbeyond［M］. Shanghai： Shanghai Foreign Language Education Press，2004.

［18］UNSCHULD P U. Huang Di Nei Jing Su Wen： Nature，Knowledge，Imagery in an Ancient Chinese Medical Text［M］. Los Angeles： University of California Press，2003.

［19］VENUTI L. Rethinking Translation： Discourse，Subjectivity，Ideology［M］. London： Routledge，1992.

［20］VENUTI L. The Translator's Invisibility： A History of Translation［M］. London： Routledge，1995.

［21］VENUTI L. The Scandals of Translation： Towards an Ethics of Difference［M］. London & New York： Routledge，1998.

（二）译著

［1］LI Z G. Yellow Emperor's Canon of Medicine： Plain Conversion［M］. Beijing: World Publishing Corporation, 2005.

[2] LV H C. A Complete Translation of the Yellow Emperor's Classic of Internal Medicine and the Difficult Classic [M]. Vancouver: Academy of Oriental Heritage, 1978.

[3] NI M X. The Yellow Emperor's Classic of Medicine: A New Translation of the Neijing Suwen with Commentary [M]. Boston & London: Shambhala, 1995.

[4] UNSCHULD P. Huang Di Nei Jing Su Wen: An Annotated Translation of Huang Di's Inner Classic: Basic Questions [M]. Los Angeles: University of California Press, 2011.

[5] VEITH I. Huang Ti Nei Ching Su Wen: The Yellow Emperor's Classic of Internal Medicine [M]. Los Angeles: University of California Press, 2002.

[6] WU L S, WU Q. Yellow Empero's Canon: Internal Medicine [M]. Beijing: Chinese Science & Technology Press, 1997.

[7] YANG M S. New English Version of Essential Questions in Yellow Emperor's Inner Canon [M]. Shanghai: Fudan University Press, 2015.

（三）期刊

[1] ACKERKNECHT E H. Book Review on Huang Ti Nei Ching Su Wen: The Yellow Emperor's Classic of Veith Ilza Internal Medicine. Chapters 1 – 34. Translated from the Chinese with an Introductory Study [J]. Harvard Journal of Asiatic Studies, 1950, 25 (2).

[2] CHESTERMAN A. Proposal for a Hieronymic Oath [J]. The Translator, 2001, 7 (2).

[3] GOUANVIC J M. Ethos, Ethics and Translation: Toward a Community of Destinies [J]. The Translator, 2001, 7 (2).

[4] HIGHTOWER J R. Book Review on Huang Ti Nei Ching Su Wen, The Yellow Emperor's Classic of Internal Medicine by Ilza Veith [J]. Harvard Journal of Asiatic Studies, 1951, 14 (2).

[5] PYM A. The Return to Ethics in Translation Studies [J]. The Translator, 2001, 7 (2).

[6] UNSCHULD P. Traditional Chinese Medical Theory and Real Nosological Units: The Case of Hansen's Disease [J]. Medical Anthropology Quarterly, 1985, 17 (1).

[7] LO V. Book Review on Huang Di Nei Jing Su Wen: An Annotated Translation of Huang Di's Inner Classic: Basic Questions [J]. Bulletin of the School of Oriental and African Studies, 2013, 76 (1).